요양병원 인증준비에서 획득까지

일류 요양병원 인증 교과서

요양병원 인증준비에서 획득까지

일류 요양병원 인증 교과서

조용구, 한명선, 김광하 지음

한ㄹ

감사의 말

이 책을 기획하고 실제 출판까지 상당한 시일이 소요되었다. 초기 기획대로라면 요양병원 인증조사 의무화 원년인 2013년에 출간되었어야 하나, 방대한 자료와 이에 대한 검증과정에 생각보다 많은 시간이 필요하였다. 그러나 시류에 편승하기 위해 조급함을 내기보다는 책의 가치를 위하여 인내의 소산으로 오늘의 소중한 결과가 있을 것이라 생각해 본다. 책이 나오기까지 많은 분들이 도움을 주셨고 진심을 담아 감사를 전한다.

먼저 피플퀘스트 컨설팅의 방유성 대표님에게 큰 감사를 드린다. 대표님께서 책이 시작되는 순간부터 출판될 때까지 집필과정에서 코칭과 멘토링 그리고 많은 격려를 해주셨기에 이 책이 세상에 빛을 볼 수 있었다고 생각한다.

두 번째로 배재대학교 박성희 교수님께서 간호 및 요양병원의 인증 시 중요한 부분들, 간과하지 말아야 할 부분에 대한 조언을 주었다. 바쁜 와중에도 귀중한 시간을 할애하여 이 책에 대해 관심과 도움이 되는 조언을 아낌없이 해주셨고, 이론적으로 놓치기 쉬우나 실무에서 꼭 필요한 부분들에 대해서도 설명해주셨다.

뉴욕대에서 열심히 공부 중인 구도완 학생에게도 감사를 표한다. 책이 나오기까지 나를 보조해 주기 위해 열심히 데이터의 수집과 분석을 도왔으며, 밤샘을 거치며 노고를 함께했다. 자신이 진 책임에 대한 그의 열정, 근면, 프로정신에 감사함을 표한다.

이 책은 의료기관평가인증원의 요양병원 인증조건을 토대로 구성되었다. 의료기관평가인증원에도 진심으로 감사를 드린다.

여러 사람의 손을 거친 결과라 각 부분별로 저자들의 생각과 표현이 조금 다를 수 있다. 또한 인증조사의 범위와 내용이 방대하기에 수록된 내용이 모든 상황을 설명하기에는 부족할 수도 있을 것이다. 요양병원의 발전에 고민하는 분들에게 좋은 지침서가 되기를 기대한다.

어떻게 요양병원을 경영할 것인가?

과거 수십 년 전에 비해 인간의 수명은 괄목할 수준으로 길어졌다. 이 수명 연장의 원인은 소득 수준의 향상, 의료기술의 발전, 건강과 의료에 관한 다양한 정보 습득 등 여러 가지로 말할 수 있을 것이다. 그러나 인간은 근본적으로 노화와 죽음을 막을 수 없다.

인류는 점차 늙어가고 있다. 특히 우리나라의 노인 수는 급격하게 증가하고 있다. 노인의 수명은 길어졌지만 노인이 병으로 앓아눕는 시간도 길어졌고, 병원을 찾는 기간도 점점 길어지고 있다.

최근 우리나라의 병원들은 대형화되고 첨단화되어 가고 있지만, 기존의 병원 시스템으로는 넘쳐나는 노인환자를 모두 받아들이기에 역부족이며, 환자에게도 비용이 감당하기 힘든 수준이다. 이러한 맥락에서 요양병원이라는 의료체계와 설비는 효율적이고 시의적절한 것이라 볼 수 있다.

요양병원은 종합병원 및 의원들과 비교했을 때 기관의 목적, 서비스 대상, 서비스 형태가 다르다. 이렇게 서비스 내용이 다르기 때문에 서비스 프로세스, 서비스 운영체계, 서비스 전달주체의 마인드 등이 다를 수밖에 없다.

본 책은 요양병원의 운영지침서이다. 요양병원의 운영에 대한 핵심적 내용을 기술하고 있는데, 그 구성은 첫 번째로 요양병원의 기본가치, 즉 요양병원의 안전보장활동의 지속적인 질 향상을 다루고 있다. 두 번째는 요양병원 인증을 위한 환자진료에 대한 내용으로서 진료전달체계와 평가, 환자진료, 약물 관리, 환자 권리존중 및 보호 등에 대해서 인증기준을 중심으로 구체적으로 설명하고 있다. 그리고 끝으로 요양병원의 진료지원은 경영 및 조직운영, 인적자원 관리, 감염 관리, 안전한 시설 및 환경 관리, 의료정보 관리 등을 기술하고 있다.

이제는 요양병원들이 체계적 경영방식을 도입해야 할 것이다. 요양병원은 전략체계를 균형적으로 수립하고, 서비스의 프로세스를 효율적으로 개선하여 구성원들이 열정을 가지고 조직에 몰입할 수 있도록 제도와 정보시스템을 갖추어야 한다. 그리고 요양병원의 성과를 주기적으로 평가하고 관리하는 프로세스를 체계적으로 운영해야 한다.

PART 3 요양병원의 인증 – II [진료지원체계]

PART 1

실버산업과
요양병원의 개요

제1장

실 버 산 업 의 성 장

1. 고령화 사회로의 변화

고령화 사회로 접어들고 있는 지금, 노인이란 어떤 사람을 말하는 것일까? 노인에 대하여 정확하게 정의를 내리기란 어려운 일이며, 노인을 구분 짓는 방법도 다양한 기준이 있다. 사회적 변화를 반영하여 50세를 그 경계로 삼은 학자도 있고, 경우에 따라서는 노년기를 4단계로 심화하여 세분화한 학자도 있다.

한국의 경우 《고령자고용촉진법》에서는 고령자를 55세 이상, 준고령자는 50세 이상 55세 미만인 자로 구분한다. 그리고 《노인복지법》에서는 65세 이상인 자를 노인으로 규정하고 있다. 또한 《국민연금법》에서는 60세(특수직종 근로자는 55세)부터 노령연금 수급권자인 노인으로 규정하고 있다. 이처럼 법령에 따라 기준에 따라 노인을 매우 다양하게 정의하고 있다.

그럼에도 불구하고 현재 우리나라 정부의 기준으로는 15~64세까지를 생산가능 인구로 보고 있으며, 65세 이상을 노인 인구로 분류하고 있다. 따라서 이 책에서 지속적으로 언급될 '노인'을 '65세 이상의 인구'로 정의하고, 요양병원에 입원을 하게 되는 대상까지도 의미를 확장하여 노인 소비자(환자)로 정의하고자 한다.

전 세계는 하루가 다르게 늙어가고 있다. 국가 경제발전의 중심인 생산가능 인구의 비중은 갈수록 현저히 줄어들고 있으며, 부양해야 할 노년층의 비중은 급격하게 늘어나고 있다. 이러한 현상은 현재 어떻게 진행 중이며 향후 어떻게 변해갈 것인가?

[그림 1–1] 주요 국가별 총부양비 추이 (단위: %)

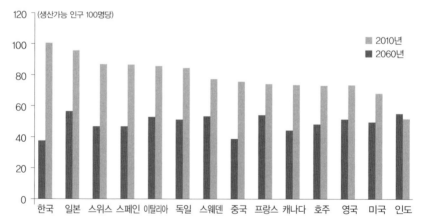

출처: UN(2010), 「World Population Prospects: The 2010 Revision」
통계청(2011), 「장래인구추계: 2010~2060」

[그림 1-1]은 주요 국가별 총부양비 추이를 보여주고 있다. 한국의 경우 50년 사이 생산가능 인구 100명당 총부양비가 2.7배 이상 오르며 주요국 중에서 최고의 비율을 나타내고 있다. 이는 생산가능 인구가 부양해야 할 노인 및 유소년층 인구가 100%가 넘는 수치이다. 또한 UN 인구추계에 따르면, 2030년 전후 주요 국가들이 인구가 저성장 또는 마이너스 성장 단계에 진입한다고 언급하고 있다. 한국의 경우 65세 이상 인구가 2010년 10명 중 1명 꼴이나, 2060년에는 10명 중 4명 이상으로, 4명 중 1명 수준인 일본, 이탈리아, 독일 등에 비해 현저히 높아질 것으로 예상된다.

고령화 사회에서 고령사회로 진입하는 데 걸리는 시간을 '배화년수'라고 하는데, 우리나라의 배화년수는 18년으로 다른 국가에 비해 월등히 짧은 것으로 나타났다. 각 국가의 인구고령화 속도를 보면 고령화

[표 1-1] 인구 고령화 속도 비교(65세 이상 인구비율) (단위: 연도, 연수)

	도달연도			소요되는 연수(배화년수)	
	7% 고령화사회	14% 고령사회	20% 초고령사회	7%→14% 고령사회 도달	14%→20% 초고령사회 도달
일본	1970	1994	2006	24	12
프랑스	1864	1979	2018	115	39
독일	1932	1972	2009	40	37
이탈리아	1927	1988	2006	61	18
미국	1942	2015	2036	71	21
한국	2000	2018	2026	18	8

출처: 통계청, 2010년, 「장래인구추계」 수정 보완함

사회에서 고령사회로 가는 데 프랑스 115년, 미국 71년, 이탈리아 61년으로 점차 단축되는 추세를 보이고, 일본이 세계 최단기간인 24년을 기록하고 있다. 이어서 우리나라가 이를 6년 더 단축시켜 그 기록을 갱신할 것으로 전망되며, 또한 고령사회에서 초고령사회로 도달하는 연수 역시 우리나라가 세계 최단기간을 기록할 것으로 예상된다.

실제로 우리나라의 베이비붐 세대는 현재 고령인구에 진입하고 있다. 고령화 인구가 증가함에 따라 각 국가 정부의 GDP 대비 의료건강 지출 비율이 증가하고 있으며 이는 점점 가속화될 전망이다. 이와 같은 미래추세뿐만 아니라 정책적, 기술적 환경변화에 따라 미래를 전망해 본다면, 의료기술의 발달과 풍부한 영양 섭취 그리고 정부의 국민 건강수준 향상을 위한 정책 제시 및 인프라 확충으로 현재 예상한 수명보다도 향후 실제 수명은 더욱 길어질 것이다.

한국의 이런 급격한 고령화 추세는 다른 주요국에 비해 심각한 수준으로 빠르게 진행되고 있으며, 철저한 준비가 되지 않을 시 심각한 사회문제, 경제문제, 의료에 관한 문제를 발생시킬 것이다. 그러므로 고령화의 핵심이 될 의료산업부터 철저하게 이에 대한 정책이 구현되고 시스템상으로도 준비되어야 한다.

이와 같은 한국의 고령화에 대한 미래 예상들을 자료를 통해 자세히 살펴보자. [그림 1-2]는 총인구 대비 연령계층별 고령인구 구성비를 상세히 나타낸 것으로 계층을 65~74세, 75~84세, 85세 이상으로 구분했다. 65~74세 인구는 2010년에 고령인구 전체대비 62.4%, 2060년 37.7%로 감소하고, 75~84세 인구비중은 2010년 30.8%에서 2060년

[그림 1-2] 총인구 대비 연령계층별 고령인구 구성비

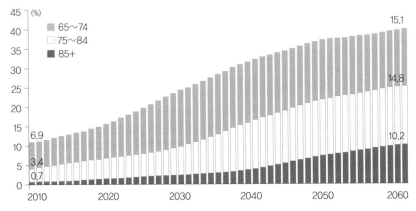

출처: 통계청(2011), 「장래인구추계: 2010~2060」

[그림 1-3] 노인 문제 발생의 요인들

인구학적 요인
- 평균 수명의 연장
- 고령 인구의 증가
- 고령화 사회의 도래
- 시설보호대상 노인 인구 증가

가족관계 요인
- 1 자녀화의 추세로 인한 가족의 규모 축소
- 개인의 개성을 중시하여 핵가족화가 확산
- 저출산으로 인한 자녀의 관심 증대와는 정 반대적으로 노인의 소외 현상 발생
- 노인들이 자녀들과 별거하는 현상이 증가

사회적 요인
- 급격한 사회화로 인한 경제의 급성장 및 도 시화 현상
- IT 기계 및 정보화 시대의 확산에 따른 노인 의 사회적 어려움 가중
- 융합시대를 맞이하여 급격한 사회의 변화 속 도에 적응이 어려움

문화적 요인
- 산업화, 도시화 등의 사회 환경의 변화와 함 께 국민들의 경로효친 사상이 변화됨
- 자녀들 및 청년층의 효도관이 변화되어 노인 층을 대상으로 '막말 동영상' 등이 지속적으 로 발생함
- 개인주의, 삶의 질을 중시하는 사회로의 패 러다임 전환

36.9%로 증가하며, 85세 이상 초고령 인구 비중은 2010년 6.8%에서 2060년 25.4%로 3.7배 이상 증가할 것으로 예상했다.

이러한 현상은 단순 65세 이상의 노인 인구의 증가라는 단순한 의미보다도 장수시대, 초고령화의 진행으로 노인성 질병의 고난이도화 및 노인 전문시설과 요양병원의 폭발적 증가로 이어질 수 있음을 의미한다. 노인 관련 의료기관은 이처럼 급격하게 늘어나는 초고령자들에 대한 철저한 준비를 해야 한다. 정부의 요양병원 의료기관 인증 의무화와 같은 정책도 이러한 고령화시대 의료기관의 안전과 질을 높이는 기본활동으로 판단된다.

인구 통계 데이터를 통해서 알 수 있듯이 한국의 고령화 추세는 다른 국가들보다도 더 빠르게 진행되고 있으며 이러한 추세는 가까운 장래에 심각한 사회문제로 대두될 가능성이 매우 높다. 고령화 사회에 발생할 예상 가능한 문제들은 크게 네 가지로 나타날 수 있다. 이것은 노인의 '4고(四苦)'라고 불린다.

네 가지 문제들 중 첫 번째는 역시 경제적 빈곤의 문제이다. 현대 산업사회에서 빈곤 문제는 사실 노인층에서 가장 광범위하게 나타나고 심각하게 영향을 미치는 문제 중에 하나이다.

두 번째는 건강의 약화로 인한 질병과 장애 문제이며 노인이 되면 건강의 악화로 인하여 질병에 걸릴 확률(이환율) 등이 매우 높게 나타난다.

세 번째는 노인들의 역할 상실로 인한 소외 문제의 발생이다. 현대 산업사회는 특성상 노인을 역할과 심리적인 면에서 소외감을 유발시키는 요소들이 곳곳에 존재한다. 노인들은 직장에서 물러나는 것 이외에 자녀들의 독립으로 부모 역할의 상실, 그리고 경제적 여건과 건강의 약화 등으로 가정 안에서의 역할이 줄어들었다.

마지막 네 번째로 이러한 관계요소들의 상실은 결국 노인들에게 심리적 고독감과 소외감을 준다. 특히 주변 군집을 이루고 있는 친구들의 사망으로 인한 관계의 상실 등은 결국 노인 개인의 자아개념과 사회적 정체감의 혼란을 가져 오고 노년기 사회 적응의 곤란을 유발시킨다.

즉, 노인의 역할 상실, 고독과 소외문제가 노인의 경제적·사회적 위치와 권위 등과 복합적으로 관련되어 문제를 발생시키는 것이다.

이와 같은 노인 문제들에 정책적·산업적으로 대비하기 위하여 노인에게 영향을 미치는 신체적·문화적·사회적 요인의 파악과 노인의 심리에 대한 탐구가 필요하다.

노인들의 건강과 웰빙에 대한 관심이 점점 고조되어 가며 삶의 질 중심으로 패러다임이 변화하고 있기 때문에 노인을 대상으로 한 의료 서비스 산업의 폭발적 성장은 당연한 결과이다. 대다수의 전문가들은 노인의 건강과 웰빙을 위한 구매력을 인정하고 있으며 앞으로 더욱 향상될 것으로 전망한다.

그 이유로는 첫째, 사회구조적 변화에 따라 경제적인 구조의 변화도 함께 이루어지고 있다는 점을 들 수 있다. 현재의 40~50대는 노후를 위해 연금과 보험에 가입하고 저축 등의 투자를 하며 노후를 준비하고 있어 은퇴 후에도 독립적인 구매력을 지닐 수 있게 되는 것이다. 또한 현대사회는 핵가족화에 따른 결과로 고령자만의 가구가 급속히 늘어가고 있기 때문에, 퇴직 후에도 많은 소유자산과 고정 수입원도 갖고 있는 고령자가 증가하고 있다.

우리나라 경제성장의 주역이었고 현재 우리나라 전체 인구의 16%를 차지하는 베이비붐 세대의 은퇴는 사회구조의 변화뿐 아니라 경제구조의 변화도 가져올 것이다. 얼마 지나지 않아 베이비붐 세대는 노년층에 편입될 것이고, 이러한 사회구조적 변화는 구매력을 가진 노년층이 등장했음을 의미하는 것으로 사회의 경제구조가 전과는 달라지고 있음을 보여준다.

둘째, 건강이나 웰빙에 대하여 돈을 바라보는 노인의 관점이 긍정적으로 변했다는 점이다. 과거에는 저축 중심의 생활패턴이었으나, 현재는 삶의 질과 건강을 중심으로 소비하고 있다. 수입이 많은 노년층은 건강을 위해 기꺼이 돈을 쓰려고 하며, 자신을 위해 무언가를 즐기려 한다.[1]

요양병원들이 노인 소비자의 행동을 열심히 연구해야 하는 이유는 치열한 경쟁사회에서 생존하고 발전하기 위한 것이다. 노인 소비자들만의 특별한 소비에 대한 심리와 관련된 행동 패턴 등을 파악함으로써 성공적으로 요양병원을 경영하는 것은 물론, 환자의 안전과 의료서비스 질의 유지를 위해 매우 중요한 요소이기 때문이다. 노인 소비자의 소비 행동을 이해하려면 소비자 행동이 무엇인지, 그리고 소비자

---

1) 크리스티네 크리프·안드레아스 라이들, 『실버마케팅, 목표고객에게 접근하는 방법』, 2003.

행동에 영향을 미치는 요인들이 무엇인지를 알아야 한다.

또한 이들의 인과관계 및 연계성이 매우 복잡하므로 체계적으로 노인 소비자의 행동 프로세스와 특성을 확인하며 이에 영향을 미치는 요인들을 살펴봐야 한다.

[표 1-2] 건강평가와 규칙적 운동(2010년)

	건강평가			규칙적 운동		계
	좋다	보통	나쁘다	실천한다	실천하지 않는다	
전국	20.4	30.1	49.5	37.3	62.7	100.0
도시	22.3	31.5	46.3	43.7	56.3	100.0
농어촌	16.7	27.4	56.0	23.8	76.2	100.0

출처: 통계청, 「사회조사」, 2010

위의 [표 1-2]처럼 대다수의 노인들은 자신의 건강상태를 나쁘다고 생각하고 있으며 심리적으로 병원이나 혹은 약이 필요하다고 느낀다. 이 자료를 보면 고령자의 절반 정도가 자신의 건강상태가 나쁘다고 응답하였다(실제 보통을 제외할 경우 '나쁘다'의 비율이 '좋다'보다 2배 이상 높음). 실제 지병에 의한 수치도 있으나 심리적인 요인도 작용하여 49.5%라는 높은 수치가 나왔으며, 특히 고령자들 중 농어촌 지역이 56.0%로 도시지역(46.3%)에 비해 9.7% 더 높게 나타났다. 규칙적으로 운동을 한다고 응답한 비율도 농어촌 지역의 고령자가 더 낮은 것으로 나타났다. 이렇듯 고령자들 대다수는 건강에 대한 우려도가 높기 때문에 관련 의료용품, 의료서비스 산업에 잠재적 영향력이 클 것으로 파악된다.

의료보건시장 측면에서 살펴보면, 노화로 인한 미각, 후각, 시각, 청각의 저하, 치아의 결손이나 의치 장착으로 인한 식사 내용, 형태의 변화, 위액 분비 감소로 인한 소화불량이나 위의 거북함, 연동운동 감소나 운동량 저하로 인한 변비 등으로 인해 노인들은 식욕부진이 질환의 조기 발견으로 연결된다. 그러므로 소화제 및 장질환제, 영양제, 드링크제 등의 소비가 타 계층보다 높으며 병원에서는 노인 환자의 이러한 특징을 고려하여 영양 관리를 할 수 있도록 노력해야 한다.

또한 노인의 피부는 표피층이 얇아지고 피하지방의 감소로 탄력성이 저하되기 때문에 상처가 생기기 쉬우며 피지선에서 분비되는 피지의 생산, 분비량도 저하되어 쉽게 건조해져 가려움을 동반하기 쉽다. 그러므로 손톱으로 피부에 상처를 내는 등의 이유로 습진이나 감염증이 발생하기 쉬우며 병원 안에서의 감염 관리 시 유의해야 한다. 그리고 환자의 안전을 위하여 기저귀 속에 묻은 배설물과 습기 때문에 피부와 점막의 약화나 염증, 감염증을 일으킬 위험이 있으므로 주의해서 관리를 해야 한다.

활동에 필요한 에너지 섭취량은 노화에 따라 감소하지만, 살아가기 위해서 필요한 영양소인 단백질 섭취량은 연령에 상관없이 똑같다. 특히 노화에 따른 구강 기능의 변화(치아의 결손, 혀 운동 기능의 저하, 타액 분비량 저하)로 부드럽고 씹기 쉬운 식사 형태를 선호하게 되거나, 미각·후각의 변화로 입맛이 변하거나, 나아가 연금 생활이라는 경제적 변화로 식사 내용(종류나 균형)이나 횟수에도 변화가 생겨난다. 개인차는 있으나 활동량 감소까지 겹쳐져 한 번에 섭취하는 식사량도 감소하는데, 이러한 노화에 따른 성향의 변화를 감지하여 고객응대를 실시해야 한다.

최근 식습관의 변화로 많은 수의 고령자들이 고지혈증, 고혈당, 고혈압 등의 대사증후군에 시달리고 있다. 과도한 영양의 결과, 필요 이상으로 내장지방이 생기면서 대사 이상이 발생하고 동맥경화도 진행되어 심장병이나 뇌졸중을 야기할 만성질환 환자들이 매우 많아졌다. 실제 요양병원에도 만성질환으로 입원하는 환자들의 수가 매우 많으므로 노인 환자들의 영양과 운동, 재활을 균형감 있게 유지하면서 건강을 증진시킬 수 있도록 잘 관리해야 한다.

고령자는 소변이 방광에 가득 차거나 가득 차기 직전이 되어야 비로소 요의를 느낀다. 따라서 배설 동작에 시간이 걸리는 사람 가운데는 이동하거나 배뇨를 준비하는 도중에 새어나오는 경우도 있다. 치매인 사람 중에는 요의·변의를 정확하게 전달하기가 어려운 경우가 자주 발생하며, 특히 뇌혈관 질환이 있는 고령자의 경우 축뇨 중 배뇨근의 과활동으로 인한 절박한 요의 때문에 화장실에 가기도 전에 새어버리는 경우가 많이 발생한다. 이로 인해 활동성 등의 이유로 요실금 팬티와 같은 노인 특화 시장이 성장하고 있다. 이처럼 배뇨작업이 고령자의 경우는 일정한 패턴식으로 일정 시간 후 환자의 소변을 보는 등의 행위를 통하여 향후 갑작스럽게 발생할 수 있는 낙상들의 위험을 최소화해야 한다.

고령자는 손가락을 정교하게 움직이기 힘들어지거나, 악력이나 시력의 저하 등으로 용기 뚜껑을 열기 힘들어지거나, 기억력·주의력의 저하, 청각, 후각의 저하 등의 노화현상이 동시에 나타난다. 이로 인해 조리 중에 전화 통화 등 다른 행위에 주의를 빼앗겨 요리가 끓는 소리나 타는 냄새를 알아채지 못하기도 하고, 가스렌지의 불을 끄는 것을 잊는 등 안전을 위협받는 경우도 있다. 이러한 위험요인을 고려하여 병원 내의 위험 공간 및 위험 장비 등을 관리해야 한다.

요양병원의 경우 이러한 노인의 신체변화에 대한 징후를 정확하게 파악하여 노인환자를 대할 시 심리적으로 편안한 상태를 제공해 주어야 하며, 이러한 신체적 변화의 특징을 바탕으로 안전사고가 발생하지 않도록 해야 한다.위의 사실들로 추론해 볼 때 노인들은 사용 혹은 이해가 복잡한 서비스(제품)를 좋아하지 않으며, 서비스(제품) 및 기능의 용이성에 대하여 많이 고려한다. 또한 건강과 젊음에 대한 관심이 높으며 건강과 젊음을 추구하는 소비를 한다. 건강과 직접적으로 관련이 있는 식품과 음료의 경우 자신이 직접 요리를 하며 인스턴트 및 카페인을 피하고 웰빙 식품을 선호하는 것을 확인할 수 있다.

실제 노년기 의사결정 특성

① 주식 등 위험성이 높은 금융상품보다는 저축·생명보험·개인연금과 같은 위험성이 낮고 미래에 확실한 수익(pay off)를 얻을 수 있는 금융상품을 많이 소비한다.

② 고관여도[2] 서비스(제품)의 경우 더욱 신중하게 의사결정을 하며 경험을 바탕으로 가까운 주변 지인의 의견을 중시한다.

③ 미국에서는 지터벅폰, 일본에서는 라쿠라폰이 성공했다(지터벅폰, 라쿠라폰 모두 실버세대를 위한 휴대전화).

④ 캐주얼화보다는 기능성 신발이나 성능이 좋은 운동화 등 발을 편안하게 하고 무게도 가벼운 신발의 판매가 급증했다.

⑤ 여성 노인들은 화장품을 선택하는 데 있어서 주름방지나 개선을 위한 제품을 많이 사용한다. 구체적으로 주름(28.8%), 탄력(14.7%), 미백(10.7%), 모공(8.6%)의 순으로 나타났다.

⑥ 다른 반찬은 없어도 김치는 꼭 먹어야 한다(80.6%).

⑦ 간장은 대부분 구매해서 사용하지만(83.7%) 고추장은 절반 정도(55.7%), 된장은 10명 중 3명 정도(26.7%)가 구매하여 사용하고, 대부분은 직접 만들거나 친지·가족들에게 얻는다.

⑧ 즉석식품을 먹는 비율이 상당히 낮으며(10% 미만), 자신이 직접 신선한 재료를 사서 요리를 해먹는 경우가 많다.

⑨ 연령대가 높아질수록 건강에 대한 관심이 높아지기 때문에 비싸더라도 무공해 식품을 사먹는 비율이 높고(약 41%), 카페인이 든 음료를 가급적 피하며(약 44%), 건강식품을 애용(약 41%)하는 것으로 나타났다.

⑩ 안정적인 노년을 보내기 위한 활동을 지속한다.

---

2) 고관여도: 여러 요인들이 복합되어 개인적인 중요도나 관심도가 높은 경우를 말하며 가격이 비싼 것, 매우 가치 있는 것 등을 말한다. 인간의 건강이나 중요한 수술 등은 매우 관여도도 크고 의사결정시 쉽게 결정할 수 없는 고관여도 영역이다.

결국 노인들은 변화와 위험을 기피하며 자신의 경험을 기준으로 의사결정을 하는 경우가 많으며, 지인을 통해 정보를 수집하고 대체적으로 보수적인 소비성향을 보인다. 즉 구매 경험이 있는 서비스(제품)를 반복 구매할 가능성이 높으며 주변 지인들의 추천 및 결정을 지지하는 경향이 높다.

특히 의료산업에서도 이와 같은 추세가 뚜렷하게 나타나는데, 특별히 새로운 중병이 생기지 않은 이상 그동안 이용했던 병원이나 주변인과 함께 치료받았던 병원을 지속적으로 이용하는 경향이 강하다. 이는 노인 대다수의 특성으로, 향후 인생 속에서 도전적인 목표와 성취보다는 안정적으로 노년을 보내고자 하는 것이다. 이렇듯 요양병원 및 노인전문병원처럼 노인을 대상으로 서비스를 제공한 병원의 경우 노인고객에 대한 지속적인 고객관리를 통해 지속 가능한 병원 경영을 실천해야 한다.

노년기에 나타나는 뚜렷한 특징 중에 하나는 종교생활을 시작하거나 기존에 하던 종교생활에 집중하게 된다는 점이다. 삶과 죽음에 대한 다양한 생각이나 상상, 신념 등을 갖게 되면서, 종교에 대한 관심이 강해지고 봉사활동 등을 통해 본인의 위안과 역할을 다하려고 노

노인이 여가를 즐기는 주요 방법

① 종교생활과 봉사활동, 동창회 등의 단체 활동을 많이 한다.
② 동호회 활동을 통해 골프, 낚시, 등산, 배드민턴 등의 스포츠를 즐긴다.
③ 시간의 풍요로움으로 여행을 하는 횟수가 증가하고 장기여행을 많이 한다.

력한다. 그러므로 요양병원 등 노인에게 의료서비스를 제공하는 기관의 경우, 신체적 치료뿐만 아니라 노인들이 군집을 형성하여 소속감을 느끼고 안정을 유지할 수 있도록 해야 한다. 예를 들어 지속적인 단체 활동 및 취미 동호회의 결성을 통하여 정신적 치유를 행해야 한다.

노년기의 또 다른 특징으로는 생활 속에서 구축하는 사회적인 관계가 노년기를 맞으며 변화하기 시작한다는 점이 있다. 지금까지 지속해온 사회적 역할이 변화하기 시작하면서 활동반경이 좁아지게 된다. 그러나 사회 속에서 생활을 계속하는 한 임종의 순간까지 타인과의 관계는 끊어지지 않는 특성을 지니며, 특히 노인들의 경우 단체 활동이 삶의 많은 부분을 차지한다. 노인들은 군집으로 소비하는 경우가 많은데, 여기에는 여러 요인이 작용하겠으나 단체 활동을 통해 주변 사람들과의 관계를 유지하고 심리적 안정을 찾으며 외로움을 이겨내는 것으로 사료된다.

최근에 더욱 발전하고 있는 것들 중 하나가 노인들의 여행이다. 삶의 질이 나아지고 물질적 풍요로움과 시간적 여유가 증가하면서 여행을 하는 횟수가 증가하는 편이며, 이는 유럽 국가에서 이미 보편화되는 추세이다. 노년기 인구의 니즈가 점차 변화하며 삶의 방식 자체도 변화하고 있다. 그러므로 노년층 대상의 여가 산업과 경제는 지속적으로 발전할 것으로 보인다.

✦ 노인들의 의사결정 단계별 구매행동 특성

[그림 1-4] 의사결정 단계별 구매행동 특성

STEP 1	문제 인식	• 경제적 상황의 변화, 가족생활 주기의 변화 • 서비스(제품)에 대한 문제 인식이 다양해짐 • 준거집단의 권유로 구매욕구를 느끼는 경우가 많음
STEP 2	정보 탐색	• 노년층은 정보 획득에 어려움을 느낌 • 주변 가족, 친척, 지인으로부터 정보를 획득 • 신체적 노화로 정보 탐색에 소극적임
STEP 3	대안 평가	• 다양한 경험을 바탕으로 적절한 대안 평가 • 서비스(제품)의 효과 및 기능의 용이성을 많이 고려함
STEP 4	선택 및 구매	• 구매 경험이 있는 서비스(제품)을 반복 구매할 가능성이 높음 • 노인들은 군집으로(집단으로) 소비함
STEP 5	구매 후 행동	• 불만이 있어도 불평 행동을 적게 함 • 구매 후 처분 과정에서 좀 더 망설임 • 자신이 선호한 브랜드에 애착이 강함

　　과거 노년층의 경우 타 계층에 비해 수입이 적기 때문에 구매력이 낮아 시장의 주목도가 크지 않았다. 하지만 최근 삶의 방식 변화와 고령화 사회로의 진입, 경제적 상황의 변화 등으로 인해 노인 소비자들의 서비스에 대한 인식도 다양해지고 있다. 또한 건강 등에 대한 문제 인식의 계기가 준거집단 속에서의 권유를 통해 생성되는 경우가 많아지고 있으며, 자신의 질병은 물론 주변 사람들의 건강 악화나 이러한 사례를 전해듣는 일 등으로 인해 건강한 삶에 대한 욕구 등의 동기부여가 커지고 있다.

　　노인은 정보 탐색의 두 가지 경로 중 외부를 통하기보다 내부 탐색을 통한 정보 획득의 비율이 높다. 그 이유는 오랜 세월을 통해 많은 구매 경험을 하면서 서비스(제품)에 대한 지식을 축적했기 때문이다. 또한 노화해 가는 과정에서 사회활동이 점차 감소하고 사물의 판단과 활동방향을 외부보다는 내부로 돌리는 행동양식을 갖기 때문이다. 노인은 인지 및 감각기관의 능력이 쇠퇴하면서 같은 양의 정보를 탐색하는 데 시간이 많이 걸리고, 이로 인한 신체적 피로감도 빨리 느낀다.

노인들의 경우 대안을 평가할 때 서비스(제품) 기능의 용이성을 특히 고려한다. 용이함이란 곧 기능의 단조로움을 의미하는 것이 아니며 제품 기능을 자신이 얼마나 쉽게 혹은 완벽하게 다룰 수 있는가를 중요한 평가요소로 생각하는 것이다.

이를 노인 계층 외의 소비자는 사용의 용이함(편리함)을 경시한다는 뜻으로 이해해서는 안 될 것이다. 다만 노인층에 있어 더욱 중시되는 요소, 즉 노인 소비자가 서비스를 구매함에 있어 가장 중요시하는 요소로 이해해야 할 것이다. 편리함은 노년층 소비자들을 위해서는 필수요건이면서 동시에 젊은 층에게도 매력을 발휘하는 요건이 될 수 있다는 점을 생각해야 한다.

수단가치사슬(Means-end chain) 모델을 살펴보면, 소비자는 제품이 가지고 있는 속성들로 효용을 얻고, 그 효용을 통해 소비자가 원하는 가치를 달성하려 한다. 수단가치사슬은 속성, 효익, 가치의 3단계로 이루어져 있다. 실례를 들자면 카페에서 마시는 커피라는 상품은 장소의 자유로운 이용이라는 속성을 띄고 있고, 그것이 소비자에게 편안한 장소 제공이라는 결과를 가지며, 이것이 소비자에게 최종적으로 안락함이라는 가치를 가져다준다.

[그림 1-5] 수단가치사슬(Means-end chain) 모델

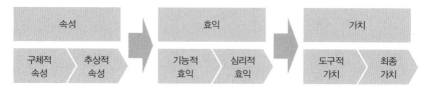

노인들은 되도록 젊어 보일 수 있는 의류, 흰머리를 감추기 위한 염색약을 소비함으로써 '멋'과 '센스'라는 추상적 속성을 이용할 수 있게 되고, 이는 젊어 보이는 것을 넘어 스스로 젊어진 느낌을 얻어 궁극적으로 건강하고 젊은 이미지를 가지려 한다. 노인들은 긍정적이고 행복한 광고를 더 선호하는 경향이 있다. 우리는 여기서 노인들의 경우 가장 고통스러운 문제가 소외와 고독이라는 것을 중점적으로 봐야 한다. 노인들은 광고 속의 긍정적이고 행복한 이미지와 자신의 현실의 외로움과 고독이 괴리되어 더욱 행복에 대한 니즈가 극대화될 것이다.

노인의 경우 브랜드에 대한 기억과 공간에 관한 경험에 있어서 친밀도(Familiarity)가 미치는 영향이 크다. 왜냐하면 자신이 잘 알고 있는 제품이나 상점을 선택할 경우 구매 후 불만족 가능성이 거의 없기 때문이며, 이는 노인들의 특성상 리스크 회피 경향이 크다는 점에 기인한다. 즉 노인이 될수록 행동이 더욱 조심스러워진다. 이와 같은 조심성의 증가는 새로운 사업의 시작, 제품 선택, 매스미디어 선택, 직업 선택, 문제 해결 등 실제 상황에서도 그대로 나타나게 된다. 특히 소비 행동에서 잘못된 물품 구매를 하지 않기 위해 자신의 경험으로 확실성이 높은 제품을 소비하는 경향이 높으며, 다른 소비자층에 비해 매우 보수적인 성향을 나타낸다.

또한 노인들에게 있어서 비슷한 연배의 집단은 굉장한 영향력을 발휘한다. 공적인 모임인 '노인정'도 있고, 비공식적인 집단들인 등산이나 스포츠댄스 등의 활동을 통해서, 혹은 찜질방에서 시간을 보내는 것이나, 단체로 관광여행을 가는 행위도 '집단 형성'에 속한다. 노인들이 형성하는 집단은 노인의 소비에 막강한 영향력을 행사한다.

매슬로(Maslow)의 욕구 이론에 따르면, 인간은 욕구의 위계를 가지고 있으며, 한 욕구의 위계에 머무르면 그 위계의 욕구를 해소하기 위해 동기화된다고 하였다. 노인들은 경제 활동 인구에서 탈락하고 보호받는 존재로 전락함에 따라, 가족 안에서 자신이 차지하고 있는 위치의 불안정함을 느끼게 되고, 그 불안정함을 해소하기 위해 다른 집단인 '노인 집단'에 소속하려는 욕구를 느끼게 된다. 이는 매슬로의 욕구 위계 중 '사회적 욕구: 집단에 속하고 그들과 관계를 주고받는 것'에 해당하는데, 자신의 위치, 자신의 의미를 잃지 않으려 하는 노인들에 있어서 '사회적 욕구의 충족'은 그 어느 것보다 중요하게 노인들의 동기를 유발시킨다. 노인 집단에 속해서 같은 연배의 노인들이 하는 소비 행동을 함께함으로써, 그들은 노인 집단에 대한 소속감과 사회적 안정감을 느끼게 된다.

노인의 구매 후 행동을 살펴보면 의사결정을 할 때 젊은 층보다 확신을 가지고 자신의 서비스(제품) 경험에 비추어 만족스러운 소비 형태를 취한다. 이 때문에 일반 소비자에 비해 서비스(제품) 구매 전반에 관해 불만을 적게 느낀다.

한편 불만을 경험한 상태에서 노인들은 일반 소비자에 비해 상대적으로 이에 대한 표현이 적으며 불만 신고나 고발도 적게 하는 경향이 있다. 즉 구전 불평, 소송, 고발, 불평 행위 측면에서 젊은 연령층보다 소극적인 경향이 있다.

이는 불공정한 판매행위를 미처 인식하지 못하거나 또는 단순히 자기 잘못으로 돌리기 때문이며, 혹은 불평해 봐야 소용없다고 느끼기 때문이다. 또 노인들은 물의를 일으키기 싫어하며, 판매자가 화를 내거나 무관심하면 당황하여 불만을 호소하는 것을 주저한다. 뿐만 아니라 어떻게 소비자 문제에 대한 도움을 받아야 할지 모르기 때문에 상대적으로 더 많은 비용을 지불하게 된다. 특히 우리나라의 경우 노인들은 젊은 세대에 비해 자기주장이 약하고 공급자 위주의 시장 상황에 익숙해져 왔기 때문에 그러한 경향은 더욱 크게 나타날 가능성이 높다.

노인의 이런 태도는 20~59세의 일반 소비자들의 태도와 극명한 대조를 보인다. 한국소비자원의 '국민 소비 행태 및 의식 구조 조사'에 의하면 20~59세 소비자의 불만 처리 행동은 '구입처에서 끝까지 따져서 교환이나 환불을 받는다', '가족·친지 등에 불만을 전파한다'는 태도가 주류를 이룬다. 반면 불만이나 피해를 입어도 스스로 감수하는 이유는 '정확히 판단하지 못한 것은 자신의 잘못이라는 생각이 들어서'라는 대답이 33.6%로 가장 많았고, '세상을 살다보면 이런 일도 있을 수 있다는 생각에', '절차는 알고 있지만 귀찮아서'라는 답변이 각각 18.9%를 차지했다.

따라서 이러한 노인의 행동 특성을 우리가 배운 이론과 적용시킨다면, 노인들은 고객 불만(VOC: Voice of Customer)이 상당히 낮은 소비자 계층이라고 할 수 있다. 하지만 VOC가 낮다고 해서 기업이 노인들의 불만을 그냥 넘긴다면, 서비스(제품)의 재구매로 이어지지 않아 고객을 잃게 된다는 것이다. 따라서 병원(기업)에서는 불평행동이 상대적으로 적은 노인들이 불만을 표출할 수 있는 기회를 늘려서 그들의 불만을 완화시킴과 동시에 잘 처리하여 노인층의 고객충성도를 높여야 한다.

그렇다면 노인들이 불만을 표출할 수 있는 방법은 무엇일까? 노인들 대부분은 불만을 느끼는 경우 잘 표현하지 않지만, 주변 사람들이나 특히 가족들에게는 구전으로 불만사항을 전한다. 따라서 가족관계가 원만한 노인은 자녀와 소비자 정보를 교환하여 노인의 개인 능력으로 해결하기 어려운 구매 후 발생하는 문제에 대해 성인 자녀의 도움을 받아 해결할 수 있다. 그러므로 노인들이 불만이 있을 경우 자녀들에게 어떻게 도움을 청해야 하는지에 대한 안내가 구매에서 이루어지고, 그들의 성인 자녀들에게 메일이나 문자메시지로 노인들의 불만사항을 대신해서 피드백을 받을 수 있게 된다면 노인들의 불만 및 피해가 감소할 것이다. 또한 기업 입장에서도 자신들의 문제를 개선시키고 고객을 확보할 수 있는 좋은 기회가 될 것이다.

노인은 구매 후 처분 과정에서 좀 더 망설이며 노인들의 이러한 특성을 손실에 대한 두려움과 관련해서 설명하면, 노인은 이미 소유하고 있는 물건을 포기할 때 잃게 되는 대가가 다른 소비자층에 비해 더 크기 때문에 구매 후 처분 과정에서 좀 더 망설이는 것으로 볼 수 있다.

노인층은 다른 소비자들의 비해 살아온 경험이 풍부하므로 비교적 자신이 선호하는 브랜드가 있을 확률이 높으며, 그 브랜드와의 친밀도가 높아질 시간도 많았다. 따라서 다른 소비자층에 비해 자신이 선호한 브랜드에 좀 더 애착을 가지게 되고 처분하기를 꺼려할 수 있다.

지금까지 노인 인구의 증가로 인한 고령화 사회진입 및 노인들의 서비스(제품) 구매 활동의 특성에 대해서 간략히 살펴보았으며 실버마켓이 상당히 매력적인 시장이 될 수 있다는 사실을 파악했다. 또한 실버마켓이 적극적으로 마케팅 전략을 펼칠 수 있는 영역이라는 점도 생각할 수 있다. 병원(기업)이 실버마켓에서 경쟁적 우위를 차지하기 위해서는 노인의 구매행동 특성을 파악하고 이에 적합한 마케팅 전략을 개발해야 할 것이다.

2. 실버산업의 이해 및 시장 동향

'실버산업'이라는 용어의 등장에 대해 알아보자. '실버(Silver)'란 말을 처음으로 노인과 연관지어 사용한 나라는 일본이며, 일본인들이 실버를 노인과 관련된 의미로 사용하여 맨 처음 만들어낸 말이 '실버산업(Silver industry)'이라고 한다. 널리 알려져 있듯이, 일본은 평균수명이 가장 긴 나라로서 이미 1970년대 후반부터 노인 인구가 급증하기 시작했다.

이에 일본 기업들이 노인 관련 신종산업을 구상하면서 거기에 실버산업이라는 이름표를 달았던 것이다. 한국에서도 1980년대 후반 실버산업이란 용어가 등장했다. 최근 실버산업이 급부상하게 된 가장 주된 이유는 절대적으로 노인의 수가 증가하면서 노인을 대상으로 한 시장 자체가 커졌고 그에 맞게 노인 소비자의 소득이 증대되어 경제적으로 구매력을 보유하게 되었기 때문이다. 특히 주된 실버마켓에는 노인들의 노화와 관련된 증상과 연계된 상품들이 발달하고 있으며 의약품 및 의료기기, 한방용품, 요양기기, 건강식품, 노인전용주택 등이 있다.

실버산업은 '노년층 및 예비노년층을 대상으로 한 상품·서비스를 제조·판매하거나 제공하는 것을 목적으로 하는 산업'이라고 정의할 수 있으며, 실버산업은 노인 소비자라는 특수한 계층이 집중적으로 시장을 형성하다 보니 타 산업과 구별되는 몇 가지 특수성이 존재한다.

첫째로 실버산업은 공공성이 강한 '복지지향적인 산업'이다. 기본적인 주 타깃이 노인층이며 국가는 복지적인 차원에서 노인의 복지제품 그리고 서비스 구매를 지원한다. 또한 실버산업 육성정책을 통해 실버기업을 지원함과 동시에 노인의 권익보호와 사회 안전망 확충을 위해 실버산업에 직·간접적으로 관여하고 있다.

둘째로 실버산업은 서비스 지향 산업이다. 실버산업은 주로 노인들에게 건강 및 생명에 관련된 서비스를 제공하는 것으로 이루어지며, 실제로 노인 소비자는 건강과 관련된 서비스 및 상품에 대해 자신의 기호와 건강상태에 맞는 최적화된 양질의 서비스를 요구한다. 노인들은 한평생 살아온 환경에 따라 기호와 선호가 뚜렷하게 형성되며 보수적인 성향을 지니게 된다. 또한 신체 상태에 따라 세밀한 수요의 차이를 나타낸다. 따라서 이를 충족시키기 위한 노인 소비자 대상의 서비스와 제품은 '다품종 소량생산'이라는 특징을 지니게 된다.

위와 같은 뚜렷한 특징들로 인하여 기업이 대량의 자본으로 한 번에 진입하기는 쉽지 않은 영역이며, 현재에도 많은 중소기업들이 실버산업에서 하나의 상품 혹은 서비스 영역에서 주도적 역할을 하고 있다. 그러나 향후 노인 인구 자체의 규모가 커지면 대규모 자본과 인력이 투하되어 산업을 주도할 것으로 예상된다.

[그림 1-6, 1-7]을 통해서, 실버산업의 성장규모와 예측성장률을 살펴볼 수 있다. 한국은행은 실버산업의 규모가 2010년 약 44조 원에서 2020년 약 148조 원으로 3배 이상 성장할 것이라고 예측했으며, 대한상공회의소는 2010년 이후 10년간 약 13%의 성장을 이룰 것이라고 전망했다. 이외에도 실버산업을 다룬 많은 기사와 저서들은 실버산업의 미래를 긍정적으로 보고 있다. 그 근거로는 앞서 다루었던 고령 사회화와 노인

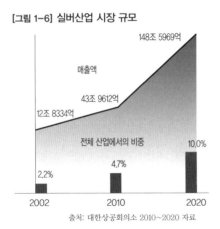

[그림 1-6] 실버산업 시장 규모

148조 5969억
매출액
43조 9612억
12조 8334억
전체 산업에서의 비중
10.0%
4.7%
2.2%
2002   2010   2020

출처: 대한상공회의소 2010~2020 자료

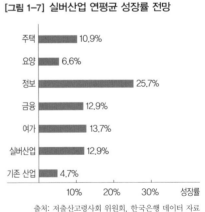

[그림 1-7] 실버산업 연평균 성장률 전망

주택	10.9%
요양	6.6%
정보	25.7%
금융	12.9%
여가	13.7%
실버산업	12.9%
기존 산업	4.7%

10%   20%   30%   성장률

출처: 저출산고령사회 위원회, 한국은행 데이터 자료

인구의 구매력 향상을 들 수 있다.

실버산업을 이루고 있는 여러 영역을 간략하게 살펴보면, 우리나라에서 실버산업은 법적으로 고령친화산업으로 분류하고 있으며 실버산업을 육성하기 위한 정책의 법적 근거를 위해 정부는 《고령친화산업진흥법》을 법률 제8852호로 제정하여 2008년에 시행하였다. 이 법에 의하면 '고령친화사업'은 고령친화제품 등을 연구, 개발, 제조, 건축, 제공, 유통 또는 판매하는 사업을 말한다.[3] 또한 정부는 정책적으로 [그림 1-8]과 같이 실버산업의 부문으로 요양, 기기, 정보, 여가, 금융, 금융, 주택, 한방, 농업 등 8대 산업을 정했다. 그리고 추가로 교통, 식품, 의약품, 장묘, 의류, 교육의 6대 산업을 제시하였다.

[그림 1-8] 실버산업의 구분

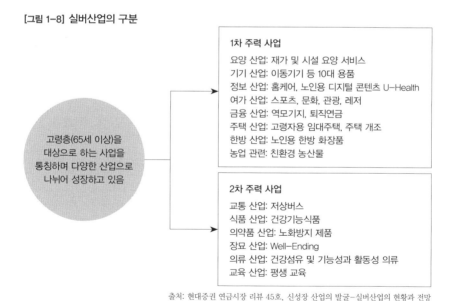

고령층(65세 이상)을 대상으로 하는 사업을 통칭하며 다양한 산업으로 나뉘어 성장하고 있음

1차 주력 사업
요양 산업: 재가 및 시설 요양 서비스
기기 산업: 이동기기 등 10대 용품
정보 산업: 홈케어, 노인용 디지털 콘텐츠 U-Health
여가 산업: 스포츠, 문화, 관광, 레저
금융 산업: 역모기지, 퇴직연금
주택 산업: 고령자용 임대주택, 주택 개조
한방 산업: 노인용 한방 화장품
농업 관련: 친환경 농산물

2차 주력 사업
교통 산업: 저상버스
식품 산업: 건강기능식품
의약품 산업: 노화방지 제품
장묘 산업: Well-Ending
의류 산업: 건강섬유 및 기능성과 활동성 의류
교육 산업: 평생 교육

출처: 현대증권 연금시장 리뷰 45호, 신성장 산업의 발굴-실버산업의 현황과 전망

---

3) 김수영, 이의훈, 『실버산업의 이해』, p. 17

[표 1-3]은 고령친화산업 34개(8대 산업-19개 품목, 6대-15개 품목) 전략 품목의 매출액 기준 시장규모와 취업자 수를 나타내고 있는 것으로, 2010년에는 약 18.8조 원, 2020년에는 약 50.2조 원으로 성장할 것으로 추정하고 있다. 중요한 점은 의료서비스와 직접적으로 관련된 산업인 요양 산업과 한방 산업, 의약품 산업, 장묘 산업 등의 2010년 전체대비 매출액은 약 44%, 2020년 전체대비 매출액은 36%를 차지하고 있다. 특히 2010년과 2020년의 매출액을 대비했을 때, 노인요양서비스 산업의 경우 1.9배, 한방 산업의 경우 2.6배, 의약품 산업의 경우 약 2.5배, 장묘 산업의 경우 2.6배 성장할 것으로 추정되었다. 또한 요양 산업과 간접적으로 관련이 있는 여가 산업의 경우 성장률이 매우 높았으며, 10년 사이 4.37배가 성장할 것으로 추정되었다. 또한 고령친화 전략품목을 생산함으로 인해 전 산업에 유발시킨 취업자 수는 2010년에 13만 6천 명, 2020년에는 14만 4천 명에 이를 것으로 추정된다. 이와 같이 매출액과 고용창출 측면에서 볼 때 노인 인구의 증가와 함께 노인요양서비스 산업은 지속적으로 성장할 것으로 보인다.

[표 1-3] 고령친화 전략품목의 시장규모 및 취업자 수(추정)　　　　　(단위: 억 원, 명)

부문	2010년		2020년	
	매출액	취업유발 효과	매출액	취업유발 효과
요양 산업	42,293	27,490	80,887	18,604
기기 산업	12,413	5,338	41,568	5,820
정보 산업	29,351	22,307	68,549	16,452
여가 산업	3,628	6,893	15,888	17,953
금융 산업	21,660	33,356	83,747	45,223
주택 산업	9,283	11,604	10,299	10,093
한방 산업	11,082	8,866	29,576	12,126
농업	880	3,370	1,943	2,701
소계	130,590	119,224	332,457	128,972
교통 산업	17,538	3,262	66,678	3,001
식품 산업	6,921	1,793	17,756	1,243
의약품 산업	25,641	5,154	63,411	3,044
장묘 산업	3,573	1,776	9,267	1,029
의류 산업	808	439	4,302	701
교육 산업	2,525	4,144	7,697	6,119
소계	57,006	16,567	169,111	15,119
총계	187,593	135,792	501,568	144,109

출처: 보건복지부, 고령화 및 미래사회위원회(2006)

| 제2장 |

요양병원에 대한 이해

1. 노인요양서비스 산업의 이해

노인요양서비스 산업을 관점에 따라 다음 [표 2-1]과 같이 나타낼 수 있다. 협소하게 보면 의료만 말한다고 볼 수도 있고, 의료와 주거가 합쳐진 영역이라 볼 수도 있을 것이다. 하지만 본 책에서는 주로 실버산업 중에서도 요양병원의 인증 등이 주요 대상이기에 의료 분야에 대한 부분을 노인요양서비스 산업 영역이라고 정의할 것이다. 특히 뒤에서 자세히 다룰 부분과 내용은 병원 부문의 요양병원에 대한 내용이며 요양병원의 개념 및 현황부터 지역별 추이, 수급현황 등에 대하여 알아볼 것이다.

[표 2-1] 노인요양서비스 산업의 영역별 내용

분야	영역	부분 및 내용
주거	시설 서비스	주거시설 부문: 유료양로원, 3세대 주택 재택서비스 부문: 서비스 급식, 목욕 서비스, 렌탈 서비스
의료	의료시설 및 의료용품 서비스	병원 부문: 요양병원 및 노인전문병원, 노인 전문치료, 노인치매센터 제약 부문: 노인성질환약품 의료기기부문: 의료전문기기 의료정보부문: 치매상담전화, 의학정보, 건강체크 프로그램
여가활동	서비스	활동 부문: 취업, 교육, 스포츠 여가 부문: 취미생활, 오락, 관광
금융	상품 서비스	연금 부문: 공적연금, 사적연금(기업 및 개인연금) 보험 부문: 개호연금, 노후대비 연금형 보험신탁 자산관리 부문: 부동산관리
생활	용품	의료 부문: 일상복, 정장복, 환자복, 운동복 식품 부문: 건강식품, 기호식품, 치료식품 생활 용품: 가전제품, 일상용품

출처: 김현주, 박재룡, 「실버산업의 현황과 전망」, 삼성경제연구소, 「월간삼성경제」 10월호, 1992

우선적으로 살펴볼 것은 노인의료복지시설의 증가 추세가 뚜렷하고 노인주거복지시설, 재가노인복지시설이 그 뒤를 따르며, 노인여가복지시설은 증가추세가 미미하다. 실제 노인여가복지시설의 서비스 영역을 노인주거복지시설이나 노인의료복지시설에서 거의 기본적으로 제공하고 있으며, 최근 트렌드를 볼 때 복지관, 경로당, 노인교실 등은 최소한의 서비스로 여겨지고 있음을 파악할 수 있다. 또한 눈여겨볼 부분은 단기보호 서비스 시설이 급격하게 줄어들고 있는데, 이는 노인의료 및 주거복지시설이 증가하는 추세와 상충한다. 결국 노인들은 단기적인 형태의 보호시설보다는 장기적으로 관계를 맺으며 군집을 형성하고 급식과 요양, 의료를 제공받고 싶어 한다는 것을 미루어 짐작할 수 있다.

무엇보다도 노인복지시설의 경우 노인주거복지시설인 노인공동생활가정과 노인의료복지시설인 노인요양 공동생활가정이 약 4배 가까이 증가한 것으로 나타나고 있다. 이는 노인에게 가정과 같은 주거여건과 급식·요양 그밖에 일상생활에 필요한 편의를 제공함을 목적으로 하는

[표 2-2] 노인복지시설 현황

		2008	2009	2010	2011	CAGR
노인주거 복지시설	소계	347	360	397	414	5%
	양로시설	306	285	300	303	0%
	노인공동생활가정	21	56	75	87	43%
	노인복지주택	20	19	22	24	5%
노인의료 복지시설	소계	1,832	2,712	3,852	4,079	22%
	노인요양시설	1,332	1,642	2,429	2,489	17%
	노인요양 공동생활가정	422	1,009	1,346	1,590	39%
노인여가 복지시설	소계	59,422	61,065	62,469	63,375	2%
	노인복지관	228	237	259	281	5%
	경로당	57,930	59,543	60,737	61,537	2%
	노인교실	1,260	1,280	1,464	1,557	5%
재가노인 복지시설	소계	2,298	2,696	2,496	2,750	5%
	방문요양 서비스	1,111	1,228	1,118	1,180	2%
	주야간보호 서비스	621	714	786	842	8%
	단기보호 서비스	217	288	67	95	−19%
	방문목욕 서비스	349	466	525	633	16%
합계		63,899	66,833	69,214	70,618	3%

출처: e-나라지표, 노인복지시설 현황, 2011

시설이 증가했다는 것이고 노인들의 군집형성에 대한 행동 패턴을 살펴볼 때 향후에도 이와 같은 성격의 산업이 지속적으로 성장할 것임을 알 수 있다. 하지만 시설 공급량이 많아짐에 따라 향후 질적인 부분에서의 서비스, 인프라 수준, 비용 등이 많이 고려될 것이다. 최근 요양병원의 인증 역시 무분별하게 증가하는 요양병원에 안전과 서비스에 대한 최소한의 안전장치를 설치하는 것으로 파악할 수 있다.

[표 2-3] 요양시설의 구분 및 주요 개념

구분		주요 개념
요양병원		의사나 한의사가 요양환자 30인 이상을 수용할 수 있는 시설을 갖추고 의료서비스 제공을 목적으로 개설된 의료기관
노인전문병원		주로 노인을 대상으로 의료를 행하는 시설이며 노인성 질환으로 치료 및 요양이 필요하거나, 임종을 앞둔 환자를 대상으로 함(설치 및 운영기준에 관한 사항은 《의료법》의 '요양병원'에 준함)
노인요양공동 생활가정		치매·중풍 등 노인성 질환 등으로 심신에 상당한 장애가 발생하여 도움을 필요로 하는 노인에게 가정과 같은 주거여건과 급식·요양 그밖에 일상생활에 필요한 편의를 제공함을 목적으로 하는 시설
노인요양 시설	노인요양 시설	무료 또는 저렴한 요금으로 급식, 요양 기타 일상생활에 필요한 편의를 제공하며 생활보장대상 및 저소득층 노인중 노인성 질환으로 요양이 필요한 자
	실비노인 요양시설	저렴한 요금으로 급식, 요양 기타 일상생활에 필요한 편의를 제공하며 실비보호대상자로 노인성 질환으로 요양이 필요한 65세 이상의 자
	유료노인 요양시설	급식, 요양 기타 일상생활에 필요한 편의를 제공하고 이에 소요되는 일체의 비용을 입소한 자로부터 수납하여 운영함 노인성 질환으로 요양이 필요한 60세 이상의 자
	노인 전문 요양시설	치매, 중풍 등 중증의 질환노인을 입소시켜 무료 또는 저렴한 요금으로 급식, 요양 기타 일상생활에 필요한 편의를 제공하며 생활보장대상 및 저소득층 노인으로 치매와 중풍 등 중증의 노인성질환으로 요양이 필요한 자
	유료노인 전문요양시설	치매, 중풍 등 중증의 질환노인을 입소시켜 일상생활에 필요한 편의를 제공하고, 이에 소요되는 일체의 비용을 입소한 자로부터 수납하여 운영하며 치매, 중풍 등 중증 노인성질환으로 요양이 필요한 60세 이상의 자

출처: 하나금융경제연구소, 국내 요양병원의 영업환경 전망과 지역별 수급여건 분석

'요양병원'은《의료법》제3조에 '의사 또는 한의사가 주로 입원환자를 대상으로 의료행위를 하는 의료기관' 중 하나로 규정되어 있으며, 30개 이상의 요양병상을 갖추고 장기입원이 필요한 환자를 대상으로 의료행위를 하는 의료기관으로 정의한다. 그러나 실제《노인복지법》에서 규정하는 노인의료복지시설과 개념상 혼동이 발생하며 환자가 서로 혼재되어 구분되거나, 관련 통계자료도 일관성이 결여되는 사례가 빈발하고 있다.《노인복지법》의 '노인의료복지시설'에는 '노인전문병원', '노인요양시설', '노인요양 공동생활가정'이 포함된다. 특히 이 중에서 '노인전문병원'을 제외한 기타 시설은 급식과 일상편의 등 수발을 제공하는 데 주목적이 있다. 반면에 '노인전문병원'은 노인성질환의 치료행위에 중점을 두고 있다는 점에서 요양병원과 유사하나 '노인전문병원'은 노인성 질환을 앓는 노인을 주 대상으로 하는 반면, '요양병원'은 특정질환에 한정되지 않고 연령 제한도 없다는 것이 큰 차이다.

 즉 '요양병원'의 성격상 주 대상이 노인계층에 집중되면서 '노인전문병원'과의 개념에 혼동이 발생한다. 이러한 '요양병원'과 '노인전문병원' 시설의 성격상《노인복지법》제34조에 규정된 노인의료복지시설 중 '노인전문병원'은 개설과 시설기준, 운영에 따른 지침을《노인복지법》이 아닌《의료법》을 준용하도록 하고 있다. 다음의 [표 2-4]와 같이 요양병원(이하 '노인전문병원' 포함)을 개설하기 위해서는《의료법 시행령》에 정해진 시설 및 인력기준을 준수하고, 관할 시도지사의 허가를 받아 설립할 수 있으며 요양병원을 설립하기 위해서는 30명 이상을 수용할 수 있는 병상 규모를 갖춰야 한다. 또한 의무기록실과 소독시설, 급식시

[표 2-4] 요양병원의 시설 및 인력 기준

분류	기준	주요내용
시설 기준	의무 설치	• 입원실(30명 이상을 수용할 수 있는 입원실) • 의무기록실, 소독시설, 급식시설(외부용역 시 제외), • 세탁물 및 적출물 처리시설(전량 위탁처리 시 제외), 자가발전시설, 기타 편의시설
	제한적 설치	• 응급실(지정받은 요양병원에 한정) • 임상검사실 및 방사선장치(치과 진료과 있는 경우) • 한방요법실 및 탕전실(한의과 진료과 있는 경우) • 조제실, 장례식장
	설치의무 없음	중환자실, 수술실, 회복실, 물리치료실, 병리해부실, 시체실, 구급자동차
인력 기준	의사	• 연평균 1일 입원환자 40명마다 1명(한의사 포함) • 외래환자 3명은 입원환자 1명으로 환산 　예) 외래환자 210명, 입원환자 150명이면 외래 210명=입원 70명, 총 입원 220명 　이므로, 의사를 최소 5명 이상 배치
	간호사	• 연평균 1일 입원환자 6명마다 1명 • 외래환자 12명은 입원환자 1명으로 환산 　예) 외래환자 250명, 입원환자 150명이면 외래 250명=입원 20명, 총 입원 170명 　이므로, 간호사를 최소 28명 이상 배치

출처: 《의료법 시행령》의 내용 요약 정리 및 사례 첨부

설 그리고 휴게실과 같은 기타 편의시설도 필요하며 적축물 처리시설, 자가발전시설 등의 의무적으로 설치해야 하는 시설의 기준이 다양하다. 의료인력의 경우도 의사는 입원환자 40명당 1명, 간호사는 입원환자 6명당 1명을 최소인력기준으로 정하고 있다.

2. 요양병원의 변화 동향

정부는 2000년대 고령화 사회에 진입하면서 요양병원 인프라 강화를 목적으로 적극적인 지원정책을 실시하였다. 2002년부터 요양병원

건립비용을 전액 지원하고, 지방 중소병원을 요양병원으로 전환할 경우에는 소요 비용의 50%를 지원해주었다. 그 결과 요양병원이 지나치게 난립하면서 2003년 불과 68개에 불과했던 요양병원이 2009년 말에는 762개까지 11배가량 급증하였다. 병상 수도 2003년의 8,355개에서 2009년에는 89,503개로 11배 증가하였다.

[그림 2-1] 요양병원 수, 병상 수 증감추이

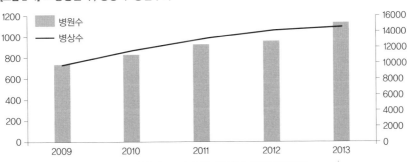

출처: 1) 2012년 보건복지통계연보, 보건복지부(2012)
2) 2013 의료자원 통계 핸드북, 한국보건산업진흥원(2013) 인용 및 자료 재가공

[그림 2-1]과 같이 최근 5개년간의 요양병원의 증감추이를 살펴보면 전국 기준으로 2009년 병원 수는 762개소에서 2012년 1,103개소로 약 45% 이상이 증가했으며, 병상 수는 89,503개에서 160,267개로 79% 이상 증가하였다. 매년 연평균증가율이 병원 수의 경우 9.7%였으며, 병상 수의 경우 15.7%로 급격하게 증가하고 있음을 그래프로 확인할 수 있다.

이러한 요양병원의 기관 수 및 병상 수의 급격한 증가는 인구 고령화 및 이에 따른 치매·중풍 등 노인성 질환의 증가, 요양병원 개설 시 의료인력 기준 등이 일반병원에 비해 상대적으로 느슨하여 개설이 용이한 점, 노인의료서비스 수요충족을 위한 정부의 요양병원 확충 지원 정책 등이 복합적으로 작용한 것으로 생각된다.

특히 우리나라 65세 이상 노인 인구가 2005년 432만 명에서 2010년 551만 명으로 27.5%(연평균 5.0%)가 증가한 것에 비하여 요양병원 입원환자는 같은 기간 3만 661명에서 17만 2809명으로 463.6%(연평균 41.3%) 증가한 것으로 나타나고 있다. 이는 노인 초고령 인구의 누적으로 입원치료를 해야 하는 인구의 수가 점점 늘어나는 것으로 사료되며, (병상 가동률을 검토해야 하겠으나) 향후 누적 노인 초고령 인구의 증가로 인해 병원 수와 병상 수는 더욱 증가할 가능성이 높다.

이처럼 우후죽순처럼 노인병원이 생겨나는 것은 병원들 간의 경쟁이 점점 치열해진다는 것을 의미한다. 병원들 간 서비스의 질과 인프라 투자에 대한 경쟁이 더 치열해질 것이며 상대적 우위에 있는 요양병원들의 경우 점점 더 대규모로 높은 질의 서비스를 바탕으로 확장을 해갈 것이다.

외부적인 요양병원의 증감추이뿐만 아니라 내부적 요양병원의 변화를 살피기 위해서 [그림 2-2]와 같이 병원의 인력증감 추세를 살펴보자.

요양병원의 증가는 급격하게 늘어나고 있으나, 의사와 사회복지사의 경우 2011년 이후 감소추세에 있고 간호사의 경우는 2009년 이후 지속적으로 감소하고 있는 것으로 나타나고 있다. 반면 인건비가 저렴한 간호조무사 인력 활용이 급격하게 늘어나고 있다. 이는 요양병원이 고급

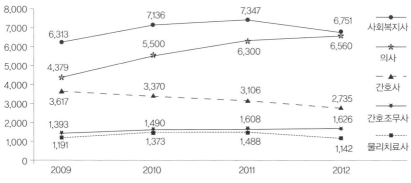

[그림 2-2] 요양병원 인력증감 추이   (단위: 명)

출처: 건강보험심사위원회, 건강보험심사평가원 자료(2012) 인용 및 자료 재가공

인력에 대한 투자를 줄이는 원가절감의 수단으로 취하고 있는 방법이나, 이로 인해 병원에서의 의료사고 및 의료서비스 질 저하의 우려가 커지게 마련이다. 즉 요양 산업의 성장과 더불어 노인의 의료에 대한 수요가 많아지는 만큼 의료서비스를 제공하는 의사, 간호사의 공급량도 많아져야 함에도 불구하고 오히려 현실은 역행하고 있는 추세를 보이고 있으며, 이는 적절한 진료 및 치료를 제공할 수 없다는 것을 의미한다. 의료기술의 혁신 없이 병원과 병상 수의 증가치만큼 인력이 증가하지 않는다는 것은 노인들이 점점 적절한 의료서비스를 제공받지 못한다는 것을 의미하며, 산업의 서비스 질 또한 저하됨을 짐작할 수 있다.

[그림 2-3]과 같이 지역별을 크게 수도권, 충청도, 전라도, 경상도, 강원도, 제주도로 나누어 요양병원 인력의 증감추이를 대략적으로 살펴보면, 수도권의 경우, 요양병원 의사의 유출이 가장 심한 지역이며 의사수가 2011년까지 매년 평균 10%씩 증가하다가 2012년 약

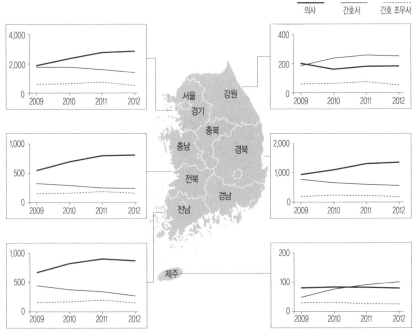

출처: 국민건강보험공단 자료(2012) 인용 및 자료 재가공

30%(228명) 감소하였다.

전라도의 경우, 요양병원 간호사의 유출이 가장 심한 지역이며 연평균 약 12%씩 줄어들고 있다. 반면에 간호조무사는 약 7%씩 증가한 것으로 나타나 대다수 간호사의 업무를 간호조무사로 이관하여 병원을 운영한다는 것을 추측할 수 있다.

경상도의 경우도 매년 간호사는 8%씩 줄어들고 있으며 간호조무사는 12%씩 증가하여 주요 간호 인력의 변화 양상이 뚜렷하게 나타났다. 다른 지역과는 반대로 강원도의 경우 유일하게 지속적으로 의사

수가 늘어나고 있는 것으로 파악되며, 간호사의 감소도 적은 것으로 나타나 지속적으로 지역 요양병원의 인프라가 개선되어 가는 것을 알 수 있다.

마지막으로 제주도의 경우는 의사가 최근 많은 수 감소하였으며, 간호사가 연평균 2%씩 감소하고 있고 간호조무사가 18%씩 증가한 것으로 나타났다.

이렇듯 전국적으로 조금씩은 변화의 정도가 상이하지만 전체적으로 요양병원에서 간호사의 인력이 줄어들고 간호조무사의 인력이 늘어나고 있다. 이는 의료의 안전이나 질 측면에서 적지 않은 문제를 발생시킬 수 있을 것으로 예상된다. 그러므로 이들 인력에 대한 지속적인 안전 교육과 질 향상을 위한 노력이 요구되는 바이다.

지역별 요양병원의 수급여건을 분석하기 위해서는 잠재적 수요측면에서 지역에 얼마나 노인 인구 수가 얼마나 존재하는지를 파악해야 하고 그에 따른 병원과 병상의 수를 대비해봐야 한다.

(실제 많은 곳에서 요양병원의 수급여건의 분석이 이루어졌으나 실제적 노인 인구에 대한 기준이 아니라 단지 지역의 인구 중 노인 인구의 비율만을 이용해 수급여건의 분석이 이루어짐으로서 현실적인 수요 측면에서 차이가 발생한다.)

[표 2-5]와 같이 실제 서울과 경기도의 경우 전체 노인 인구(65세 이상의 노인 인구 총합)의 약 38%(3,204,568명) 이상을 차지하고 있으며, 서울(19.2%)과 경기도(19.0%)를 제외하고서는 부산(7.8%)과 경상북도(7.0%), 경상남도(6.9%), 전라남도(5.7%), 충청남도(4.9%) 등에 많은 노인들이 거주하고 있는 것으로 나타났다. 여기서 노인 인구의 수는 잠재

[표 2-5] 2012년 지역별 요양병원 수급여건 분석 종합

구분	총 노인 인구	전체 노인 인구 비율	병원 수	1천 명당 병원 수	병상 수	1천 명당 병상 수
서울시	1,610,205	19.2%	95	0.06	1,650	1.02
경기도	1,594,363	19.0%	228	0.14	3,092	1.94
부산광역시	654,444	7.8%	159	0.24	1,645	2.51
경상북도	589,129	7.0%	91	0.15	1,133	1.92
경상남도	574,642	6.9%	88	0.15	1,239	2.16
전라남도	475,102	5.7%	57	0.12	802	1.69
충청남도	409,633	4.9%	65	0.16	755	1.84
전라북도	403,661	4.8%	73	0.18	976	2.42
대구광역시	400,573	4.8%	50	0.12	783	1.95
인천광역시	382,567	4.6%	47	0.12	612	1.60
강원도	317,220	3.8%	25	0.08	261	0.82
충청북도	287,482	3.4%	35	0.12	431	1.50
대전광역시	207,100	2.5%	46	0.22	688	3.32
광주광역시	206,768	2.5%	28	0.14	438	2.12
울산광역시	133,446	1.6%	38	0.28	348	2.61
제주도	101,437	1.2%	8	0.08	69	0.68

출처: 1) 통계청, 주민등록인구통계, 시군구별 주민등록인구 2012년 자료 재가공
2) 건강보험심사위원회, 건강보험심사평가원 자료(2012) 인용 및 자료 재가공

적 수요를 의미하며, 인구 수에 따른 병원 수와 병상 수를 대비해 봄으로서 수급여건을 파악할 수 있다.

요양병원 병원 수의 최근 5개년 동안 병원의 증감추이를 살펴보면, 매년 전국적으로 요양병원이 평균 9.01%씩 증가한 것에 비해 광주 (11.84%), 경기도(11.72%), 부산(11.56%), 전남(11.55%), 강원도(9.34%)로

나타났다. 광주와 전남을 살펴볼 때 2009년부터 요양병원의 수가 타지역 노인 인구 수에 대비하여 적었으며 최근 들어 약진이 이루어진 것으로 파악된다. 약진이 두드러졌던 지역의 2012~2013년 기준 지역의 요양병원 수급여건을 살펴보면, 노인 인구 1천 명당 병원 수가 광주는 0.14개, 경기도는 0.14개, 부산은 0.24개, 전남은 0.12개, 강원도는 0.08개로 나타났다.

[표 2-6] 지역별 요양병원 증감 추이(병원 수)

지역	2008년	2009년	2010년	2011년	2012년	CAGR
전국	690	777	867	988	1,103	12.4%
서울	60	65	76	83	93	11.6%
부산	86	97	113	137	155	15.9%
대구	32	38	40	38	50	11.8%
인천	30	35	37	39	47	11.9%
광주	16	17	19	23	29	16.0%
대전	31	34	37	41	44	9.1%
울산	24	28	30	34	37	11.4%
세종	–	–	–	–	6	100.0%
경기	125	139	166	203	221	15.3%
강원	16	18	20	21	24	10.7%
충북	21	25	29	32	34	12.8%
충남	43	45	47	58	57	7.3%
전북	55	59	60	64	71	6.6%
전남	30	37	42	45	53	15.3%
경북	62	73	77	84	89	9.5%
경남	53	61	68	80	86	12.9%
제주	6	6	6	6	7	3.9%

출처: 2013 의료자원 통계핸드북, 한국보건산업진흥원(2013) 인용 및 자료 재가공

노인 인구 1천 명당 병원 수의 전국 평균을 0.15개로 봤을 때, 광주와 전남은 아직 부족하나 향후 적정 가능, 경기도는 적정이나 최근 증가추세를 봤을 때 향후 과잉 가능, 부산은 과잉 우려, 강원도는 아직도 인구에 비해 병원 수가 부족일 것으로 보인다(강원도는 총인구 대비 실제 의료시설 부족지역임).

[표 2-7] 지역별 요양병원 증감 추이(병상 수)

지역	2008년	2009년	2010년	2011년	2012년	CAGR
전국	690	777	867	988	1,103	12.4%
서울	60	65	76	83	93	11.6%
부산	86	97	113	137	155	15.9%
대구	32	38	40	38	50	11.8%
인천	30	35	37	39	47	11.9%
광주	16	17	19	23	29	16.0%
대전	31	34	37	41	44	9.1%
울산	24	28	30	34	37	11.4%
세종	–	–	–	–	6	100.0%
경기	125	139	166	203	221	15.3%
강원	16	18	20	21	24	10.7%
충북	21	25	29	32	34	12.8%
충남	43	45	47	58	57	7.3%
전북	55	59	60	64	71	6.6%
전남	30	37	42	45	53	15.3%
경북	62	73	77	84	89	9.5%
경남	53	61	68	80	86	12.9%
제주	6	6	6	6	7	3.9%

출처: 2013 의료자원 통계핸드북, 한국보건산업진흥원(2013) 인용 및 자료 재가공

요양병원 병상 수의 경우 최근 5개년 동안 증감추이를 살펴보면 전국적으로 평균 8.09%로 병상 수가 매년 증가한 것에 비해, 부산(11.40%), 경기도(10.82%), 강원도(10.28%), 인천(9.21%), 울산(8.83%)이 상대적으로 더 증가한 것으로 나타났다. 즉 경남 지방(부산. 울산)과 강원도, 수도권(경기도. 인천)의 증가 추이가 두드러지게 나타났다.

이 지역의 2012~2013년 기준 지역의 요양병원 수급여건을 살펴보면, 부산은 노인 인구 1천 명당 병상 수가 2.51병상, 경기도는 1.94병상, 강원도는 0.82병상, 인천은 1.60병상, 울산은 2.61병상으로 나타났다.

노인 인구 1천 명당 병상 수의 전국 평균을 1.96병상으로 봤을 때, 부산은 과잉 우려, 경기도는 적정이나 최근 증가추세를 봤을 때 향후 과잉 가능, 강원도는 병원 수에 이어 병상 수도 부족, 인천은 아직 부족하나 향후 적정 가능, 울산은 과잉이 될 것으로 보인다.

[표 2-8] 수급요건 분석(병원 수, 병상 수 종합)

지역	수급요건분석(병원 수, 병상 수 종합)
서울 지역	실제 노인 인구의 수는 가장 많으나 대규모 의료시설이 즐비하고 요양병원의 역할을 대체할 수 있는 병원이 풍부하여 수급요건이 양호함. 또한 서울지역에 많은 수의 요양병원이 없는 이유는 요양병원이 주목적을 달성하기 위해 지역여건(대지면적, 비용, 환경, 주변 이해관계자 등)을 고려해야 하는데, 서울은 고려사항을 충족하기 어려운 구조임.
수도권 지역	인천과 경기 지역은 서울과 근접한 지역으로 위와 같이 대규모 의료시설이 요양병원의 역할을 충족할 수 있으므로 수급요건은 양호함. 그러나 실제 경기도의 경우 대지도 넓고 지방으로 이어지는 접점으로서 최근 공급이 급증하고 있으며 지금과 같은 추세로 공급이 지속될 경우 과잉이 우려됨.
경상도 지역	기본적으로 인구 대비 병상 수와 병원 수가 적지 않으며, 특히 일부 부산과 울산의 경우는 공급 과잉우려가 큰 지역으로 분류될 수 있음.
전라도 지역	경상도 지역에 대비하여 규모를 갖춘(병원당 병상 수를 제법 갖춘) 요양병원이 다수 존재하는 것으로 파악됨. 광주와 전남의 경우 최근 요양병원의 증가추세가 뚜렷하게 나타나고 있으나 공급과잉 우려가 상대적으로 적은 것으로 파악됨.
충청도 지역	대전의 경우 1천 명당 병상 수가 타 지역에 비해 가장 높게 나타나며 수요에 비해 공급이 과잉되는 지역으로 분류되고 있음. 반면 충청남도는 평균적이고, 충청북도는 지리적 여건상 경기도와 남부 지방에 넛크레커(양측 사이에 끼어 힘을 발휘하지 못하는 상황) 되는 지역으로 수급요건이 크게 어렵지는 않으나 실질적으로 공급이 부족한 지역임.
강원도 지역	의료의 지역적 인프라도 좋지 않으며 소득 및 의료비 지출이 낮아 실제수요로 연결되기에는 어려운 지역임. 또한 병상 수와 병원 수 모든 부분에서 시설이 부족함
제주 지역	수급 여건이 타지역 평균에 대비하여 낮은 것은 사실이나, 지속적으로 좋아지고 있는 것으로 파악됨.

출처: 통계청, 주민등록인구통계, 시군구별 주민등록인구, 2012년, 피플퀘스트 재가공
건강보험심사위원회, 건강보험심사평가원 자료, 2012년, 피플퀘스트 재가공

PART 2

요 양 병 원 의 인 증 – I
[기본가치와 환자진료체계]

| 제3장 |

요 양 병 원 인 증 기 준 의 개 요

　본격적인 고령화 사회가 시작되면서 최근 몇 년 사이 요양병원들이 우후죽순 생겨났다. 다수의 요양병원들이 계획적이고 체계적으로 인프라를 구축하면서 만들어진 것이 아니라, 노인환자 고객의 증가로 인한 수익사업을 위해 병원의 체계를 급하게 바꾸거나 기본적인 인프라만 형성한 후 병원을 운영하고 있는 실정이다. 또한 법적 최소한의 조건만 맞추는 식으로 요양병원을 늘려가고 있기도 하다. 상황이 이렇다 보니 요양병원과 관련된 안전사고 등이 지속적으로 발생하고 있으며, 대형 사고로 이어질 가능성이 항상 존재한다. 그러므로 병원의 안전성 강화 및 질적으로 낙후된 요양병원을 최소화시키기 위해 '요양병원 인증'의 필수화에 이르게 되었다. 지금부터는 요양병원의 인증기준이 어떻게 되는지 어떻게 준비를 해야 인증을 받을 수 있는지 등을 살펴보겠다.

요양병원 인증제도의 평가대상은 《의료법》과 《정신보건법》에 따라 요양병원을 대상으로 한다. 2013년부터 정신보건시설 인증 및 평가를 통해 《의료법》 제3조에 따른 요양병원 중 총 허가병상의 50%를 초과하는 정신건강의학과를 보유한 의료기관은 정신병원 인증을, 《정신보건법》 제18조의3에 따라 50병상 미만의 정신건강의학의원 및 병원급 이상 의료기관에 설치된 정신건강의학과 병상수가 총 병상수의 50% 이하인 정신보건시설은 정신건강의학과 및 정신건강의학과의원 평가를 의무화하여 인증제도를 운영하고 있다.

인증제도의 목적은 지속적인 질의 향상과 안전보장을 기초로 하는 것이며 안전한 병원을 지향하는 변화의 노력도와 그동안의 개선을 위한 기록에 대한 추적, 직원과의 공유도 등을 증거자료로 한다. '요양병원 인증제도'의 조사 기준은 크게 '기본가치', '환자진료', '진료지원' 등 세 가지 체계를 기준으로 실시되는데 조사 결과에 따라(유/무 혹은 상/중/하 등) 인증 부여에 대한 여부가 결정된다.

인증제도의 조사 결과는 점수제가 아닌데, 그 이유는 인증 부여 제도가 요양병원의 서열화를 위한 목적도 아니고 조사 결과가 인증 단계에 충족하지 못한 경우에 불이익을 만들기 위함이 아니기 때문이다.

위와 같은 절차를 거쳐 병원은 조사 결과를 통해 인증, 조건부인증, 불인증의 세 가지 단계 중 하나를 부여받는다. 여기서 각 단계는 조사 결과 점수를 합산하는 모듈을 통해 배정된다.

또한 향후 인증제도 절차를 거친 후의 추진 예정 방향으로는 '성과 관리체계'를 통하여 지속적으로 병원의 안전 상태와 질 향상을 위해 노력하도록 요양병원의 성과를 관리할 것이며, 지속적인 평가를 가능하게 할 전망이다.

1. 인증제도의 개요

+ 조사 기준

의료기관 인증조사 기준은, 의료기관이라면 당연히 '안전보장과 질 향상'을 위해 노력하여야 한다는 전제하에 환자의 입장에서 진료의 전 과정을 추적조사할 수 있도록 구성하였고, 양질의 환자진료를 지원하는 기능과 조직의 전문성을 강조하였다. 더 나아가 기존의 인증에서

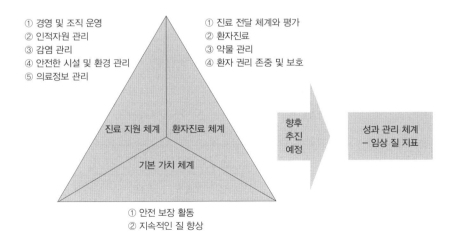

[그림 3-1] 요양병원 조사 기준 틀 도해

① 경영 및 조직 운영
② 인적자원 관리
③ 감염 관리
④ 안전한 시설 및 환경 관리
⑤ 의료정보 관리

① 진료 전달 체계와 평가
② 환자진료
③ 약물 관리
④ 환자 권리 존중 및 보호

진료 지원 체계　　환자진료 체계

기본 가치 체계

향후
추진
예정

성과 관리 체계
– 임상 질 지표

① 안전 보장 활동
② 지속적인 질 향상

끝나는 것이 아니라 지속적으로 측정이 가능하도록 지표를 통한 성과관리를 포함(향후 추진 예정)하였다. 이를 그림으로 도식화하면 [그림 3-1]과 같이 나타낼 수 있다.

조사 기준은 '기본가치체계', '환자진료체계', '진료지원체계'의 세 가지 영역으로 나누어진다. 그리고 그 세 가지 영역은 아래 [표 3-1]과 같이 11개 장, 27개 범주, 49개 기준으로 이루어져 있으며, 모두 203개 조사항목기준으로 구성되어 있다.

✦ 기준의 구성

[표 3-1] 의료기관 인증조사 기준의 구성

Chapter (장)		Category (범주)	Standard (기준)		ME	분류
I. 기본가치체계		6	9		36(8)	
1	안전보장 활동	환자 안전	1.1.1	의료진 간 정확한 의사소통	4(1)	정규-필수
			1.1.2	낙상 예방활동	4(1)	정규-필수
			1.1.3	손 위생 수행	4(1)	정규-필수
		직원 안전	1.2	직원 안전 관리활동	5	정규-필수
		환경 안전	1.3.1	화재안전 관리활동	5	정규
			1.3.2	의료기기 안전 관리	3(1)	정규
2	지속적인 질 향상	질 향상 운영체계	2.1	질 향상과 환자 안전 운영체계	5(4)	정규
		환자 안전활동	2.2	환자 안전활동	2	정규
		의료서비스 만족도 관리	2.3	의료서비스 만족도	4	정규

II. 환자진료체계	11		23		106(9)	
3	진료전달 체계와 평가	진료전달체계	3.1.1	외래환자 등록 절차	4	정규
			3.1.2	입원수속 절차	3	정규
			3.1.3	전과/전동 및 근무교대 시 진료의 연속성	4	정규
			3.1.4	퇴원 및 전원 절차	3	정규
		환자 평가	3.2	입원환자 초기평가	5	정규
		검사체계	3.3.1	검체검사 검사과정 관리	7	정규
			3.3.2	영상검사 검사과정 관리	6	정규
			3.3.3	검사실 안전 관리 절차	6	정규
4	환자진료	환자진료체계	4.1.1	입원환자치료계획	5	정규
			4.1.2	통증 관리	4(1)	정규
			4.1.3	영양 관리	4(3)	정규
			4.1.4	욕창 관리	4	정규
		중증환자 진료체계	4.2.1	심폐소생술 관리	4(1)	정규
			4.2.2	수혈환자 관리	6	정규
			4.2.3	적절하고 안전한 신체억제대 사용	5(1)	정규
			4.2.4	말기환자 의료서비스	4(2)	정규
5	약물 관리	보관	5.1	약물보관	6	정규
		조제	5.2	조제절차	3	정규
		투약	5.3	약물투여	6	정규
6	환자 권리 존중 및 보호	환자 권리 존중	6.1.1	환자 권리와 책임 보호	7	정규
			6.1.2	취약환자 권리보호	3	정규

		불만고충처리	6.2	불만고충처리	4(1)	정규
		동의서	6.3	동의서	3	정규
Ⅲ. 진료지원체계		10		17(1)	61(8)	
7	경영 및 조직운영	조직운영	7.1	의료기관 운영방침	3	정규
		경영관리	7.2	합리적인 의사결정	3	정규
		의료 윤리경영	7.3	의료사회복지체계	2(2)	시범
8	인적자원 관리	인적자원 관리	8.1	인사정보 관리	5(1)	정규
		직원 교육	8.2	직원 교육	4	정규
9	감염 관리	기구 관련 감염 관리	9.1.1	기구 관련 감염 관리 활동	4	정규
			9.1.2	기구세척, 소독 및 멸균 관리	5(1)	정규
		부서 감염 관리	9.2.1	내시경실 및 인공신장실 감염 관리	6	정규
			9.2.2	세탁물 관리	2	정규
			9.2.3	조리장 관리	5	정규
			9.2.4	격리 절차	2	정규
10	안전한 시설 및 환경 관리	시설환경 안전 관리체계	10.1	시설 안전 관리	4	정규
		시설환경 안전 관리	10.2.1	시설물 안전 관리	2	정규
			10.2.2	설비 안전 관리	5(4)	정규
			10.2.3	보안 유지관리	2	정규
			10.2.4	위험물질 안전 관리	2	정규
11	의료정보 관리	의료정보 관리체계	11.1	의료정보/의무기록 관리	5	정규
계		27		49(1)	203(25)*	

* 상기 (   )의 내용은 시범적용 항목이며, 요양병원의 미래관리 방향을 포함하고 있음.

[그림 3-2] 요양병원 조사 기준의 분류체계

기본 가치 체계	환자진료 체계	진료 지원 체계	성과 관리 체계
1. 안전 보장 활동	3. 진료 전달 체계와 평가	7. 경영 및 조직 운영	향후: 성과 관리 측면
2. 지속적인 질 향상	4. 환자진료	8. 인적자원 관리	
	5. 약물 관리	9. 감염 관리	
	6. 환자 권리 존중 및 보호	10. 안전한 시설 및 환경 관리	
		11. 의료 정보 관리	

[그림 3-3] 요양병원 주요 프로세스에 의한 기준 분석 – 기본 프레임

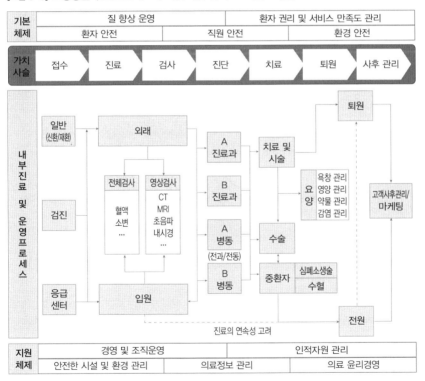

인증을 받기 위하여 인증기준을 충족하여야 하며, 특히 '안전보장 활동'의 환자 안전, 직원 안전의 범주에 포함된 조사항목(의료진 간 정확한 의사소통, 낙상 예방활동, 손 위생 수행, 직원 안전 관리 활동 등 4개 항목)과 입원실 적정면적 준수관련 항목을 포함하는 5개 기준은 '무' 또는 '하'가 없어야 하는 필수충족 기준이다. 또한 요양병원 주요 프로세스에 의한 기준 분석에 의하여 각 프로세스상에서 인증에서 필요한 요건들을 살펴볼 것이다. 각 내용은 완벽한 정답은 아니며 해당 요양병원의 특색에 맞게 내용을 변경해 적용함이 바람직하다.

✦ 기준의 이해

요양병원 인증의 평가대상은 아래 상자 안의 내용과 같으며, 의료법에 의해 병원급 의료기관 중 요양병원만을 대상으로 한다. 한편 정신

의료인증 관련 법규

- 《의료법》 제3조(의료기관) 제2항, 제3호의 병원급 의료기관 중 요양병원을 대상으로 한다.
- 《정신보건법》 제3조 제3호에 따른 정신의료기관
  - 정신병원 인증: 병원급 의료기관 중 총 허가병상의 50%를 초과하는 정신건강의학과를 보유한 의료기관
  - 정신건강의학과 및 정신건강의학과의원 평가 : 50병상 미만의 정신건강의학과의원 및 병원급 이상 의료기관에 설치된 정신건강의학과 중 정신건강의학과 병상 수가 총 허가병상의 50% 이하인 의료기관
- * 대상기관이 신청기한 내에 인증(평가)신청을 하지 않을 경우 향후 인증(평가) 일정이 의무 배정

의료기관 경우 '정신질환자의 권익보호'와 '환자 안전 및 의료의 질 향상'을 위해 2013년부터 3년간 270여 개소를 순차적으로 진행하며, 자율신청을 우선하나 연간 계획량 대비 신청이 부족할 경우 병상 규모가 큰 순서부터 할당하여 실시한다. 만약 이러한 대상 요양병원들이 인증 신청을 하지 않을 경우에는 의료법에 따라 행정처분(시정명령, 업무정지 15일 또는 5,000만원 이하 과징금)되며, 요양급여 인력가산 대상에서 배제 또는 요양병원 적정성 평가와 연계해 요양급여 비용의 가감지급에 활용될 수 있는 안이 논의되기도 한다.

2. 인증조사 기준의 개요

[표 3-2] 인증등급 기준분류

정 규	인증등급 결정을 위한 조사항목
시 범	의료기관의 수용성을 고려하여 단계적으로 정규문항에 포함될 예정인 문항
필 수	인증을 위해 필수적으로 충족해야 하는 항목으로, 1장의 [환자 안전] 및 [직원 안전] 범주에 포함된 조사항목, 입원실 적정면적 준수 관련 항목이 해당되며, '무' 또는 '하'가 없어야 함

의료기관 인증조사 기준에서 등급의 의미는 다음 [표 3-2]와 같다. '필수'는 반드시 인증을 위해 필수적으로 충족해야 하는 항목이며 '무' 또는 '하'가 절대 없어야 한다.

'정규'는 등급의 결정을 위한 조사의 항목이다. 반면에 '시범'의 경우

기관들의 수용성과 변화 정도를 고려하여 정규문항에 포함될 예정인 것으로 '필수'는 '반드시', '정규'는 '결정을 위한 조사', '시범'은 '향후고려' 대상이다.

무엇보다 요양병원 인증을 위하여 가장 필수적인 것은 [그림 3-4]와 같이 공인된 지식체계에 의해 표준화된 병원내부의 '규정 및 절차'의 유무이며 이는 '규정업무 표준'을 총칭하는 것으로서 내부에서 통용되는 준칙을 말한다.

'규정'이란 '의료기관 단위'에서 내부적으로 정하는 업무 표준을 총칭하는 것을 말하며, 의료기관의 운영과 의료서비스 제공에 대한 원칙, 업무지침 등을 합리적인 과정을 통하여 정의한 내부 준칙을 말한다. 이같은 의료기관 전반에 걸쳐 공통적으로 일관성 있게 적용되어야 하는 규정들은 '관련 법규'나 '국제표준' 또는 '공인된 지식체계'에 따라 제정 또는 개정되어야 하며 이러한 '규정'의 제정이나 개정은 반드시

[그림 3-4] 요양병원 인증을 위한 규정 및 절차

STEP 1	공인된 지식 체계	• 관련 법규 및 국제 표준 　– 법류 및 지식 체계 등의 근거에 따름
STEP 2	의료 기관 규정	• 의료기관 차원의 공식적인 승인과정이 필요(상위 규정)하며 기관 전반에 걸쳐 공통적, 일관성 있게 적용
STEP 3	프로세스 차원의 규정	• 부서 혹은 개별 프로세스 차원의 규정(내규/지침) 　– 별도의 승인 과정 없이 일관성 있게 적용
STEP 4	절차의 정의	• 절차는 업무 혹은 서비스의 과정(프로세스)을 정의

이를 검토, 승인, 공표하는 과정을 거쳐야 한다.

다음으로 '내규' 혹은 '지침'이란 '부서 단위'에서 통용되어 사용되는 업무의 표준이라 이해하면 되며, '부서' 혹은 '개별 프로세스 차원의 규정'들은 의료기관이 자체적으로 정하는 과정에 따라 '제정' 또는 '개정'될 수 있고, '규정'은 중요한 업무 표준을 정의한 것이므로 해당 의료기관 직원 모두가 준수하도록 노력해야 한다. 각 요양병원들은 실제 요양병원의 사용하는 용어 혹은 병원의 상황과 선택에 따라 '규정', '내규', '지침' 등의 용어를 사용할 수 있다.

'절차'는 업무 혹은 서비스의 과정(프로세스)을 정의한 것으로, 해당 프로세스의 변경에 따라 수정되고 공유되어야 한다. 또한 '규정'에는 '필수적인 요소'와 '비필수적인 요소'가 구분이 되어 표기되어 있어야 하며 그에 대한 정의는 다음 [표 3-3]과 같다. 만약 해당 규정(지침, 내규 등) 및 절차가 없는 경우는 이하 조사항목은 시행하지 않은 것으로 간주한다.

[표 3-3] 필수 및 비필수에 대한 이해

필수	각 의료기관의 규정에 반드시 포함되어야 하는 요소
	기준의 이해에 '~를 포함하여야 한다', '~를 포함한다' 등으로 표현
비필수	각 의료기관의 규정에 포함할 것을 권장하나 병원이 필요로 하는 요소 선택 가능
	기준의 이해에 '~를 포함할 수 있다' 등으로 표현

[그림 3-5] 인증평가의 진행절차

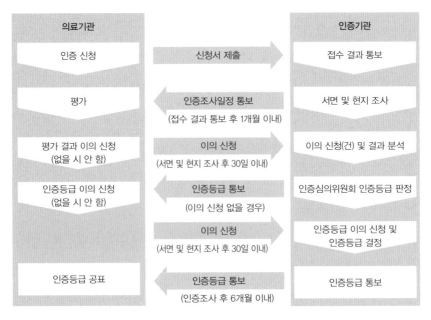

✦ 조사 방법

인증평가는 [그림 3-5]와 같은 순서와 절차를 따라 진행된다. 의료기관이 인증신청을 하고 인증기관이 접수에 대한 결과와 인증 일정을 통보하게 된다. 이후 아래 [표 3-4]와 같이 병원의 규모에 따라서 조사일정과 조사위원이 결정되며 서면·현지 조사를 통한 평가를 실시한다. 병원은 평가에 대하여 이의를 제기할 수 있으며 이 과정이 모두 끝난 후에 인증기관은 인증등급을 결정하고 인증등급을 공표한다.

인증에 대하여 좀 더 자세히 살펴보면, 위의 인증을 위한 조사 방법에는 여러 가지의 패턴이 존재한다는 것을 알 수 있다. 다음의 [표 3-5]는 조사위원들이 현지에서 어떤 방법으로 조사를 수행할 것인지를 분류하여 기재한 것이다. 인증을 위하여 분명하게 숙지해야 할 부분은 대상기관에서 일시적 대응이 가능한 방법을 배제하고, 효율성 및 지속성을 고려하여 조사 방법을 결정했다는 것이다. 의료환경의 안전성 강화와 질 관리를 위해 지속적으로 노력한 정도를 파악하기 위해 집중하였으며, 이를 평가하기 위해서 구두와 문서, 기록, 자료의 검토 등 다양한 조사 방법을 실시하고 있다.

여기서 '개별 환자의 추적'은 내원환자 중 우선조사대상을 무작위로 선택하는 것으로 시작하며, 의무기록을 확인하면서 환자 관점으로

[표 3-4] 조사일정 및 조사위원*

병상 규모	200병상 이상	100~199병상	100병상 미만
조사 일정	3일(2.5일)	2일	2일
조사 위원	3명	3명	2명

* 조사위원의 구성
- 3명일 경우: 의사, 간호사, 기타 직종(약사, 의무기록사, 영양사, 임상병리사, 사회복지사, 행정직 등)
- 2명일 경우: 의사, 간호사

[표 3-5] 조사 방법 관련 용어 설명

조사 방법	용어 설명
LI(Leadership Interview)	리더십 인터뷰
DR(Document Review)	규정(내규, 지침 등) 및 절차 검토
Tracer(추적조사) - IT(Individual Tracer) - ST(System Tracer)	직원 면담조사
	환자(또는 보호자) 면담조사
	의무기록 검토
	관찰
	근거서류 및 관련자료 검토

[그림 3-6] 추적조사 방법 중 개별 환자의 추적 조사

| 우선조사대상 환자선정 | 환자기록검토 & 정보확인 | 진료 & 치료 담당 직원 | 환자가 처한 환경 평가 | 환자 & 가족면담 |

[표 3-6] 지표 설명

조사항목 (S, P, O)		지표 설명
S	Structure	구조평가
P	Process	과정평가
O	Outcome	결과(성과)평가

진료 및 치료 흐름에 따라 의료진과 환자의 대화, 기록의 검토를 통해 조사해 나가는 과정이다.

[표 3-5]의 '시스템 추적조사(ST)'는 의료기관 전체의 질 관리와 환자 안전에 대한 전사차원의 프로세스상에서 나타나는 평가를 말한다. 지속적인 질 향상, 약물 관리, 인적자원 관리, 감염 관리, 시설 및 환경 안전, 의료정보 관리 등을 포함하여 의료기관 전체의 의료절차와 기능에 대한 집단토의를 통해, 현장을 방문한 후 관련 질문을 통해 조사해 나가는 과정이다. 구체적인 사항은 조사시점까지 일부 변경될 수 있으며, 관련 자료에 기초한 조사위원의 판단에 따라 현지에서 조정될 수 있다. 조사 방법과 관련 용어는 [표 3-6, 3-7]을 참고해야 한다.

+ 제공된 자료 및 정보의 신뢰성

의료기관은 인증과정의 모든 단계에서 정확하고 신뢰성 있는 자료

[표 3-7] 기준의 평가유형에 따른 상/중/하 개념

유형	결과	수준
A		규정, 지침, 절차, 프로그램, 조직체계의 수립 및 수행 여부 (유/무 확인)
	유	'체계가 수립되었다' 또는 '수행한다'
	무	'체계가 없다' 또는 '수행되지 않는다'
B		개별교육, 숙지, 인지, 수행정도 확인 (상 / 중 / 하)
	상	대부분 수행 (위원회의 경우 정기적 수행) 또는 충족됨 (80% 이상 수행)
	중	가끔 수행 또는 충족됨 (30% 이상~80% 미만 수행)
	하	거의 수행 없음 또는 불충족 (30% 미만 수행)
C		규정, 지침, 절차, 프로그램 등에 의한 관리 및 개선여부 평가
	상	관리되고, 필요시 개선활동이 이루어짐(유지 포함)
	중	관리되고 있으나 개선활동이 없음(지표 결과 값에 하락이 있으나 개선 활동이 없는 경우 포함)
	하	관리되지 않음

와 정보를 제공하여야 하며, 현장조사 시 제공된 자료와 정보가 허위임이 발견된 경우에는 조사를 중단하거나 인증심의위원회에서 인증을 거절할 수 있다. 인증이 결정된 이후 의료기관이 고의 또는 누락으로 인증관련 허위정보를 제공하였음이 발견될 경우에는 《의료법》 제58조 9에 의거하여 수여된 의료기관 인증 또는 조건부인증이 취소되며, 취소된 날부터 1년 이내에는 인증을 신청할 수 없다.

> **미해당 항목**
> 사전에 제출한 자료 검토를 통해 '미해당' 항목으로 확인된 경우, 본 조사 시 조사위원이 진위를 확인하여 '미해당' 여부를 판정하고, 사전 자료 검토에서 확인되지 않은 경우에는 본 조사 시 조사팀의 판단에 의해 '미해당' 여부를 결정한다. '미해당'으로 판정된 기준 또는 조사항목은 인증판정을 위한 집계대상에서 제외한다.

3. 인증조사 세부 추진계획

+ 기본원칙

인증조사의 기본원칙은 조사 결과 점수화에 따른 의료기관 서열화의 부정적인 문제점을 개선하기 위하여 조사 기준의 충족비율로 인증등급을 결정한다. 즉, 조사 결과는 점수가 아닌 '상/중/하' 또는 '유/무'로 판단되며, 이에 따라 조사 결과별 개수를 바탕으로 인증등급을 결정한다.

[그림 3-7] 인증등급 판정방법

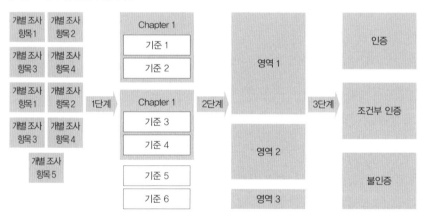

+ 인증등급 판정을 위한 단계별 접근

1단계) 각 기준(Standard)의 충족 여부 결정

- 각 기준에 포함된 조사항목(ME)의 결과에 따라 기준별 조사항목의 충족률을 산정하여 결정한다.

$$각\ 기준별\ 조사항목(ME)의\ 충족률_{(\%)} = \frac{1*a+0.5*b+0*c}{a+b+c} \times 100$$

(기준에 포함된 조사항목(ME)의 결과: '유/상'이 a개, '중'이 b개, '하'가 c개라고 가정)

[표 3-8] 기준별 조사항목의 충족률 계산

규정의 유/무에 대한 문항	유(a)	1개
	무	0개
수행의 상/중/하에 대한 문항	상(a)	1개
	중(b)	0.5개
	하(a)	0개

• 기준별 충족여부 결정

   – 해당 조사항목(ME)의 충족률이 50% 이상일 때 충족한 것으로 간주한다.

   – 시범항목을 충족하지 못한 경우, 이에 따른 불이익은 없음

2단계) 영역(Domain)별 기준의 충족률 산정

• 각 영역별로 충족된 기준의 비율을 산정함

$$각\ 영역별\ 기준의\ 충족률_{(\%)} = \frac{해당체계\ 내\ '충족'한\ 기준의\ 개수}{해당체계\ 내\ 기준의\ 개수} \times 100$$

3단계) 인증등급 판정

'인증'을 받기 위해서는 각 영역의 '기준 충족률'이 80% 이상이고,

가장 기본이 되는 환자 안전 및 직원 안전 범주에 포함된 조사항목, 입원실 적정 면적 준수 관련 조사항목이 '무' 또는 '하'가 없어야 한다. 즉 '필수'에 대한 항목에서 '무' 또는 '하'가 없어야 한다.

'조건부인증'을 판정받기 위해서는 각 영역의 기준 충족률이 60% 이상이고, 조건부인증을 받기 위한 필수충족항목은 없다. 그리고 만약 기준(Standard) 충족률이 60% 미만인 영역이 1개 이상이라도 있을 시에는 인증을 받을 수 없으며 이때 요양병원은 '불인증'을 판정 받는다.

인증은 4년 동안 유효하며 4년 이후 재인증을 받아야 하며, 조건부인증의 경우 1년 이후 재인증 받아야 한다.

[표 3-9] 기준의 평가유형에 따른 상/중/하 개념

구분	각 영역(Domain)의 기준(Standard) 충족률	필수충족 항목
인증	80% 이상	환자·직원 안전(범주), 입원실 적정 면적 (ME): '무' 또는 '하' 없음
조건부 인증	60% 이상	없음
불인증	60% 미만인 영역이 1개 이상 있음	–

4. 규정작성 안내

[그림 3-8] 규정 형식 예시

병원 마크	규정 제목			
	규정 번호		제정일	
	담당부서 및 책임자	부서명 (직책)	시행일	
	검토부서 및 책임자	부서명 (직책)	검토 주기	
	승인책임자	직책	검토예정일	
	관련 근거	인증조사 기준 번호	최근개정일	
	관련 부서			

■ 목적(Purpose)

■ 용어의 정의(Definition)

■ 정책 및 규정(Policy & Procedure)

■ 별첨(Attachment)

■ 규정 개정일(누적)

승인책임자	직책	이름	서명
승인일		. . .	

✛ 규정 형식(구조)

- 제정일은 이미 규정이 제정되어 있는 경우에 해당하며 최초로 제정된 일자를 기재한다.

- 시행일은 최종적으로 규정이 승인되어 실제로 적용되는 시점으로 기재하며 제정일 및 시행일은 규정이 정한 바에 따라 달라질 수 있다.

- 개정일은 이미 제정된 규정을 수정하거나 보완해야 하는 경우 수정 및 보완이 완료된 후 최종적으로 규정이 완성된 시점으로 기재하며 여러 차례 개정된 경우 개정된 일자를 모두 기록한다.

- 검토 주기는 제정 및 개정된 규정을 정기적으로 수정·보완하며 대개 1년 혹은 2년이 적합하고 이는 병원 상황에 맞게 결정한다.

- 검토 예정일은 검토 주기에 맞추어 다음 검토 예정일을 기재한다.

- 담당부서는 주관부서로 기재하며 경우에 따라 참여부서도 기재한다. 이를 통해 규정 작성에 참여한 부서들로 하여금 참여와 책임감을 갖도록 할 수 있다. 회의체 명칭을 기재할 수도 있다.

- 승인책임자는 규정을 승인하는 최종적인 승인 책임자를 기재한다.

✛ 규정 내용

- 규정의 목적은 규정을 통해 병원에서 얻고자 하는 것으로, 『의료기관 인증조사 기준집』을 참조하여 병원의 상황에 맞게 적용하도록 한다.

- 규정상에서 정의는 규정의 내용에 포함되어 있는 용어 중에서 혼

동의 소지가 있거나 의미를 명확하게 할 필요가 있는 용어를 정의하는 것이며 관련 법규나 관련 자료를 참조하여 기술하고 필요하지 않은 경우에는 제외한다.

- 규정상에서 정책은 병원에서 목적을 달성하기 위한 어떠한 방향성을 지칭하는 것이고, 절차는 정책을 달성하기 위해 수행하는 구체적 과정이나 그 순서를 말하며, 혼돈스러운 경우 함께 묶어서 정리한다.
- 규정상에서 승인은 최종적으로 승인하는 책임자 이름 기록, 서명을 하는 것이다.

| 제4장 |

요 양 병 원 의　기 본 가 치 체 계

인증의 '기본가치체계'는 크게 '안전보장활동'과 '지속적인 질 향상'으로 구분된다. '안전보장활동'의 경우 병원에서 가장 중요한 인증의 필수 요건으로 '구성원'과 '고객'의 안전뿐만 아니라 '시설 및 환경적인 인프라'의 안전요인에 대한 중요성까지 기준으로 잡고 있다.

병원에서는 의사 및 간호사, 의료기사 등 다양한 분야의 종사자들이 자신의 전문적인 영역에서 의료서비스라는 가치를 제공하며 업무를 수행하고 있다. 환자를 대상으로 다양한 검사 및 처치, 처방 등의 서비스를 제공할 때 병원 안에서는 혼동되기 쉬운 의학용어부터 일반용어까지 다양한 언어가 혼용되어 사용되고 있으며 의사소통의 오해로 인한 사고의 가능성이 충분히 존재하는 곳이 병원이다. 실제로 이와 같은 부정확한 의사소통으로 인해 환자의 생명에 위협을 주는 사고들이 끊이지 않고 있는 실정이다.

요양병원은 특히 주 고객이 노인들(척추, 관절 등 주요지병보유)이며, 병원 특성상 병원을 찾는 주요 고객이 "노인성 질환자, 만성질환자, 외과적 수술 후 또는 상해 후 회복기간에 있는 자"를 주 입원대상으로 하므로, 타 요양병원에 비해 낙상 예방활동이 매우 중요하다.

낙상 예방활동의 부재로 인한 낙상사고는 요양병원에서 높은 빈도로 발생하고 있는 실정이다.

노인들은 뼈나 관절의 상태가 좋지 않아 타 연령대의 환자보다 대형사고로 연결될 가능성이 높기 때문이다. 또한 요양병원의 경우 노인환자들은 대다수 거동이 불편하고 인지능력이 떨어지므로 화재 등의 사고가 발생 시 대규모 인재 등의 큰 사고로 이어질 가능성이 매우 높다. 그러므로 이에 대한 시설 환경 안전 관리에 대한 체계적 규정 수립과 규정수립에 따른 관리 활동이 매우 중요하다.

그리고 의료기관에서의 안전관리 범주에 필수적으로 포함시켜야 할 것이 의료기관 감염관리 활동이다. 그중에서도 예방활동이 무엇보다 중요하다.

병원이란 공간은 다른 환자를 비롯하여 가족과 지인들 그리고 직원들까지 다양한 사람들이 면역력이 약한 환자에게 지속적으로 접촉할 수 있는 환경이다. 이는 환자가 항시 감염의 위험에 노출되어 있다는 것을 의미하며, 병원 차원에서 이에 대한 준비와 대책을 가지고 있어야 한다. 기본적으로 환자 및 직원의 의료 관련 감염을 예방할 수 있는 안전 규정과 절차 등은 안전보장활동의 필수적인 기준이며, 이에 대한 개선의 노력을 지속적으로 추적·관찰함이 바람직하다.

1. 안전보장활동

범주	조사 기준
[환자 안전]	1.1.1 안전사고를 예방하기 위해 의료진 간 정확하게 의사소통한다.
	1.1.2 환자 안전을 위해 낙상 예방활동을 수행한다.
	1.1.3 의료 관련 감염을 예방하기 위해 손 위생을 철저히 수행한다.
[직원 안전]	1.2 직원 건강과 의료 관련 감염을 예방할 수 있는 직원 안전 관리활동을 설계하고 수행한다.
[환경 안전]	1.3.1 화재의 위험으로부터 환자, 직원 및 방문객을 보호할 수 있는 화재안전 관리활동을 설계하고 수행한다.
	1.3.2 의료기기의 예방점검과 유지관리 활동을 수행한다.

✚ 환자 안전사고 예방 – 의료진 간 의사소통

조사 기준	1.1.1 안전사고를 예방하기 위해 의료진 간 정확하게 의사소통한다.
조사 목적	의료진 간 정확한 의사소통은 안전한 진료를 위해 매우 중요하며, 그중 구두 처방, 필요시처방, 혼동하기 쉬운 처방 등은 별도의 절차를 두어 안전하게 관리한다.

	조사항목 (S, P, O)	조사 방법	유형	조사 결과
1	안전한 처방을 위한 규정이 있다. (S)	DR	A	☐ ☐ 유 무
2	규정에 따라 구두 처방을 수행한다. (P)	IT	B	☐ ☐ ☐ 상 중 하
3	규정에 따른 필요시처방(p.r.n.)의 의미를 관련 직원이 동일하게 이해한다. (P)	IT	B	☐ ☐ ☐ 상 중 하
4	[시범] 혼동하기 쉬운 부정확한 처방을 관리하기 위한 절차를 관련 직원이 이해한다. (P)	IT	B	☐ ☐ ☐ 상 중 하

안전한 처방을 위해서 의료진 간 의사소통 과정에서 발생할 수 있는 안전사고를 예방해야 한다. 안전한 처방을 위한 '정확한 의사소통 규정'이란 환자 확인요소와 처방의 필수요소를 포함해야 하고, 필요시처방에는 약물사용 실시기준을 명확하게 명시해야 한다. 또한 혼동하기 쉬운 부정확한 처방에 대한 확인절차가 있고, 구두 처방 또는 전화 처방에 대한 절차가 있는 상태를 의미한다.

이에 따른 '규정'으로는 환자의 안전을 위하여 '정확한 환자정보 파악' 유무, '규정에 따라 구두설명 또는 전화 처방'을 수행하는지, '필요시처방(p.r.n.)[4]의 의미를 관련 직원이 동일하게 이해'하는지 등 관련 직원이 혼동하기 쉬운 부정확한 의사소통을 예방하기 위한 활동들이 있다.

[그림 4-1]처럼 의료진 간의 '정확한 의사소통'을 위해 먼저 '환자 확인절차'를 거친 후에 '정확한 처방의 필수요소', '구두 또는 전화 처방', '필요시처방', '혼돈하기 쉬운 부정확한 처방' 등 각 상황별에 맞는 규정과 절차를 따른다.

먼저, '환자 확인 절차'로는 모든 직원은 환자 이름과 등록번호, 생년월일 등 두 가지 이상 지표를 통하여 환자 확인을 해야 한다. 주의할 것은 환자의 확인이 되기 전에는 어떠한 행위도 시행하지 않아야 한다. 또한 투약, 수혈, 검사, 치료, 시술 전 등 매 과정마다 정확한 환자 확인을 위하여 두 가지 이상의 방법으로 재차 확인하고 환자의 이름을 직접 묻는 개방형 질문으로 환자가 본인 이름을 말하도록 하여

---

4) p.r.n.은 'pre re nata'라는 라틴어의 줄임말로, 영어로 풀이하면 'as required, according to need'로서 '수시로, 필요한 때에'라는 뜻

[그림 4-1] 안전한 처방을 위한 의사소통

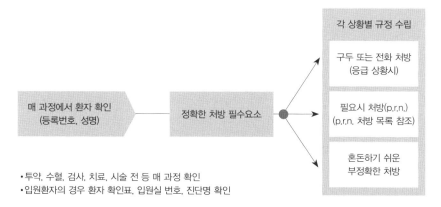

잘못된 의료행위에 대한 위험을 최소화해야 한다.

만약 입원환자인 경우에는 환자 확인표(입/퇴원카드)를 통하여 환자 이름과 등록번호를 우선적으로 확인한다. 만약 의식이 명확하지 않은 환자인 경우에는 보호자로부터 환자 이름을 확인하거나 등록번호를 확인함이 바람직하다.

'정확한 처방의 필수요소'로는 《의료법 시행규칙》 제12조(처방전의 기재사항 등), 《마약류관리에 관한 법률》 제32조(처방전의 기재) 등의 처방 관련 법률을 참고하여 환자정보(이름, 성별, 등록번호, 생년월일, 병실), 처방내용(약품명, 용량, 용법, 횟수, 투약기간, 투여경로, 투여일수), 처방일자와 처방시간, 처방의사명과 날인, 질병명과 질병기호 등은 반드시 기재되어야 한다.

'구두 또는 전화 처방'은 즉각적인 'Order Communication System(OCS)'의 사용 및 서면 작성이 불가능한 상황(응급, 무균시술 중, 전산장애 등)과 같은 상황 시에만 처방이 가능하도록 하며, 정규 처방 등은 구두 또는 전화 처방으로 허용하지 않는다. 또한 마약류나 고농도전해질처럼 일상적으로 사용하지 않는 약품이 아닌 경우는 허용하지 않도록 한다. 구두처방 시 환자 확인은 위에 언급한 두 가지 이상의 환자정보로 확인하며 등록번호로 환자 확인이 어려운 경우에는 진단명, 병실호수를 참고로 할 수 있다(단, 병실호수와 침상 등 환자의 고유정보가 아닌 지표의 경우 사고가 발생할 수 있으므로 주의해야 한다).

구두 지시를 받는 사람은 지시내용을 받아 적으며 처방일시와 환자정보, 약품명(Full Name)과 용량, 투약 경로, 투약 시간, 구두 또는 전화 처방하는 사람의 이름과 구두 지시 및 전화 처방을 받는 사람의 이름을 기록하여야 한다. 받아 적은 후, 내용을 지시자에게 정확하게 다시 읽어 잘못되었거나 누락된 정보가 있는지 확인해야 한다. 그러나 기록을 할 수 없는 응급상황에서는 구두 지시를 받는 즉시 반복하여 정보를 확인한 후 처방을 수행할 수 있다. 처방을 받은 후 간호사는 처방 내용을 입력하고 처방 수행을 한다. 이 경우 의사는 빠른 시간(예: 24시간) 안에 처방 입력을 확인하여 주의의무를 다하도록 한다.

[표 4-1] 구두 또는 전화 처방 3단계

1단계	받아 적기 (Write-down)	구두 지시를 받는 사람은 지시내용을 받아 적는다. (구두 지시 기록지를 활용한다)
2단계	되읽어 확인하기 (Read-back)	구두 지시를 받는 사람은 받아 적은 지시 내용을 다시 지시자에게 정확하게 읽어준다.
3단계	처방 의사가 정보의 정확성 확인하기 (Repeat-back or Confirm)	구두 지시자는 지시를 받은 사람이 읽어준 내용이 지시한 처방과 맞는지 확인한다.

야간이나 주말 및 휴일에 발생하는 구두 혹은 전화 처방에 대한 규정이나 절차도 별도로 마련하여 안전하게 관리하도록 하는 것이 바람직하다.

약품의 '필요시처방(p.r.n.)' 목적은, 환자 상태에 따라 시간계획에 따라 투약하는 약품에 추가하여 필요시 안전하고 적절하게 환자에게 투여하기 위해 처방한다. 필요시처방을 안전하게 관리하기 위해서는 필요시처방 가능 또는 금기목록을 의료기관의 상황에 맞게 선정하여 관리하도록 하며(예: 약사위원회에서 필요시처방 가능목록 또는 금기목록을 심의하여 병원장 승인을 거쳐 선정) 이러한 p.r.n 가능 또는 금기목록은 관련 회의체(예: 약사위원회)를 통해 주기적으로 검토하여 적절하게 관리하도록 함이 바람직하다. 만약 필요시처방 가능 또는 금기목록에 대한 변경이나 수정이 필요한 경우에도 관련 회의체에서 검토 및 결정, 승인 과정을 거치도록 한다. 그리고 필요시처방 시에는 임상적응증과 실시기준 등을 명시하여 관련직원이 동일하게 의사소통하도록 하고 처방은 1회 용량으로 처방하여 약품의 과용·남용을 최소화해야 한다. 의사가 필요시처방을 낼 때에는 필요시처방임을 알 수 있도록 해야 한다.

간호사는 적응증 및 실시기준에 해당하는 경우에만 처방수행 및 기록을 하고 만약 적응증이나 실시기준에 해당되지 않는 경우에는 담당의사에게 확인하는 절차를 거치도록 하여 처방수행 오류를 방지해야 한다.

'혼동하기 쉬운 부정확한 처방'의 경우, 의문사항을 지체 없이 처방한 의사에게 물어 확인한 후에 수행한다. '혼동하기 쉬운 부정확한 처방'이란, 예를 들어 '수기 처방 시 알아볼 수 없는 글씨체', '조제 및 투여과정에서 처방의 의미가 명확하지 않는 경우', '약품의 발음이나 모양 또는 약품코드가 유사한 약물의 경우' 등을 말하며, 처방의 의미가 확실한 경우에만 처방을 수행하여야 한다. 이때 처방의사는 문의사항에 대해서 처방한 내용을 명확히 해주어야 하며, 처방의 변경이 필요한 경우에는 즉시 수정하여 처방해야 한다. 특히 유사한 외관과 발음, 약품코드, 함량 다량의 약품의 부정확한 처방이 있는 경우, 간호사는 처방의사에게 재확인 절차를 거친 후에 처방 수행을 하고, 반드시 이를 해당 부서(약제과)에 명시하여 주의하도록 당부하며, 해당 부서(약제과)는 조제 시에 처방 전후의 감사를 통해 안전한 조제를 하여야 한다.

[그림 4-2] 프로세스상에서 발생 가능한 이슈파트 – 환자 안전

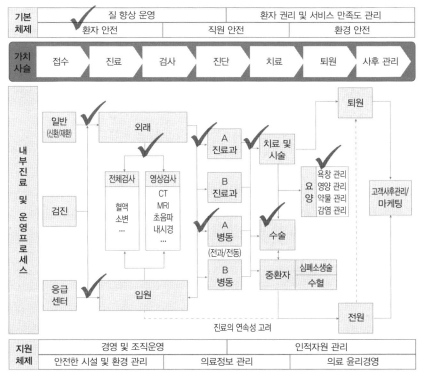

기본	질 향상 운영		환자 권리 및 서비스 만족도 관리	
체제	환자 안전	직원 안전	환경 안전	

| 가치 사슬 | 접수 | 진료 | 검사 | 진단 | 치료 | 퇴원 | 사후 관리 |

지원	경영 및 조직운영		인적자원 관리	
체제	안전한 시설 및 환경 관리	의료정보 관리	의료 윤리경영	

※ 환자 안전의 경우 병원 내에서 전사적 영역에서 관리되어야 할 필수적 요소이다.

주요 체크사항

1. 주요 환자 확인 요소
   - 실제 병원에서 환자 확인 오류는 거의 모든 영역에서 발생할 수 있으며 특히 노인 환자는 인지 및 감각능력의 저하로 많은 문제가 수시로 발생할 수 있음에 유의해야 한다. 환자 확인을 위하여 환자 이름, 등록번호, 생년월일 등에서 두 가지 이상의 지표를 사용하여 환자를 확인하는 방법이 병원 내규나 절차에 확실히 명시되어 있어야 한다. 또한 환자의 병실 호수나 침상번호 등은 확인 용도로 사용할 수 없다.

2. 처방의 필수 요소
   - 《의료법 시행규칙》 제12조(처방전의 기재사항 등)에 의거, 환자 이름, 처방 의약품 명칭, 분량(1회 투약량, 1일 투여횟수, 총 투약일수), 용법(투여경로 및 투여시간), 처방의료인 등의 정보기록 등이 처방의 필수 요소로 기록해야 한다. 이때 처방의약품의 명칭은 일반명칭, 제품명이나 대한약전에서 정한 명칭을 말한다.

3. 구두 혹은 전화 처방의 절차
   - 정확한 환자 확인 절차를 따라 수행해야 하지만, 수술 및 시술 중, 전산장애가 발생한 경우, 외부에 있어 전산 입력이 곤란한 경우나 응급 시에 처방 불가능한 상황에서는 구두 혹은 전화 처방을 수행할 수 있다. 만약 구두 혹은 전화 처방 시 지켜야 할 주요 절차는 받아쓰기 → 되읽어 확인하기 → 처방의가 재확인하기 → 빠른 시간(예: 24시간 이내)에 처방 입력하기이다.

✦ 환자 안전사고 예방 – 낙상 예방

조사 기준	1.1.2 환자 안전을 위해 낙상 예방활동을 수행한다.
조사 목적	의료기관은 낙상으로 인한 환자의 상해를 줄이기 위해 환자의 특성, 의료기관의 시설 및 환경 등을 고려한 낙상 예방을 위한 규정을 개발하여 적용하여야 한다.

	조사항목 (S, P, O)	조사 방법	유형	조사 결과
1	낙상 예방을 위한 규정이 있다. (S)	DR	A	☐ ☐ 유　무
2	낙상 위험도 평가도구를 이용하여 환자 평가를 수행한다. (P)	IT	B	☐ ☐ ☐ 상　중　하
3	낙상 위험도 평가결과에 따라 고위험 환자에 대한 낙상 예방활동을 수행한다. (P)	IT	B	☐ ☐ ☐ 상　중　하
4	[시범] 낙상 예방활동에 대한 평가를 수행한다. (P)	ST	A	☐ ☐ 유　무

　환자 안전을 위한 '낙상 예방활동'의 목적은 환자의 낙상발생위험 요인을 평가하고 환자의 진료(치료 및 검사)가 이루어지는 전 과정은 물론 낙상이 발생할 수 있는 모든 장소에서 낙상사고에 대한 예방적 중재를 시행함으로써 환자의 낙상발생을 최소화하고 낙상환자에 대해 신속하게 대처하여 심적·신체적·경제적 손실을 최소화하기 위함에 있다.

　'낙상'이란 사고나 의식소실, 실신이나 경련 등의 갑작스러운 마비로 뜻하지 않게 '위에서 아래로 체위의 이동이 생기는 경우'를 말하며, 또한 갑자기 비의도적인 자세 변화로 몸의 위치가 낮은 곳으로 손상의 유무와 상관없이 넘어지거나, 미끄러지거나, 주저앉거나, 눕는 것을 말한다(Tinetti, Speechley, & Ginter,1988).

의료기관, 특히 요양병원에서 다빈도로 발생하는 낙상사고의 예방을 위해 환자 입원 시 모든 환자에 대한 낙상 예방활동이 필요하나, 그렇지 못할 경우에는 낙상 고위험군 환자에 대한 특정한 낙상 예방활동을 해야 한다. 낙상 고위험군 환자에 대한 낙상 예방활동을 하기 위해서는 가장 먼저 낙상 고위험군 환자를 선정하는 과정이 필요하다. 환자 입원 시 낙상 위험도 평가도구를 이용하여 낙상 위험도를 평가한 후, 평가 결과에 따라 낙상 예방활동 중재를 한다. 낙상 위험도 평가는 주기적으로 시행하여 환자의 상태 변화에 따른 결과가 반영되어야 한다. 낙상 위험도 평가도구 사용 시 주의할 것은 평가도구는 반드시 신뢰도와 타당도가 입증된 평가도구를 사용하여야 한다는 점이다(예: Bobath Memorial Hospital Fall Risk Assessment Scales, Huhn 등).

낙상위험도 재평가 주기는 의료기관이 정하는 바에 따라 모든 의료기간마다 다를 수 있다.

주기적인 재평가 기간 외에 다음과 같이 주된 환자 상태 변화나 낙상 위험을 초래할 수 있는 낙상위험도 평가를 시행할 수 있다. 예를 들어 간성혼수, 알코올 섬망, 발작(Seizure), 최면 진정제(주사) 사용 환자, 낙상 발생 환자, 갑작스런 보행 장애, 혼미, 현기증을 호소하는 경우 등과 같이 환자의 상태가 급격하게 악화되어 재평가가 필요하다고 담당 간호사가 판단하는 경우 등이다.

'Morse fall scale 평가도구'를 사용하는 병원의 경우, 낙상 고위험

환자의 분류기준은 먼저 낙상위험성 평가 점수에 따라 중증도를 분류하며 정상은 0~24점, 저위험군은 25~50점, 고위험군은 51~125점의 기준으로 낙상고위험 환자를 분류한다(Morse, 1997).

'낙상 고위험 환자의 예방활동'은 먼저 환자 및 보호자에게 입원생활 안내 중 '주의사항을 교육'하며, 이들뿐 아니라 간병사와 환자 접점에 있는 직원에게 평가 결과와 낙상 위험성 및 예방교육을 숙지시킨다. 낙상 위험성과 낙상 예방에 대한 부분은 직원 간에 내용을 공유하며, 인수인계 시 낙상 고위험 환자 정보 역시 교환한다. 또한 침상에 낙상 주의 표지판을 부착하여 낙상 고위험 환자임을 누구나 알 수 있도록 한다. 만약 낙상 위험성으로 인해 신체억제대를 사용하고자 하는 경우에는 조사기준 4.2.3 '신체억제대 사용규정'에서 언급하는 신체억제

[그림 4-3] 낙상 예방활동

STEP 1	입원환자 대상 초기평가	• Morse fall scale 등 평가도구를 사용해 고위험 환자군 분류 • 낙상고위험 환자 분류
STEP 2	분류를 통한 예방활동	• 환자 및 직원 교육 • 직원 간 정보 공유 • 낙상위험도 재평가
STEP 3	시설물 관리	• 침대 및 화장실 복도 앞 물 등 용액유무 점검 • 휠체어 바퀴 점검
STEP 4	환자 상태 점검 및 낙상보고서 작성 (낙상환자 발생시)	• 낙상주의 표지판 부착 • 기록지에 환자의 상태와 처치, 교육 내용 등을 기록
STEP 5	예방활동과 평가의 반복	• 낙상 보고서를 바탕으로 개선활동 수행

대 사용 전 절자를 반드시 밟아야 한다.

마지막으로 낙상 고위험 환자는 수면 전에 화장실을 다녀오게 하여 위험성을 감소시킨다. 또한 낙상 예방을 위한 시설물 관리는 병실이나 복도, 화장실, 샤워실 앞에 물이나 기타 용액에 의해 미끄러지지 않게 하고, 낙상 위험이 있는 장소인 공용화장실, 샤워실 등에 낙상주의나 미끄럼주의 표지판을 부착하여 환자나 보호자, 간병인이 주의를 하도록 한다. 야간에는 침상이나 병실입구 조명을 사용하여 어둡지 않게 하여 환자 시야를 확보해야 한다. 환자 도구 중 휠체어, 이동침대, 워커, 지팡이 등에도 낙상주의 표식을 하여 직원은 물론 환자나 보호자, 간병인도 주의하도록 한다. 침대 및 휠체어, 보행기(롤레이터)의 바퀴, 침대 및 휠체어 등 바퀴가 있는 도구는 이동 시(옮겨질 때)에나 사용하지 않을 때는 반드시 바퀴가 잠겨 있도록 하여 바퀴 밀림으로 인한 낙상사고가 발생하지 않도록 한다. 그리고 침상의 경우 침상난간을 점검하여 고장이 없는지 확인하여 낙상사고를 예방한다.

낙상 예방활동에도 불구하고 낙상 환자 발생 시에는 낙상사고 시 마련된 절차에 따라 환자 상태를 먼저 살펴보고 의식 여부, 활력 상태, 동통 여부와 부위 등을 파악하여 담당의와 수간호사(부서장)에게 보고, 환자 상태에 따라 적절한 조치를 취하며 기록지에 환자의 상태와 처치, 교육 내용 등을 기록한다. 이후에 '낙상위험 평가를 재평가'하고 결과에 따른 등급과 그에 알맞은 예방교육을 환자 및 보호자에게 재실시한다. 모든 조치가 끝난 후에는 간호사는 환자 안전보고체계에 따라 '낙상보고서'를 작성한다. 이러한 낙상보고서는 추후 의료기관 내

질 향상 자료로도 활용될 수 있다. 그러기 위해서는 낙상보고서 양식의 항목으로 환자 유형, 장소 유형, 시기, 특정약물 복용, 손상 정도 등이 포함되도록 하는 것도 놓치지 말아야 한다.

이러한 '낙상 예방활동에 대한 평가'는 연 1회 이상 실시하며 평가내용은 낙상 발생 건수, 발생 장소, 상해의 심각성, 낙상 유형 등이 포함되어야 한다. 이와 같은 내용을 바탕으로, 낙상에 대한 원인 분석 및 현황 파악, 개선활동 수행, 직원 교육 등을 수행하고 평가를 통하여 낙상사고 예방 중재 전략에 활용한다.

[그림 4-4] 프로세스상에서 발생 가능한 이슈파트 – 낙상위험

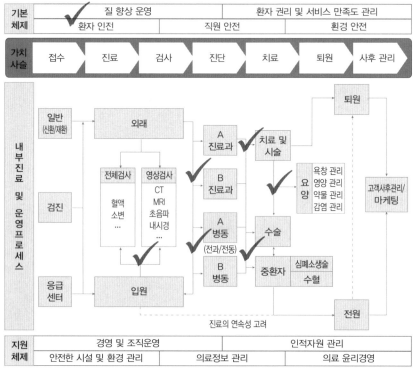

기본 체제	질 향상 운영		환자 권리 및 서비스 만족도 관리	
	환자 인전	직원 안전	환경 안전	

| 가치
사슬 | 접수 | 진료 | 검사 | 진단 | 치료 | 퇴원 | 사후 관리 |

지원 체제	경영 및 조직운영		인적자원 관리	
	안전한 시설 및 환경 관리	의료정보 관리	의료 윤리경영	

※ 낙상위험의 경우 입원 시 주로 발생하는 사고이며, 입원환자 병동생활, 검사 시, 치료 및 수술 시 발생 가능한 모든 영역에서 관리되어야 한다.

주요 체크사항

1. 낙상위험도 평가도구와 평가주기
   - 요양병원의 모든 입원환자는 낙상에 대한 위험이 기본적으로 존재한다. 환자가 입원한 후 낙상위험 초기평가의 실시가 바람직하다. 낙상위험도 평가는 신뢰도와 타당도가 입증된 도구(예: Morse Fall Scale, St. Thomas Risk Assessment Tool, Hendrich II Fall Risk Assessment Tool, Bobath Memorial Hospital Fall Risk Assessment Scales 등)를 사용하여야 하며, 병원의 규정에 사용하는 평가도구를 명시하여야 한다. 또한 환자 상태의 변화 또는 투약변경 등에 따라 낙상위험 재평가를 위한 절차가 명시되고 이에 따라 수행되어야 한다. 특별한 변동이 없는 노인환자의 경우는 적어도 월 1회 이상 재평가를 실시하는 것이 바람직하다.

2. 낙상고위험 환자의 분류 기준
   - 낙상고위험 환자의 분류기준은 병원에서 사용하는 낙상평가도구의 기준에 따라 이루어져야 한다. 일반적으로 Morse Fall Scale의 경우 51점 이상이 고위험환자로 구분된다. 그러나 실제 임상에서 낙상위험도 평가결과 고위험 환자에 분류되지 않더라도 낙상이 발생할 수 있다는 점을 유의해야 한다. 보행 및 균형검사(예: Berg Balance Scale, Tinetti Balance Scale 등)를 보조적으로 사용할 수 있다.

3. 낙상 예방활동
   - 낙상 예방교육: 응급호출 시스템(간호사 호출장치, 화장실 비상벨 등), 침상 난간(side rail) 사용법, 침상 난간 사이로 내려오지 않기, 수면 전 화장실 다녀오기, 잘 맞는 신발 착용, 안전바(grab bar) 및 보행 보조기구 사용법 교육 등
   - 환경 및 시설물 관리: 낙상주의 표지판 부착, 바닥 미끄럼 방지, 바닥 턱 제거, 조명관리, 복도 및 계단 안전바 설치, 침대 및 휠체어 바퀴 점검 등

✦ 환자 안전사고 예방 – 손 위생

조사 기준	1.1.3 의료 관련 감염을 예방하기 위해 손 위생을 철저히 수행한다.
조사 목적	의료기관은 의료기관 내에서 미생물의 주된 전파원인 손을 통한 의료 관련 감염을 예방하기 위해 손 위생 수행 관련 규정을 개발하여 직원들이 이를 철저히 준수하도록 함으로써 의료감염 발생을 최소화하도록 노력해야 한다.

	조사항목 (S, P, O)	조사 방법	유형	조사 결과
1	손 위생 수행을 위한 규정이 있다. (S)	DR	A	☐ ☐ 유 무
2	규정에 따라 올바른 손 위생을 수행한다. (P)	ST	B	☐ ☐ ☐ 상 중 하
3	손 위생 수행을 돕기 위한 자원을 지원한다. (P)	ST	B	☐ ☐ ☐ 상 중 하
4	[시범] 손 위생을 증진하기 위한 활동을 수행한다. (P)	ST	A	☐ ☐ ☐ 상 중 하

　　병원 내 감염 관리와 예방을 위해 가장 기본적이고 효과적인 방법이 손 위생이다. 의료관련 감염을 위한 철저한 손 위생의 목적은 다음과 같다. 손은 병원 환경에서 미생물을 전파시키는 가장 중요한 매개체이므로 손 위생 수행을 향상시키고 환자와 의료기관 종사자 및 병원 내 모든 사람들 사이의 미생물 전파를 감소시켜, 궁극적으로 의료 관련 감염의 위험을 감소시키는 것에 있다. 올바른 손 위생을 위해서는 먼저 병원 내에서 손 위생의 필요성과 올바른 손 위생 방법을 전 직원에게 알려야 한다.

'손 위생(Hand Hygiene)'은 (소독)비누와 물 혹은 알코올 손 소독제를 이용하여 손을 청결하게 하는 과정을 말하며, 손 위생 수행 시점은 투약 전후, 수술 및 시술 전후, 청결 및 무균 처치 작업 전후와 체액 및 분비물에 노출될 위험이 있는 행위를 하고 난 후 등이 있다.

청결무균 처치 시 손 위생 예시

① 점막 접촉: 구강간호, 치과 치료 등
② 피부통합성이 손상된 부위에 대한 케어: 상처 드레싱 등
③ 침습적인 시술: 정맥천자, 카테터 삽입 등
④ 폐쇄적인 시스템을 유지해야 하는 의료기관의 개방: 흉관배액관, 인공호흡
  기 등의 개방

손 위생 수행 시의 규정으로 '올바른 손 위생 수행방법'은 먼저 혈액, 체액 등 눈에 보이는 오염이 있는 경우는 반드시 물과 비누로 씻는다. 하지만 눈에 보이는 오염이 없을 경우에는 물과 비누로 씻거나 손소독제를 사용하여 손 위생을 수행한다. 장갑 사용 시 유의할 점은 장갑은 손 위생을 대신할 수 없으므로 장갑 착용 전후로 손 위생을 실시한다. 더불어 오염 가능성이 예상되는 경우 전후로 손 위생을 실시해야 한다. 장갑이 손 위생을 대신할 수 없는 이유는 장갑을 착용하는 동안 장갑이 찢어지거나 육안으로 보이지 않는 결함 가능성과 장갑을 벗는 과정에서 손이 오염될 수 있기 때문이다.

일반적 손 위생 방법 중 손소독제를 사용하는 경우 손바닥에 충분

> **장갑의 교환 및 제거**
>
> 1. 장갑착용을 한 활동이 끝난 후
> 2. 장갑의 파손이 의심되는 경우
> 3. 한 환자에게 사용하는 경우라도 시술과 시술 사이
> 4. 1회용 장갑은 한번만 사용하도록 하고 재사용 위해 세척하지 않음
> 5. 라텍스(latex) 장갑에 민감성 있는 직원은 다른 재질의 장갑 사용을 고려

한 양을 덜어 모든 손과 손가락 표면에 묻혀 마를 때까지 15초 이상 고루 문질러 완전히 건조시킨다. 비누를 사용할 경우에는, 전체 소요 시간은 40~60초이며 이 중 15초 이상은 손을 비빈다. 물로 적신 후 충분한 양의 비누를 묻혀 양손, 손바닥, 손등, 손가락 사이, 손톱 밑, 손목의 모든 손 표면을 닦는다. 손 위생 시행 후 반드시 손을 건조시켜야 하며, 손 위생 방법의 세부사항은 병원에서 정한 '감염 관리 지침'에 따른다.

'손 위생 수행을 돕기 위한 자원'으로는 세면대에 비누와 종이 타월을 비치하고 손소독제는 병실 입구, 처치용 키트, 각 외래 진료실 및 검사실 등에 비치한다. 이러한 '손 위생 활동을 증진'하기 위한 활동으로 매년 손 위생 수행도 조사, 손 위생 홍보를 위한 포스터 제작 및 배치, 손 소독제 사용량 조사 등의 활동 중에서 매년 1가지 이상 선택하여 시행할 경우 그 효과를 높일 수 있다.

[그림 4-5] 올바른 손 위생 수행방법

   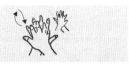

1. 손을 오므려 양손 전체를 바를 수 있을 정도의 알코올 젤을 배출시켜 받는다.

2. 양 손바닥을 서로 비빈다.

3. 오른 손바닥을 왼손 등에 겹쳐 문지르고 손가락 사이 역시 문질러 준다. 손을 바꿔 반복한다.

4. 손가락을 깍지 끼운 후 양 손바닥을 서로 비빈다.

5. 양쪽 손가락들을 모은 후 서로 반대편 손바닥을 비빈다.

6. 왼쪽 엄지손가락을 오른 손바닥으로 돌려 문질러 준다. 손을 바꿔 반복한다.

7. 오른손 손가락의 끝을 모아 왼 손바닥에 비빈다. 손을 바꿔 반복한다.

8. 손이 마르면 손 위생 완료

[그림 4-6] 프로세스상에서 발생 가능한 이슈파트 - 손 위생

기본 체제	질 향상 운영		환자 권리 및 서비스 만족도 관리
	환자 안전	지원 안전	환경 안전

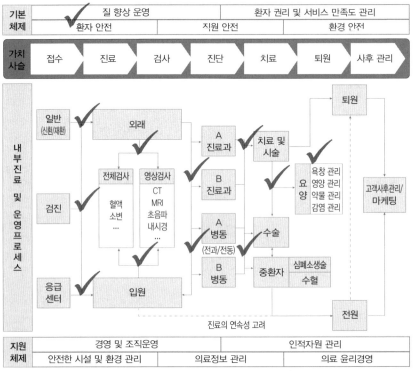

지원 체제	경영 및 조직운영		인적자원 관리
	안전한 시설 및 환경 관리	의료정보 관리	의료 윤리경영

※ 손 위생의 경우, 의료서비스를 제공하는 모든 직원이 환자의 접촉의 가능성이 있을 시 항상 수행해야 하는 의무로 병원 내에서 전사적 영역에서 관리되어야 할 필수적 요소이다.

주요 체크사항

1. 손 위생의 수행 시점
   - 손 위생은 투약 시(개별 포장된 경구약물 투약 시 제외 가능), 수술/시술 전·후, 청결/무균 처치 전, 체액/분비물에 노출될 위험이 있는 행위를 하고 난 후(예시: 흡인, 혈액 노출) 등이 있다.

2. 청결/무균 처치 시 손 위생
   - 점막 접촉: 구강간호, 치과치료 등
   - 피부통합성이 손상된 부위에 대한 케어: 상처 드레싱 등
   - 침습적인 시술: 정맥천자, 카테터 삽입 등
   - 폐쇄된 시스템을 유지해야 하는 의료기기의 개방: 흉관 배액관, 인공호흡기 등의 개방

3. 손 위생 수행방법
   - 장갑을 착용하기 전후에도 손씻기를 수행해야 하며 비누와 물을 이용한 손씻기 방법과 손소독제를 이용한 손씻기 방법을 수행할 수 있어야 한다.

+ 직원 안전 – 감염 예방

조사 기준	1.2 직원 건강과 의료 관련 감염을 예방할 수 있는 직원 안전 관리활동을 설계하고 수행한다.
조사 목적	의료기관은 직원의 건강과 직원 안전 관리활동을 계획하도록 하며, 이러한 활동의 목적은 직원 건강 관리에 대한 요구도 파악 및 감염성 질환에 노출된 직원을 조사하고, 상담 및 추후관리를 통해 직원 건강을 유지하고, 직원의 감염성 질환 전파 위험을 최소화하기 위함이다.

	조사항목 (S, P, O)	조사 방법	유형	조사 결과
1	직원 건강과 직원 안전 관리활동에 대한 절차가 있다. (S)	DR	A	☐ 유 ☐ 무
2	직원 건강과 직원 안전 관리활동 계획이 있다. (S)	ST	A	☐ 유 ☐ 무
3	계획에 따라 직원의 건강과 직원 안전 관리활동을 수행한다. (P)	ST	A	☐ 유 ☐ 무
4	직원의 업무 중 감염노출 시 보고체계가 있다. (S)	ST	A	☐ 유 ☐ 무
5	직원감염노출 발생 및 처리결과를 경영진에게 보고한다. (P)	LI/ST	A	☐ 유 ☐ 무

직원 건강과 의료 관련 감염을 예방할 수 있는 '직원 안전 관리활동'을 설계하고 수행하는 목적은 근무하는 직원 건강 관리에 대한 요구도 파악 및 감염성 질환에 노출된 직원을 조사·상담 하고 추후 관리를 통해 안전한 근무환경을 조성함으로써 직원의 안전과 보건을 유지·증진하고, 감염성 질환의 전파 위험을 최소화하기 위함을 목적으로 한다.

여기서 안전이란 산업안전·보건에 관한 기준으로 병원에서 산업재해를 예방하고 안전하고 쾌적한 시설과 환경을 조성하는 것을 뜻한다. '직원의 건강과 안전 관리 활동을 위한 계획'으로는 건강진단과 예방접종, 혈액 및 체액 노출 시 관리 등의 활동을 실시한다.

'건강진단'이란 예방접종 상태부터 시작하여 감염병과 관련된 과거 이력, 신체검진과 검사실 검사(혈액검사, 요검사, 혈청검사, 방사선검사 등), 백신으로 예방 가능한 항체검사 등을 의미한다. '예방접종 프로그램'은 B형 간염 바이러스, 인플루엔자 바이러스 예방접종을 포함한다. 또한 '혈액 및 체액 노출 시 관리'에서 문제가 되는 경우는 대표적으로 주사 바늘 찔림 사고를 들 수 있으며, B형 간염 바이러스, C형 간염 바이러스, HIV 바이러스와 같은 혈액성 질환 및 호흡기 감염 질환에 노출된 직원을 보호하기 위한 특별한 감염 관리의 중재를 말한다.

이러한 '직원 안전 관리활동의 규정'은 먼저 병원이 직원 건강과 직원 안전 관리 활동을 계획하고 시행할 수 있도록 필요한 자원을 지원하며, 병원은 직원의 안전사고 및 의료 관련 감염 노출을 예방하기 위한 안전 관리 활동을 계획하고 수행한다. 마지막으로 직원의 감염노출 발생과 처리 결과를 절차에 따라 경영진에게 보고한다.

'직원의 안전 관리를 위한 절차'로는 먼저 병원 안전보건 관리규정상(병원의 사정상 상이할 수 있다) 편재되어 있는 안전보건관리 조직에 따라 다음과 같이 그 업무를 규정한다.

[그림 4-7] 안전보건관리 조직도 예시

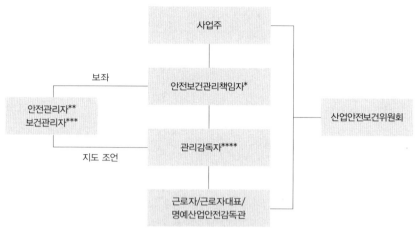

* 관리책임자: 사업주를 대신하여 산업안전보건업무를 총괄, 관리할 의무를 가진 자
관련 법: 《산업안전보건법》 제13조(안전보건관리책임자), 《산업안전보건법 시행령》 제9조(안전보건관리책임자의 선임 등), 《산업안전보건법 시행규칙》 제12조(안전보건관리책임자를 두어야 할 사업), 《산업안전보건법 시행규칙》 제14조(관리책임자 등의 선임등), 동 규칙 별표3 안전관리자를 두어야 할 사업의 종류, 규모, 안전관리자의 수 및 선임방법
** 안전관리자: 사업주 또는 관리책임자의 보좌, 관리감독자에게 조언, 지도하는 업무
관련 법: 《산업안전보건법》 제15조(안전관리자 등), 동법 시행령 제12조(안전관리자의 선임 등)
*** 보건관리자: 사업주 관리책임자 보좌, 관리감독자에게 조언 지도
관련 법: 《산업안전보건법》 제16조(보건관리자 등)
**** 관리감독자: 경영조직에서 생산과 관련되는 업무와 그 소속 직원을 직접 지휘·감독하는 부서의 장 또는 그 직위를 담당하는 자로 안전, 보건 전문가)
관련 법: 《산업안전보건법》 제14조(관리감독자)

위 조직도의 관리자로 지정되기 위해서는 몇 가지 자격요건을 충족하여야 한다. 먼저 '안전관리자'는 행정책임자로 정하며, 《산업안전보건법》에 의해 자격을 가진 자 중에서 병원장이 임명하거나 동등한 자격을 가진 대행기관에 업무를 위탁할 수 있다. '보건관리자'는 《산업안전보건법》에 의해 자격을 가진 자 중에서 병원장이 임명한다. 그리고 '관리감독자'의 경우 각 부서장으로 정하도록 한다.

[표 4-2] 안전보건관리 조직 역할별 업무

역할	주요 업무
안전보건 관리 책임자	• 산업재해 예방계획의 수립에 관한 사항
	• 안전보건 관리규정의 작성 및 변경에 관한 사항
	• 안전·보건교육에 관한 사항
	• 근로자의 건강진단 등 건강 관리에 관한 사항
	• 산업재해의 원인조사 및 재발방지대책의 수립에 관한 사항
	• 근로자의 유해·위험예방조치에 관한 사항
	• 작업환경의 측정 등 작업환경의 점검 및 개선에 관한 사항
	• 기타 안전 및 보건에 관한 사항
안전관리자	• 시설장비의 안전점검 및 이상 유무 확인
	• 산업재해에 관한 보고 및 대처
	• 작업장 정리·정돈 및 통로 확보에 대한 확인·감독
	• 불완전한 행동 및 작업방법의 개선과 시정지도
	• 안전수칙의 준수 지도
	• 안전보건교육 실시
관리감독자 (부서장)	• 안전예방책 강구 및 업무계획의 수립
	• 소관부서의 시설장비의 안전·보건점검 및 이상 유무 확인
	• 제복·보호구 및 방호장치의 점검과 착용·사용에 관한 교육지도
	• 산업재해에 관한 응급조치 및 보고
	• 작업장의 정리정돈 및 통로확인 감독
	• 안전관리자·보건관리자의 지도·조언에 대한 협조
	• 불안전한 행동 및 작업방법의 개선과 시정지도
보건관리자	• 직원들의 예방접종
	• 일반건강검진, 특수건강검진
	• 특수부서 건강검진, 혈액 및 체액 노출 시 관리
	• 기타 감염성 질환 노출 시 관리
	• 유해화학물질 관련 건강 관리

먼지 직원들의 '예방접종'의 경우 크게 B형 간염과 인플루엔자에 대한 예방으로 나뉜다. B형 간염의 경우 채용 전 B형 간염 항체 유무를 검사하여 B형 간염 항체 음성인 신규직원을 대상으로 예방접종을 권고하고 입사 후는 계획에 따라 예방접종을 실시한다. 인플루엔자의 경우, 매년 9~10월 병원 및 용역 직원들을 대상으로 인플루엔자 예방접종을 실시한다.

직원의 '건강검진'의 경우, [표 4-4]와 같이 부서배치 전 '사전건강검진', '정기건강검진', '정기특수건강검진', '배치 전 특수건강검진', '방사선종사자 건강검진' 그리고 '급식종사자 건강검진' 등으로 크게 나눈다.

부서배치 시 고려해야 할 '사전 건강검진'은 채용 전 검진을 의미하며 이와 관련된 규정은 인사규정에 명시되어 있어야 한다. 대상자는 신규채용에 응시하여 서류전형에 합격한 지원자이며, 서류전형 후 제출기한까지 검진을 마쳐야 한다. 검진장소는 자율적이나 혈액검사(SGOT, SGPT B형간염의 항원/항체검사) 소변검사 및 흉부 X선 촬영은 반드시 받아야 한다. 검진결과가 이상이 없을 시 최종합격을 발표하고 입사 후

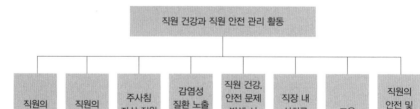

[그림 4-8] 직원 건강과 직원 안전 관리활동 요소

인사기록카드 및 개인신상 서류와 함께 보관하여 관리한다. 이에 발생된 비용의 50%는 병원에서 부담하여 처리한다([표 4-4] 참조).

'정기건강검진'은 《산업안전보건법》 제43조 건강진단과 인사규정에 명시되어 있으며, 대상자는 건강보험공단에 병원 직원으로 등록되어 있는 자와 공단에 직장건강보험 자격 미취득자 중 국가유공자이다. 사무직의 경우 2년에 1회, 비사무직은 연 1회 검진을 받아야 하며, 해당 연도 입사자는 채용검진으로 대체가 가능하다. 검진 시 공단에서 지정한 항목들은 반드시 검사받아야 하며 검진결과는 병원장까지 보고되어야 한다. 이후 검진결과 통보서 발송하여 관리 소견서를 토대로 보건관리자가 특별 관리가 필요한 대상에게 개별 연락 및 건강 상담을 진행한다. 이 과정에서 발생하는 비용은 전액 건강보험공단에서 부담

[표 4-3] 예방접종의 분류

종류	B형 간염	인플루엔자
적용 대상자	신입 간호사, 의사, 보건직 중 B형 간염 항원·항체 미보유 직원	전 직원 (협력업체, 자원봉사자 포함)
접종시기	1차 접종 – 분기당 실시 2차 접종 – 1차 접종 1개월 후 3차 접종 – 2차 접종 6개월 후	9월~11월경
절차	대상자 확인 → 접종관련사항 (일정·장소 등)통보 → 접종실시 → 접종결과 보고	접종일정, 필요 백신 수량 계획 → 백신구입 → 접종관련사항공지 → 접종실시 → 접종결과 보고
주요 금기 사항	과거 B형 간염 백신에 과민성 쇼크 (anaphylactic shock)가 있었던 환자 빵, 이스트 과민반응 있는 경우 예외	계란단백질 알러지 또한 고열 환자 접종 금기
비용 부담	병원에서 전액 비용부담	병원에서 전액 비용부담
비고	분기당 실시 (1, 4, 7, 10월)	연 1회 인플루엔자 유행 전 실시

한다.

'특수 건강검진'은 정기특수 건강검진과 배치 전 특수 건강검진으로 나뉜다. 정기 건강검진의 경우,《산업안전보건법》제43조 건강진단 및 동법 시행규칙 제98조에 따라 작업환경측정 대상 부서 근무자를 대상

[표 4-4] 직원의 건강검진

종류	대상자	장소 및 횟수	필수 검진 내용 및 보고	사후 관리	비용
사전 건강 검진	•신규 채용에 응시하여 서류 전형에 합격한 지원자	•자율적인 병원 •입사 전 1회	•혈액검사(SGOT, SGPT B형 간염의 항원/항체 검사) 소변 검사 및 흉부 X선 촬영	•인사 기록카드 및 개인신상서류와 함께 보관	병원에서 50% 부담
정기 건강 검진	•건강보험 공단에 병원 직원으로 등록된 자 •직장 건강보험자격 미취득자 중 국가유공자	•사무직 연 2회 •비사무직 연 1회	•공단에서 지정 항목 •검진 결과는 병원장까지 결과가 보고	•검진 결과 통보서 발송 •소견서를 바탕으로 특별 관리 대상은 개별 연락 및 건강 상담	전액 건강 보험 공단 부담
정기 특수 건강 검진	•작업 환경 측정 대상부서 근무자	•외부 특수건강진단기관 •연 1회	•문진 및 각 유해인자별 검사항목 •검진 결과는 병원장까지 결과가 보고	•특수건강진단기관에서 개별적으로 검진결과통보서를 발송 •소견서를 바탕으로 특별 관리 대상은 개별 연락 및 건강 상담	전액 병원 부담
배치 전 특수 건강 검진	•작업 환경 측정 대상부서 배치 전 근무자	•부서 배치 전 1회	•문진 및 각 유해인자별 검사항목 •검진 결과는 병원장까지 결과가 보고	•특수건강진단기관에서 개별적으로 검진결과통보서를 발송 •소견서를 바탕으로 해당업무 배치 가능 여부 검토	전액 병원 부담
방사선 종사자 건강 검진	•방사선 관계 종사자 •방사선 작업 종사자	•특수건강진단 기관 •연 1회	•문진 및 혈액검사(혈액 소량 등) •검진 결과는 병원장까지 보고	•특수건강진단기관에서 개별적으로 검진결과통보서를 발송 •소견서를 바탕으로 특별 관리 대상은 개별 연락 및 건강 상담	전액 병원 부담
급식 종사자 건강 검진	•영양팀 영양사, 조리사, 조리원	•관할보건소 •연 1회	•장티푸스, 폐결핵, 감염성 피부질환 등 •이상이 있을 경우에 병원장까지 보고	•보건소에서 영양팀장에게 결과 전달 •이상 소견 있을 시 직원 면담 후 추가 검사	전액 개인 부담

으로 연 1회 시행된다. 이 검진은 외부 특수건강진단기관에서 이뤄지며, 문진 및 각 유해인자별 검사항목을 검진받아야 한다. 검진 결과는 병원장까지 결과가 보고되며 해당 특수건강진단기관에서 개별적으로 '검진 결과통보서'를 발송, 사업장 사후 관리 소견서를 토대로 보건관리자가 특별 관리가 필요한 대상자에게 개별 연락 및 건강 상담을 실시한다. 이에 따르는 비용은 전액 병원이 부담하나, 의증 판정으로 인해 정밀검사가 발생되는 경우는 그 결과가 정상일 경우 50%만 병원이 부담하며, 이상 소견 발견 시 전액 병원이 부담한다.

직원의 부서 '배치 전 특수건강검진'의 경우 정기특수건강검진과 같이 《산업안전보건법》 제43조 건강진단 및 동법 시행규칙 제98조에 의거하여 '작업환경 측정 대상 부서 배치 전 근무자'를 대상으로 이뤄진다. 이들은 외부의 특수건강진단기관에서 부서 배치 전에 검진을 마쳐야 하며, 문진 및 각 유해인자별 검사항목 검진을 받아야 한다. 이후 결과는 병원장까지 보고되고 사후 관리는 해당 특수건강진단기관에서 개별적으로 검진결과를 통보서를 발송하며, 사업장 사후 관리 소견서를 토대로 보건관리자가 해당업무에 배치 가능 여부를 검토하여 해당 부서장에게 통보하여 관리한다. 이에 따르는 모든 비용은 전액 병원에서 부담한다.

'방사선종사자 건강검진'은 《원자력법》 97조, 《원자력법 시행령》 299조, 《원자력법 시행규칙》 115조, 《진단용 방사선 발생장치의 안전 관리에 관한 규칙》 제13조에 의거하여 방사선 관계 종사자와 작업종사자들에게 매년 외부의 특수건강진단기관에서 시행된다. 검진 시 문진 및 혈액검사(혈액소량 등)는 반드시 검사받아아 하며, 김진결과는 병원장까지 보고되며 해당 특수건강진단기관에서 개별적으로 검진결과 통보서 발송, 사업장 사후 관리 소견서를 토대로 보건관리자가 특별 관리가 필요한 대상자에게 개별 연락 및 건강 상담을 하여 관리한다. 검사 동안 발생하는 비용은 전액 병원이 부담하지만, 의중 판정으로 인해 정밀검사가 발생하는 경우는 결과 정상일 경우 50%만 병원이 부담하고, 이상 소견 발견 시 전액 병원이 부담한다.

'급식종사자 건강검진'은 《식품위생법》 제26조, 《식품위생법 시행규칙》 제34조와 《위생분야 종사자 등의 건강진단규칙》 제4조에 의거하여 영양팀 영양사, 조리사, 조리원을 대상으로 매년 관할 보건소에서 이뤄진다. 검진 시 장티푸스, 폐결핵, 감염성 피부질환은 반드시 검진받아야 하며, 검진결과는 영양팀장에게 전달 후 이상이 있을 경우 병원장까지 보고한다. 관할 보건소에서는 영양팀장에게 검진결과 통보서를 전달한 후 이상 소견이 있는 직원은 보건관리자와 면담 후 추가 검사를 실시하여 사후 관리를 한다. 이와 같은 과정에서 발생하는 비용은 전액 개인이 부담한다.

유해물질 및 유해환경 관리를 위해 해당 요양병원은 《의료폐기물 관리 규정》, 《방사선 안전 관리 규정》, 《유해 화학물질 안전 관리 규정》등을 마련하고 관련된 부서 직원 전원이 이에 대해 이해하고 적용할 수 있게 하여야 한다.

위의 규정 및 관련법에 의거하여 유해인자 노출 부서의 업무환경 관리를 위하여 작업환경 측정을 실시한다. 작업환경 측정은 상하반기로 나누어 실시하는 것을 원칙으로 하되, 해당 요양병원의 작업환경 상태를 고려하여 측정주기를 조정할 수 있다. 작업환경 측정은 유해인자 및 유해환경에 노출되어 있는 부서가 대상이며, 해당 위원회의 의결을 거쳐 작업환경 측정 실시 부서의 추가 또는 중단을 결정할 수 있다. 유해인자 노출 부서는 위에 언급한 특수건강진단의 대상이며, 이는 해당 병원에 따라 '중앙공급실', '진단검사실', '내시경실', '약제과(산제조제실)' 등을 포함할 수 있다. 유해인자 노출 부서는 물질안전보건자료(MSDS)를 비치하고 안전하게 관리해야 한다.

'주사침 자상 직원 관리'는 아래의 그림과 같이 세 가지의 질병에 노출되었을 때로 나누어 생각해볼 수 있다. 먼저 B형 간염 감염원에 노출되었을 경우에는 노출된 직원의 B형 간염 항체 확인 후, 항체 형성자일 경우 별도의 치료나 추적검사 없이 감염노출보고서만 작성한

[그림 4-9] 주사침 자상 직원 관리

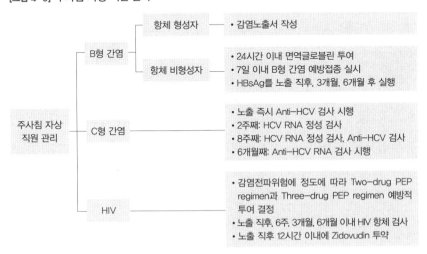

다. 항체 미보유자일 경우 노출 24시간 이내에 면역글로불린(Hepatitis B Immunoglobulin: HBIG)을 투여받고 7일 이내에 B형 간염 예방접종을 시행한다. 이후 검사는 노출 직후, 3개월, 6개월 후에 HBsAg 검사를 시행하여 관리한다. C형 간염 감염원에 노출되었을 경우에는 감염원의 상태와 노출 정도에 따라 담당의가 투약 여부를 결정한다. 이후 노출 즉시 기본검사로 Anti-HCV 검사를 시행한다. 노출 후 2주째에는 HCV RNA 정성 검사를 시행하고, 8주째에는 HCV RNA 정성 검사와 Anti-HCV 검사를 시행한다. 6개월째에는 Anti-HCV RNA 검사를 시행한다.

마지막으로 HIV 감염원에 노출 시 미국 질병통제예방센터 가이드라인에 따라 의료종사자들의 HIV 노출 후 감염전파 위험 정도에 따라 Two-drug PEP regimen과 Three-drug PEP regimen 예방적 투약 여부는 감염내과 의사가 결정한다. 검사는 노출 직후, 6주, 3개월, 6개월에 HIV 항체 검사를 시행한다. 사후 관리는 노출된 후 12시간 이내에 지도부딘(Zidovudin)을 12시간 이내에 400mg (1T=100 mg)을 우선적으로 복용하고 4시간마다 200mg씩 3~4주간 복용하여 관리한다.

'직원이 결핵에 노출 되었을 시'에는 직원이 활동성 결핵환자에 보호조치 없이 노출된 경우 즉시 호흡기내과 진료를 보고 객담검사와 흉부검사를 시행한 후 결과에 따라 추후관리를 한다. 감염된 직원 중 객담이 양성이며 증상이 있는 폐결핵이나 후두 결핵의 경우는 치료 후 객담도말 검사 결과가 3회에서 음성일 때까지 근무를 제한한다. 항결핵제를 임의로 중단한 의료인은 근무를 제한한다. 기타 감염성 질환에 노출된 직원 관리는 해당 병원의 〈감염 관리 지침〉의 직원감염 관리 등에 따른다.

감염질환에 대한 직원의 근무제한에서의 부서장(또는 해당 직원의 관리자)의 역할은 먼저 감염질환 직원의 경우 병원의 〈감염 관리 지침〉에 따라 이행하며, 필요시 보건관리자와 상의하여 근무제한을 결정하고 근무 제한 시 직원의 불이익이 없도록 고려한다. 보건관리자의 역할은 부서장 또는 해당 직원의 관리자에게서 보고받은 감염성 질환에 감염된 직원의 근무 제한 및 추후 건강 관리 부분에 대한 사항 관리와 근무 제한 시 직원의 불이익이 없도록 부서장 또는 관리자와 상의하며 감염질환의 보균상태에 대한 근무제한은 해당 병원의 〈감염 관리 지침〉의 직원감염 관리에 따른다.

'직원 건강 및 직원 안전문제 발생 시 제공하게 되는 치료와 보고 절차'는 직원이 업무 중 감염 노출 시 관리를 위해 먼저 노출 부위에 1차 조치를 취하고 즉시 수간호사와 감염 관리실에 보고한 후 노출보고서를 작성한다. 또한 접수 후 내과 진료 및 필요한 검사와 투약 실시하고 마지막으로 감염 관리실에서 확인한다. 추후관리는 보건관리자와 연계하여 감염 관리실에서 관리하며 이곳에서 해당 직원에게 추후진료 및 관리에 대해 안내하고 월별 보고서 작성한 후 병원장까지 보고한다.

감염 노출자는 〈감염 관리 지침〉에 의거하며 병원자체 공상으로 처리한다. 하지만 감염노출의 처리 중 예방차원의 검사 및 진료는 요양신청 대상이 아니며, 감염노출이 원인으로 해당 상병이 발병된 경우에만 요양 신청 대상이다. '업무 중 감염노출을 제외한 업무상 재해 관리'는 직원재해보상을 공무상 부상, 재해발생 시 공상 및 산업재해보상보험을 통해 처리한다. 또한 정기 안전 보건 교육은 다음과 같이 실시한다.

[표 4-5] 정기 안전 보건 교육

구분	안전보건 관리 책임자	보건관리자	관리감독자	신규채용자	전체 근로자
대상	1명(안전보건관리 책임자)	1명 (보건관리자)	작업환경 측정부서 관리감독자	신규직원	전 인원
교육 시간	연간 6시간 이상	연간 신규34시간 (보수 24시간)	연간 16시간	채용 시 8시간	매월 2시간
주관	대한산업안전(보건)협회			- 교육연구팀 - 간호부 - 부서자체	부서 자체 전달교육
교육 방법	위탁교육이수			자체 교육 이수	

[그림 4-10] 프로세스상에서 발생 가능한 이슈파트 - 직원 안전

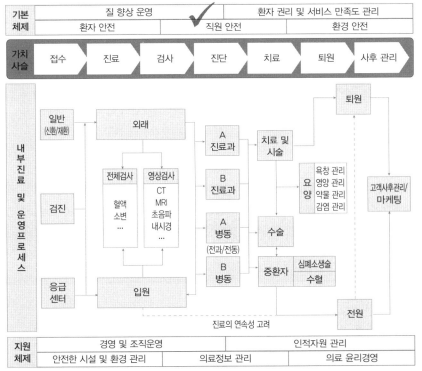

기본 체제	질 향상 운영	✓	환자 권리 및 서비스 만족도 관리
	환자 안전	직원 안전	환경 안전

| 가치
사슬 | 접수 | 진료 | 검사 | 진단 | 치료 | 퇴원 | 사후 관리 |

지원 체제	경영 및 조직운영		인적자원 관리
	안전한 시설 및 환경 관리	의료정보 관리	의료 윤리경영

※ 직원 안전의 경우, 병원직원의 건강 관리를 위하여 병원 내에서 전사적 영역에서 관리되어야 할 필수적 요소
이다.

주요 체크사항

1. 감염성 질환에 노출된 직원에 대한 예방 및 관리
   - 응급처치, 보고, 추후관리 절차를 마련하여 감염성 질환(예: 혈액 및 체액 매개질환, 결핵, 결막염, 급성 위장관계 감염, 홍역, 유행성 이하선염, 풍진 등)에 노출된 직원을 관련 규정에 따라 관리해야 한다. 질환에 노출된 경우 보고하는 절차를 마련하고, 이러한 절차는 모든 직원이 알 수 있도록 공지하며 담당직원은 감염성 질환에 노출된 직원의 현황과 처리결과를 절차에 따라 경영진에게 보고한다.

2. 직원 건강 및 안전 관리를 위한 절차
   - 직원의 예방접종, 부서배치 전 건강검진 및 정기검진, 직원 안전 및 보건 유지·증진, 주사침 자상 등 업무상 재해, 감염성 질환에 노출된 직원 관리, 직원 건강 및 안전관련 문제발생 시 보고체계, 유해물질 및 유해환경 관리 등을 시행해야 한다.

3. 직원 건강 및 안전 관리를 위한 연간 활동계획
   - 직원 대상 예방접종 계획, 직원 건강검진 대상선정, 직원 안전 및 보건 유지·증진, 업무중 감염노출을 제외한 업무상 재해, 유해물질 및 환경 관리 등이 있다.

✦ 환경 안전 – 화재 안전 관리활동

조사 기준	1.3.1 화재의 위험으로부터 환자, 직원 및 방문객을 보호할 수 있는 화재안전 관리활동을 설계하고 수행한다.
조사 목적	환자와 직원을 화재로부터 보호하며 인화성 위험물질 등을 관리하여 화재 예방, 조기탐지와 진압, 안전한 대피로를 확보하고, 안전한 의료서비스 환경을 제공하기 위함이다.

	조사항목 (S, P, O)	조사 방법	유형	조사 결과
1	화재 안전 관리 활동계획이 있다. (S)	ST	A	☐ ☐ 유 무
2	활동계획에 따라 화재 예방점검을 수행한다. (P)	ST	B	☐ ☐ ☐ 상 중 하
3	직원은 소방안전에 대해 교육을 받고, 그 내용을 이해한다. (P)	ST	B	☐ ☐ ☐ 상 중 하
4	금연에 대한 규정이 있다. (S)	DR	A	☐ ☐ 유 무
5	금연규정을 준수한다. (P)	ST	B	☐ ☐ ☐ 상 중 하

　의료기관의 화재 예방 및 대응 방안이 중요한 이유는 불특정 다수가 출입 또는 근무하거나 거주하는 건물로서의 의료시설에 화재가 발생할 시 그 피해와 손실 규모가 매우 높기 때문이다.

　대규모 의료시설의 경우 불특정 사용자와 거동 불가능한 환자가 혼재해 있고, 집약적인 공간적 특성과 가연물이 많은 시설의 특성상 일반 건축물보다 화재 발생 시 대형 피해가 예상된다.

화재 예방에 있어 병원 관계자의 예방에 대한 투자 부담이나 무관심은 하나의 장벽이 될 수도 있다. 화재 예방을 위해서는 지속적인 안전교육과 모의훈련을 실시하여야 하며, 화재 안전시설의 설치 현황 및 그 기능을 숙지해야 한다.

병원 화재 안전 계획 시에는 신속성, 안전성, 정확성의 3가지 요소가 중요하다. 소화기, 옥내소화전 등 의료시설에서 갖추어야 할 소방시설에 대해서도 체계적으로 정리해야만 한다.

화재 시 유효한 피난시간을 확보할 수 있도록 화재 및 피난 시뮬레이션을 통해 과학적인 화재안전 계획을 수립해야 한다.

또한 모든 병원 직원들은 주기적으로 피난계획, 비상시 각자의 역할 및 임무에 대한 교육을 받아야 하며 각 병원의 특성에 맞는 최선의 방법을 개발해야만 한다('의료기관 화재 예방 및 대응 가이드라인 2010' 발표).

'화재 안전 관리의 목적'은 해당 병원의 화재예방을 위해《소방시설 설치 유지 및 안전관리에 관한 법률》제20조 및 동법 시행규칙 제14조 규정에 의거 방화관리 업무 전반에 관하여 필요한 사항을 정하고 이를 실천함으로 병원 화재의 위험으로부터 예방하고 환자, 직원 및 방문객과 재산을 보호하기 위함이다.

화재안전관리 활동에서 언급되는 용어에 대해 알아볼 필요가 있다.

'소방시설'이란 소화설비, 경보설비, 피난설비, 소화용수 설비, 그 밖에 소화활동 설비 등을 말하며, '소방시설 등'이란 소방시설과 비상구, 그 밖에 소방 관련 시설 등을 말한다.

'특정소방대상물'이란 소방시설 등을 설치하여야 하는 소방대상물을 말하며, '소방용품'이란 소방시설 등을 구성하거나 소방용으로 사용되는 제품 또는 기기 등을 말한다.

요양병원에서 화재 발생 시 신속하게, 안전하게 대처하기 위해서는 무엇보다 먼저 화재안전관리에 대한 계획수립이 중요하다. 화재안전관리에 관한 계획은 소방시설 등 점검 및 관리(자체 또는 위탁 점검), 화재 발생 시 대처, 환자 후송계획, 화재 복구 후 절차, 마지막으로 소방안전교육 관리 등이 포함된다.

화재안전관리활동에는 반드시 금연 관련 규정 수립을 포함해야 한다. 흡연은 화재 발생의 가장 중요한 원인이 될 수 있기 때문이다. 금연규정에는 금연 구역 지정, 금연 구역 내에서 흡연자 발생 시 조치, 금연교육(소방안전교육 시 포함할 수 있다) 등을 포함할 수 있고 환자 및 보호자, 방문객, 직원들이 금연에 대한 규정을 준수하도록 하는 노력이 필요하다.

화재는 갑자기 일어나기 때문에 평소에 미리 예방하고 준비해야 한다. 화재가 일단 발생하면 순식간에 번져버리는 것이 일반적이다. 그런 만큼 초기진압이 대단히 중요하다. 초기진압에 실패하는 경우 피해가 급격히 증가할 수 있다.

'화재상황 발생 시 안전 관리 활동계획 및 기본행동요령'은 신고 및 전파, 소화, 대피 및 피난으로 이루어진다. 우선 신고 및 전파의 단계로 누구든지 화재발생 의심 시 화재 상황의 유무를 정확히 판단한다. 화재라고 판단되면 즉시 발신기의 누름판(비상버튼)을 누르고 화재 사실을 모든 사람에게 알린다. 또한 가까운 곳의 직원 및 부서장에게 상황을 신속·정확하게 알리고 화재발생층 및 위치를 수방서 및 방재센터에 명확하게 신고한다.

다음은 소화의 단계로, 최초 발견자가 1차, 화재발생 주변 근무자가 2차로 소화기를 이용하여 소화를 실시한다. 소화기를 사용할 때는 바람을 등진 상태, 실내의 경우 출입구를 등지고 봉인줄 해제 후 안전핀을 뺀다. 그러고 나서 호스를 잡고 손잡이를 누르며 가까운 곳에서 먼 곳으로 비로 쓸듯이 뿌린다.

마지막으로 대피 및 피난의 단계로 직원은 화재상황 발생 시 환자(내원객)의 대피를 우선으로 실시한다. 소화기로 1, 2차 소화 실패 시, 1차 피난 장소로 피난을 유도하도록 하나 즉시 피난이 어려운 환자(검사, 시술 중) 경우 피난 유무 및 피난 시점을 의료진이 신속하게 판단하여 결정하고 행동한다. 초기 진화조가 도착하기 전이라도 부서장의 판단에 따라 사람들을 안전하게 피난할 수 있도록 유도한다.

대피요령은 화재발생 반대편 비상계단을 이용하고 통제요원(피난방송)의 지시에 따라 신속히 대피하는 것이다. 또한 자세를 최대한 낮추고 물수건 등으로 입, 코를 가려 연기 흡입을 최소화하며 승강기는 이용하지 않고 유도등을 따라 가장 가까운 비상구로 나간다.

화재 안전 관리 활동계획을 좀 더 자세히 살펴보면, '화재발생 시 신고계획'부터 실행되며 [표 4-6]과 같이 직원의 업무 분담이 기초가 되며 직원은 화재상황이 발생되면 당황하지 말고 자체적으로 설치된 화재경보기 버튼을 눌러서 화재 사실을 통보함과 동시에 해당과 해당시설 관리팀으로 즉시 신고한다. 이때 화재신고는 침착하게 장소와 위치를 정확히 알려주어야 하며 신고자의 소속도 정확히 알려준다. 신고 후에는 화재진압 출동팀이 도착할 때까지 자체소화기 및 소화전을 이용하여 초기진화에 임한다. 만약 2인 이상이 화재 현장에 있으면 반드시 1인은 화재경보기를 누른 후 해당과에 연락하고 나머지 1인은 즉시 소화기 또는 소화전을 이용하여 초기 진화에 임한다.

[표 4-6] 직원의 업무 분담

업무내용	5인	4인	3인	2인
[통보연락반] 화재경보벨 누르기 해당 관련 과 연락	직원 A	직원 A	직원 A	직원 A
[소화반] 먼저 화재를 발견한 직원이 소화기로 초기 진화	직원 B 직원 C	직원 B	직원 B	직원 B
[대피유도반] 환자 유형별로 대피유도	직원 D 직원 E	직원 C 직원 D	직원 C	직원 A

화재 유형별로 직원은 우선적인 안전조치를 취해야 한다. 전기에 의한 화재라면 우선 전원을 차단(차단기)해야 한다. 유류에 의한 화재라면 포말이나 분말소화기, 모래, 가마니, 이불 등을 사용하여 최단 시간 내 진화한다. 가스폭발에 의한 화재라면 재폭발 가능 지역의 가스통을 안전지대로 신속히 이동시키면서 초기 진화에 임한다.

'화재발생 시 대응 계획'은 화재진압 출동팀 편성이 기본으로 이루어져야 하며 화재진압 출동팀은 기본적으로 통보연락반, 소화반, 피난유도반, 응급구조반 등을 기본적으로 편성해 운영하고 의료기관에 따라

[그림 4-11] 화재 유형별 조치 방법

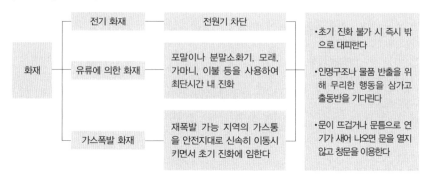

후송반, 차량통제반, 복구반 등이 추가로 운영될 수 있다. 기본적으로 편성해 운영한다.

화재진압 시 '소화반'은 화재발생 원내 안내방송이 발령되면 업무를 중지하고 근무지 인근에 비치된 소화기를 소지하고 신속히 발화 지점으로 출동하여 진화 작업 및 각자에게 부여된 임무를 수행한다. 소화반은 근무지 인근 및 발화 지점 인근에 비치된 소화기를 소지하고 발화지점으로 출동하여, 소화기 및 옥내 소화전을 이용하여 진화 작업에 임하며 초기 진화(5분 이내)에 실패할 경우, 팀장은 교환실에 연락하

[그림 4-12] 화재진압 출동팀 조직도

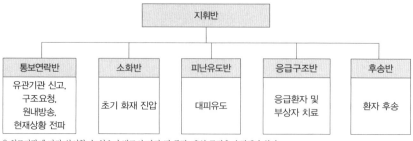

* 의료기관에 따라 상이할 수 있으며 반드시 야간 및 주말, 휴일 규정을 수립해야 한다.

여 대피안내 방송을 발령하도록 통보한다.

화재발생 시 주의할 점은 초기 진화가 도저히 불가능하다고 생각될 때에는 시간을 지체하지 말고 즉시 밖으로 대피해야 한다는 점이다. 인명을 구하거나 귀중품을 꺼내기 위해서 무모하게 불 속에 뛰어 들어가지 말고 출동반(자위소방대, 복구반, 구호반)이 올 때까지 기다렸다 구출하도록 한다. 실내에서 화재를 당하였을 경우 문이 뜨겁거나 문틈으로 연기가 새어나온다면 이미 유독가스와 연기가 차 있다는 증거이므로 문을 열어서는 안 되며, 바깥쪽 창문을 이용하여 구조를 요청해야 한다.

'지원반'의 경우 각층 및 발화 지점 상·하층에 비치된 소화기를 발화 장소로 이동, 소화반을 지원하며 발화지점 인근의 환자 및 보호자를 대피 요원과 함께 안전한 장소로 대피 및 유도한다. 화재 시에는 모든 비상구를 개방하고 대피 유도를 위한 통로확보와 화염, 연기가 스며들지 못하도록 방화 문을 폐쇄하고 물 묻은 시트, 이불 등으로 방화문 하단측면을 막거나, 반창고를 이용하여 상단, 하단 측면을 막는다.

'대피반'은 즉시 발화 지점으로 출동하여 환자 및 보호자, 직원, 주요 물품을 안전한 구역으로 대피, 유도한다. 우선 각 실내에 있는 인원에게 옥내 비상계단 이용을 알리고 따라서 상황에 따라 정전되므로 휴대용전지와 비상유도등을 이용하여 피난방향을 알려야 한다. 이때 각 계단실의 방화문을 폐쇄하여 지장을 줄 수 있는 매연 및 화염의 방지에 노력해야 한다. 일단 피난이 거의 완료되었다고 판단되면 각실내를 다시 한 번 확인 조사하여 노약자와 만일 있을지 모를 부상자들의 대피를 유도하거나 또는 구조해야 하며 이 같은 상황이 끝났다고 판단될 때 자신도 인진하게 대피하도록 한다. 만일의 경우 대피유도를 독려하는 중 자신이 화재로 인하여 피난통로가 차단되었을 때에는 평상시 확인해 두었던 피난기구(완강기 등)를 이용하여 피난하고 만일 피난기구가 없는 곳에 있을 시 화염이 미치지 않는 곳에서 특별구조반의 구조를 침착하게 기다려야 한다.

'통제반'은 즉시 발화 지점으로 출동하여 환자 및 보호자, 직원, 주요 물품을 안전한 구역으로 대피 유도하여 배회자 및 건물 출입자를 통제하며 승강기 사용을 전면 통제한다.

각 층별 '피난계획 및 대피방법'은 〈소방 계획서〉에 따른다.

'피난계획'은 피난층의 위치를 각 층 현재의 위치 배치도를 설치하고 복도 통로의 비상구 유도등 및 통로 유도등을 설치한다. 또한 방열복 2벌, 산소호흡기, 인명구조장비 2세트가 준비되어 있어야 한다.

안전구획의 위치는 건물 내 피난 시 이용되는 안전구획으로 1차 안전구획은 복도에서 이뤄지며 수평방향의 피난경로로 중앙계단과 비상

[그림 4-13] 피난계획 및 대피방법

피난 계획	대피 방법	대피유도 요령
• 피난층의 위치를 각 층 위치 배치도에 설치 • 복도 통로에 비상유도등 및 통로유도등 설치 • 층별 안전도에 따라 피난경로 표시 • 방열복 및 안전구조장비 준비 • 1차 안전구획 위치: 복도 • 2차 안전구획 위치: 계단	• 화재발생 시 자위소방대 및 근무자는 즉시 준비 • 유도책임자는 대피요령을 원내 방송과 육성을 통해 전달 • 유사 시 각 근무자는 각자 자위소방대 조직에 맞는 역할을 수행	• 승강기 사용 금지 • 유도요원의 상황판단으로 비상계단, 구조대 등으로 피난 유도 • 대피 유도 시 2인 1조로 활동 • 반목유도를 통한 혼란성 방지 • 분산 대피 유도 • 노약자, 어린이 우선 대피

계단의 방향에 위치한다. 그리고 2차 안전구획의 위치는 계단으로 수직방향 피난경로로 중앙계단과 비상계단 방향에 위치한다.

'대피방법'은 화재발생 시 병원에 구성된 자위소방대 및 근무자는 비상벨이 울림과 동시에 대피 준비 태세를 갖춘다. 유도책임자(각 부서장)는 유도요원이 신속 정확하게 행동에 대처할 수 있도록 대피요령을 큰소리(원내방송 포함)로 전달한다. 유사시 근무자 일부는 통보요원으로, 또 일부는 소화요원으로, 나머지는 대피요원으로 각자 자위소방대 조직으로서 평소 훈련한 대로 신속히 대응한다. 대피유도자는 대피지침을 숙지하여 적절하게 대처한다.

직원들은 화재발생 시 '대피유도'를 하여야 하며, 이때 주의할 점은 승강기 사용을 절대 금하는 것이다. 각 층별 병동에는 피난 통로의 도면과 같이 일단 화재가 발생하면 먼저 유도요원의 상황 판단으로 비상계단, 구조대 등으로 대피시키고, 개인행동은 자제하며 항상 2인 이상으로 조를 편성하여 대피유도를 한다. 대피자들이 당황하지 말고 질서를 유지하도록 반복적으로 유도하여 혼란을 겪는 일이 없도록 해야 한다. 유도요원들은 한 장소에 대피자들이 몰리지 않도록 분산 대피하도록 유도하며 노약자, 어린이 등을 우선 대피하도록 조치해야 한다. 마지막으로 소방 구조대, 경찰 등 도착 시 지원 협조한다.

환자 및 직원 등의 대피 장소에 대한 배치 계획은 다음과 같다. 먼저 각 병동 자위소방대의 대피유도반을 지정한다. 각 병동(층)은 중앙계단 및 비상계단을 이용하는 대피계획을 세운다. 각 층별 대피장소에는 각 병동(층)의 수간호사 및 부서장이 책임자로서 인원 배치계획을 통솔한다. 대피장비로는 들것, 매트리스, 침내, 시트커버 등을 사용한다.

대피 우선순위는 가장 먼저 화재발생 층의 발화층 인원들이 가장 높으며 그 다음으로는 화재발생 층의 직상층 인원 그리고 마지막으로 화재발생 층의 상층부 인원대피 유도 순이다. 우선순위별로 대피시키기 위해서는 1순위 대피자를 우선 대피 후, 시간차에 의해 방송 및 유도반의 지시에 따라 대피시켜야 한다. 이때 각 층별 대피장소는 당 병원의 〈소방계획서〉에 따른다.

'환자후송계획'은 대피계획에 따라 대피한 인원은 1층 응급실, 로비에서 자체 구호반과 진료진의 지시에 따라 치료를 받고, 치료가 어려운 경우는 인근병원이나 보건소로 119 구조대원과 당 병원 후송요원의 공조로 후송한다. 그러나 화재에 기인된 환자(화상환자)는 응급실로

[그림 4-14] 환자 및 직원 등의 대피장소에 대한 배치 계획

STEP 1	대피 유도반 지정	•각 병동 자위소방대의 대피유도반 지정
STEP 2	대피 계획 수립	•각 병동(층)별 중앙계단 및 비상계단으로의 대피계획 수립
STEP 3	각 층별 책임자가 인원의 배치계획 통솔	•각 층별 대피장소에는 각 병동의 수간호사 및 부서장이 책임자가 되어 인원배치계획을 통솔
STEP 4	대피 시 이용하는 장비	•들것, 매트리스, 침대 시트 커버 사용
STEP 5	대피 우선순위에 맞는 대피 유도	•화재발생 층의 인원 •화재발생 층의 직상층 인원 •화재발생 층의 상층부 인원 •1순위 대피자 우선 대피 후 시간차에 의해 방송 및 유도반의 지시에 따라 대피

후송 처치하고 심한 경우 화상전문 병원으로 후송한다.

'화재위험 감소를 위한 절차'로 화재 예방점검을 수행하며 자체 소방시설 점검은 분기별로 월 1회 실시하며, 소방 대상물별 소방시설 점검 및 정비계획의 경우는 종합정밀 점검, 작동기능 점검을 연 1회 실시한다. 소방계획은《소방시설 설치유지 및 안전 관리에 관한 법률》및 동법 시행규칙 제14조 등 관련 법령에 의거하여 작성하고 법정기준에 따라 점검을 받는다. 또한 화재 상황을 위한 '소방훈련과 교육'은 연 1회 이상 병행 실시하고 기록하여 병원 규정에 따라 소방훈련과 관련 있는 소방시설의 종류 및 사용방법의 경우 소화기 및 소화전 사용 지침에

[표 4-7] 환자 유형별 대피 계획

유형	유도 방법
자력으로 피난이 가능한 경우	노약자를 보호하고 소리 지르거나 뛰지 않도록 질서를 유지하면서 계단 이용하여 이동한다.
도움 시 보행이 가능한 환자	휠체어, 침대를 이용하여 옆 구역으로 수평이동 후 비상용 승강기를 이용하여 이동한다.
검사나 시술 중인 경우	의사의 판단 하에 검사, 시술을 중지하고 비상용 승강기를 이용하여 이동

분류	환자 상태	의사	간호사	대피 유도원	보호자	자력
A급	중환자, 독립보행이 어려운 환자, 소아	○	○	○	○	
B급	약간의 도움으로 보행이 가능한 환자		○	○	○	
C급	독립보행이 가능한 환자		○	○	○	○
D급	노약자, 어린이, 보호자, 방문객 등			○	○	○

따른다.

화재 복구 시에는 복구 후 조치로 인적 및 물적 피해가 있는지 확인한 후, 장비의 전원을 넣고 가동 상태를 체크한다. 장비에 보관되어 있는 정보를 확인하며 장비에 문제가 있을 경우 관련 부서 및 관련 업체에 연락하고 모든 상황을 부서장에게 보고한다.

직원의 소방교육 및 훈련은 연 1회 이상 전 근무자에게 실시하고 훈련 결과 기록부를 작성, 보관한다. 또한 각 해당 팀은 모의훈련 결과 자료, 소화기 점검 자료, 이행 모니터링 자료, 직원 교육 후 발견한 보완 사항, 프로그램 목표의 검토, 프로그램/정책 및 직원 교육 내용 수정에 대한 권고사항 등 각종자료를 이용하여 연간 화재 안전 계획을 평가하고 차기 교육·훈련계획에 반영한다. 이러한 규정의 경우 2년마다 최소 1회 검토함을 원칙으로 한다.

[그림 4-15] 환자의 분류에 따른 후송계획

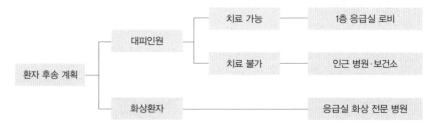

✦ 금연에 대한 규정

'금연규정의 목적'은 환자, 보호자, 병원 방문객 및 직원의 건강을 보호하고 금연법령을 이행하여 화재발생의 원인을 예방 및 차단하고 원내의 쾌적한 공기와 환경을 조성하기 위함이다. 병원은 금연구역 및 금연예외 구역(흡연구역)을 정하여, 병원시설 내에서의 흡연을 제재 또는 금지해야 한다.

이 규정에서 명시하는 금연구역이란 《국민건강증진법》 제9조 제4항 및 동법 시행규칙 제6조(금연구역 등)에 의거하여 시설의 전체(건물 내부)를 금연구역으로 지정해야 한다. 금연구역을 알리는 표지와 흡연실을 설치하는 기준·방법은 동법 시행규칙 별표2와 같다. 흡연구역이라 함은 병원에서 지정한 특정한 장소를 말하며 환자들과 고객들의 건강보호 및 화재 예방을 위하여 《국민건강증진법》에서 정한 금연관련 규정 이외에 자체 규정 또한 전체 내원고객 및 환자, 보호자, 전 직원에게 적용시켜 따르게 한다.

먼저 금연구역은 별도의 흡연구역을 제외한 병원의 모든 구역을 의미하며, 해당 구역의 환경에 맞는 '금연표지판'을 부착하여 적용 대상자들이 쉽게 알아볼 수 있게 만든다. 금연구역의 관리는 해당 구역 부서의 부서장이 맡으며, 전체적인 관리는 해당 관리팀에서 한다. 흡연구역은 1층 외부의 휴게 공간 구역으로 지정하며 상기 장소 이외의 구역에서 흡연 시 적발될 경우 적발한 직원이 지정흡연구역을 안내하도록 하며, 두 차례 이상 적발될 경우 관련 규정에 따라 처벌될 수 있음을 공지하여야 한다. 또한 금연 교육 및 홍보를 위해서는 포스터 등을 부착하고 지원과 환자 및 보호자 그리고 방문객에게 금연교육, 금연 캠페인 등을 통한 홍보활동을 할 수 있다.

'환자에 대한 금연교육'은 입원환자의 경우, 입원수속 시 1차 금연에 대해 설명하고 병동에서 2차 설명을 할 수 있다. 외래환자 및 보호자의 경우 각 외래진료과 및 원무행정부서에서 등 해당부서 등에서 수시로 진행하며 안내 등을 통하여 지정구역에서의 흡연을 할 수 있도록 설명한다.

[별표 2] 금연구역을 알리는 표지와 흡연실을 설치하는 기준·방법

1. 금연구역을 알리는 표지 설치 방법

　가. 표지 부착
　　1) 법 제9조제4항 각 호의 어느 하나에 해당하는 시설의 소유자·점유자 또는 관리자는 해당 시설 전체가 금연구역임을 나타내는 표지판 또는 스티커를 달거나 부착하여야 한다.
　　2) 표지판 또는 스티커는 해당 시설을 이용하는 자가 잘 볼 수 있도록 건물 출입구에 부착하여야 하며, 그 외 계단, 화장실 등 주요 위치에 부착한다.
　　3) 표지판 또는 스티커는 해당 시설의 소유자·점유자 또는 관리자가 제작하여 부착하여야 한다. 다만, 보건복지부장관, 시·도지사 또는 시장·군수·구청장이 표지판 또는 스티커를 제공하는 경우에는 이를 부착할 수 있다.

　나. 표지 내용
　　1) 각 목에 따른 표지판 또는 스티커에는 다음 사항이 포함되어야 한다.
　　　가) 금연을 상징하는 그림 또는 문자

(예시)

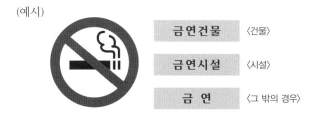

금연건물	〈건물〉
금연시설	〈시설〉
금 연	〈그 밖의 경우〉

나) 위반시 조치사항

(예시)

> 이 건물 또는 시설은 전체가 금연구역으로, 지정된 장소 외에서는 담배를 피울 수 없습니다. 이를 위반할 경우, 「국민건강증진법」에 따라 10만원 이하의 과태료가 부과됩니다.

2) 건물 또는 시설의 규모나 구조에 따라 표지판 또는 스티커의 크기를 다르게 할 수 있으며, 바탕색 및 글씨 색상 등은 그 내용이 눈에 잘 띄도록 배색하여야 한다.

3) 표지판 또는 스티커의 글자는 한글로 표기하되, 필요한 경우에는 영어, 일본어, 중국어 등 외국어를 함께 표기할 수 있다.

4) 필요한 경우 표지판 또는 스티커 하단에 아래 사항을 추가로 표시할 수 있다.
: 위반사항을 발견하신 분은 전화번호 ○○○ − ○○○○로 신고해주시기 바랍니다.

2. 흡연실을 설치하는 기준 및 방법

가. 흡연실의 설치 위치

법 제9조제4항제6호, 제8호(의료법에 따른 의료기관으로 요양병원 포함), 제9호, 제10호, 제11호, 제12호 및 제15호에 해당하는 시설의 소유자·점유자 또는 관리자가 흡연실을 설치하는 경우에는 의료기관 등의 이용자 및 어린이·청소년의 간접흡연 피해를 예방하기 위해 실외에 흡연실을 설치하여야 한다. 이 경우 흡연실은 옥상에 설치하거나 각 시설의 출입구로부터 10미터 이상의 거리에 설치하여야 한다.

나. 흡연실의 표지 부착

　실외에 흡연실을 설치하는 경우 흡연이 가능한 영역을 명확히 알 수 있도록 그 경계를 표시히기나, 표지판을 달거나 부착하어야 한다.

다. 흡연실의 설치 방법

　1) 실외에 흡연실을 설치하는 경우 자연 환기가 가능하도록 하고, 부득이한 경우에는 별도로 환기시설을 설치하여야 한다. 이 경우 해당 흡연실을 덮을 수 있는 지붕 및 바람막이 등을 설치할 수 있다.

　2) 흡연실에 재떨이 등 흡연을 위한 시설 외에 개인용 컴퓨터 또는 탁자 등 영업에 사용되는 시설 또는 설비를 설치하여서는 아니 된다.

[그림 4-16] 프로세스상에서 발생 가능한 이슈파트 – 화재 예방

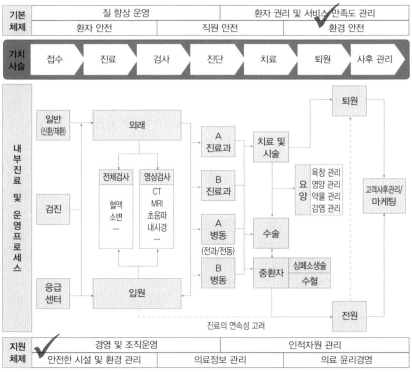

기본 체제	질 향상 운영		환자 권리 및 서비스 만족도 관리	
	환자 안전	직원 안전	환경 안전 ✓	

| 가치 사슬 | 접수 | 진료 | 검사 | 진단 | 치료 | 퇴원 | 사후 관리 |

지원 체제	✓ 경영 및 조직운영		인적자원 관리	
	안전한 시설 및 환경 관리	의료정보 관리	의료 윤리경영	

※ 환경 안전의 경우, 병원의 시설과 환경 관리, 안전 관리 영역에 대한 사항으로 전사적 병원의 시설 및 환경 안전영역에서 관리되어야 할 필수적 요소이다.

주요 체크사항

1. 화재예방점검에서 포함될 사항은?
   - 우선적으로 소방시설 점검이 있으며 유도등, 대피경로 안내표지판, 대피로 및 비상탈출구, 비상전원감지스위치 작동 여부에 대하여 점검한다. 또한 대피로 점검으로 대피로에 불필요한 장애물(예: 린넨 보관, 쓰레기통, 의료기기, 스트레처 등)이 없는지 확인한다. 마지막으로 비상탈출구 점검으로 비상시 내부에서 비상탈출구 개방이 가능한지를 확인한다.

2. 부서별 화재발생 시 대처방법은?
   - 화재진압법, 환자피난계획, 환자유형별 대피법, 역할과 주요내용 등 구두로 설명하는 절차가 필요하다.

3. 화재발생 시 기본행동요령 순서
   - 화재 발생 시를 대비하여 전 직원은 신고 및 전파–소화–대피 및 피난 상에서의 주요 세부사항 인지가 필요하다.
   가. 신고, 전파
   1) 화재 상황의 유무를 정확히 판단한다.
   2) 화재라고 판단되면 즉시 발신기의 누름판을 힘껏 누른다.
   3) 가까운 곳의 직원 및 부서장에게 신속·정확하게 알린다.
   4) 화재발생 층 및 위치를 소방서 및 방재센터에 명확하게 신고한다.
   나. 소화
   1) 최초 발견자가 1차, 화재발생 주변 근무자가 2차로 소화기를 이용하여 소화를 실시한다.
   2) 소화기 사용방법
   ① 바람을 등진 상태에 위치한다.
   ② 실내의 경우 출입구를 등지고 봉인줄 해제 후 안전핀을 뺀다.
   ③ 호스를 잡는다.
   ④ 손잡이를 누르며 가까운 곳에서 먼 곳으로 비로 쓸듯이 뿌린다.
   다. 대피·피난
   1) 직원은 화재상황 발생 시 환자(내원객)의 대피를 우선으로 한다.
   2) 소화기로 1, 2차 소화 실패 시, 1차 피난 장소로 피난 유도한다.

단, 즉시 피난이 어려운 (검사, 시술 중의 환자) 경우 피닌 유무 및 피난 시점을 의료진의 판단하에 결정하여 행동한다.

3) 초기진화조가 도착하기 선이라도 부서장의 판단에 따라 재실자를 피난유도한다.

4) 초기진화조 및 피난유도 안내방송에 따라 2차 피난장소로 유도한다.

라. 대피요령

1) 화재발생 반대편 비상계단을 이용한다.

2) 통제요원(피난방송)의 지시에 따라 신속히 대피한다.

3) 자세를 최대한 낮추고 물수건 등으로 입, 코를 가려 연기 흡입을 최소화한다.

4) 승강기는 이용하지 않는다.

5) 유도등을 따라 가장 가까운 비상구로 나간다.

✛ 환경 안전 - 의료기기 점검 및 유지관리

조사 기준	1.3.2 의료기기의 예방점검과 유지관리 활동을 수행한다.
조사 목적	의료기기의 정상작동 여부는 환자진료 및 치료에 중대한 영향을 미칠 수 있다. 따라서 의료기기가 적시에 정확하게 작동될 수 있도록 점검 및 지속적인 유지관리에 힘써야 하며, 이를 통해 오작동을 예방하고 안전한 의료서비스 환경을 제공하여야 한다.

	조사항목 (S, P, O)	조사 방법	유형	조사 결과
1	의료기기의 안전 관리 규정이 있다. (S)	DR	A	☐ ☐ 유 무
2	규정에 따라 의료기기를 일상점검, 유지관리한다. (P)	ST	B	☐ ☐ ☐ 상 중 하
3	[시범] 규정에 따라 의료기기를 예방점검, 유지관리 한다. (P)	ST	B	☐ ☐ ☐ 상 중 하

의료기기 안전관리규정은 의료기기에 대한 예방 및 안전점검, 고장 수리 및 폐기 조치를 통하여 진료, 수술, 검사 및 치료에 정확하게 작동함으로써 환자와 사용자의 안전과 양질의 의료서비스를 제공하고 의료기기를 최적의 기능 상태로 유지하기 위한 관리를 목적으로 한다.

'의료기기'라 함은 《의료기기법》 제2조 제1항에 의한 사람에게 단독 또는 합하여 사용되는 기구, 기계, 장치, 재료를 이용하여 질병의 진단, 처치 또는 예방의 목적으로 사용되는 기기를 말한다. 의료기기를 안전하게 관리하기 위해서는 의료기기 안전관리 활동계획 수립부터 해야 한다. 계획수립 시에는 다음 사항을 고려해야 한다.

운영목적에 맞는 성능의 적합성, 환자와 사용자의 전기적, 기계적,

생물학적 안전성 확보를 위하여 의료기기 운영 중 환자 및 사용자의 안전을 우선적으로 보호해야 한다.

그리고 의료기기의 운용목적에 적합한 성능을 유지하도록 해야 하며 진료 및 수술 및 처치, 각종 검사과정에서 안전하고 정확하게 진행될 수 있도록 관리해야 한다. 관리대상 의료기기를 선정하고 예방점검 계획을 수립한다. '의료기기 예방점검'은 의료기기로 인한 또는 의료기기에 문제가 발생하기 이전에 예방적으로 의료기기의 정상적 작동 등을 점검하는 일련의 활동을 말한다.

'의료기기 예방점검과 유지관리활동'을 위해 병원은 의료기기 안전 관리 담당자의 선정 및 책임, 의료기기 예방점검, 고위험 의료기기의 관리, 의료기기 사용자 교육, 의료기기에 의한 부작용 및 안전에 관한 사건/사고의 보고 그리고 의료기기 회수 등의 규정을 가지고 있어야 한다. 의료기기 안전 관리 담당자가 선정되면, 〈장비별 예방점검관

[그림 4-17] 의료기기 예방점검

STEP 1	의료기기 구분	•〈의료기기 관리 등급 분류표〉에 따라 1등급, 2등급, 3등급, 4등급 의료기기로 구분하여 예방점검 의료기기 대상 선정 1등급: 잠재적 위해성이 거의 없는 의료기기 2등급: 잠재적 위해성이 낮은 의료기기 3등급: 중증도의 잠재적 위해성을 가진 의료기기 4등급: 고도의 위해성을 가진 의료기기 관련 법: 《의료기기법 시행규칙》 제2조 별표1
STEP 2	예방·점검 활동 계획 수립 및 실행	•관리팀에서 연말 부서별 의료기기 예방·점검 활동 계획(부록)을 수립하여 실행
STEP 3	점검 결과에 따라 안전점검 필증 부착	•의료기기 안전점검 필증을 부착하며 이때 라벨에는 점검시행부서 (기관), 시행자, 예방점검결과, 차기점검일 등을 기입

리 운영 지침〉을 작성하고, 예방점검관리 계획을 수립하여야 한다. 또한, 사용기기의 관리 요령 및 취급 주의사항, 일상점검을 통하여 의료기기가 안전하게 사용될 수 있도록 유지·관리 하며 사용부서와 협의하여 점검 시기를 조율하여 계획을 수립한다. 점검 시 확인된 문제점들은 사용부서에 통보하고 해결하여야 한다.

고위험 의료기기의 목록은 별도로 마련하여야 하며, 해당 목록의 선정은 관련 의료진과 상의하여 의료기관에서 자체적으로 필요하다고 인정되는 의료기기를 포함시키도록 한다. 예를 들면 체외막산소화기계, 지속적 신대체요법, 제세동기, 인공호흡기, 수술과 마취 시 사용하는 의료기기 등이며, 의료기관이 고위험 의료기기로 선정한 경우 반드시 예방점검을 수행한다.

'예방점검의 활동계획'은 관리팀에서 연말 부서별 의료기기 예방점검 활동 계획(부록)을 수립하여 실행한다. 이러한 예방 점검의 실행계획은 고위험 의료기기의 경우 전문 관리업체에서 예방점검 관리계약 등을 체결한 후 예방점검을 시행하고, 의료기기별 예방점검일지를 작성하여 실행한다. 반면 저위험 의료기기는 부서별 예방점검(일상점검)은 시행하고, 부서별 의료기기 예방점검(일상점검)일지를 작성하여 관리팀에서 연 1회 확인·관리 한다. .

'예방 점검 시행 후' 정상 작동의료기기에는 의료기기 안전점검 필증을 부착하며 이때 라벨에는 점검시행부서(기관), 시행자, 예방점검 일자, 예방점검결과, 차기점검일 등을 기입한다. 별도로 관리하여 예방점검하는 의료기기로는 영상의학과, 진단검사의학과, 병리과에 있으며 또한 임대 의료기기가 있다. 영상의학과의 의료기기의 예방점검은 '진단용방사선발생장치의 안전관리에 의한 규칙'에 의거 관련 법령이 정하는 바에 따라 정도관리를 하고 있어 그에 준해 실시할 수 있으며 그 자료를 관련부서에서 보관한다. 진단검사의학과, 병리과의 의료기기는 진단검사의학과, 병리과의 정도 관리 규정에 의해 점검하여 관련 부서에서 보관한다. 그리고 임대 의료기기는 대리점에서 점검하여 점검 보고서를 관련 부서에서 보관하며 의료기기 점검표로 대체한다.

이후 의료기기별 예방점검관리 운영 지침서를 마련하여 보관한다.

의료기기의 안전한 사용을 위하여 '의료기기 사용자 교육'을 실시하며 내용은 사용부서의 의료기기 담당자가 사용법, 관리요령 및 취급 주의 사항, 일상점검에 관하여 자체 교육을 실시하고, 사용 부서의 요청 시, 납품관리업체에 의뢰한 교육 등이다. 의료기기 취급 주의사항은 고위험 의료기기는 장비별로 〈예방점검관리운영 지침서〉를 따른다. 저위험 의료기기 중 전원을 사용하는 의료기기는 전원을 사용하여 운영하므로 감전이나 전기로 인하여 사고가 일어나지 않도록 주의하고, 의료기기에 물이나 이물질이 떨어지지 않도록 주의한다. 또한 의료기기의 이동 시에 벽이나 기타 물품 등에 부딪치지 않도록 조심하여 이

[그림 4-18] 의료기기 안전 관리

STEP 1	STEP 2	STEP 3	STEP 4	STEP 5
의료기기 사용자 교육	의료기기 일상점검 및 수시점검	의료기기에 의한 부작용 및 고장 시 고장 확인	안전사고 보고서 작성	의료기기 수리 혹은 회수

동하여야 하며, 의료기기에 부착된 액세서리는 파손하지 않도록 조심하여 사용한다.

'의료기기의 일상점검 및 수시점검(사용 전 점검)'을 실시할 때에는 기기의 성능 상태, 기기의 청결 상태, 데이터의 입·출력 저장상태, 소모품의 적정 사용 상태 및 청결, 교체 주기, 기기의 전원 안전 상태, 고정 및 지지의 안전 상태, 기기의 소음, 부식, 진동 상태, 기타 점검 및 안전 사항 등의 사항을 참조하여 점검한다.

의료기관에서는 의료기기에 의한 부작용 및 안전관리에 대한 규정 마련하여 위해정보 발생 시 해당 의료기기의 즉각적인 회수를 통해 보건안전망 강화를 위해 노력해야 한다.

'의료기기에 의한 부작용 및 고장 발생 시 고장을 확인하는 방법'은 다음과 같다. 우선 의료기기의 사용 중 기기 주변에서 이상한 냄새가 나는지의 여부와 기기가 정상 작동되지 않으면서 디스플레이 부분이 정상 밝기보다 어두워지거나 밝아지면서 깜빡거리는 경우이다. 그리고 기기에서 듣기 싫은 고주파나 기기의 소음이 심한 경우, 기기가 아무런 반응이 없는 경우와 전원이 반복적으로 On/Off 되는 경우, 기기 외부와 신체 접촉 시 누전이 의심되는 경우 그리고 증류수나 식염수 기타 이물질을 기기에 쏟은 경우이다.

위와 같은 현상이 발견되었을 시에는 '고장확인 시 대처방법'으로 제일 먼저 환자로부터 접속된 의료기기를 분리하고 환자의 안전을 확인해야 한다. 그후 대체 가능한 의료기기로 교체하고, 분리된 의료기기의 기동전원을 완전히 차단한 후 관리팀에 연락을 취한다. 관리팀은 원인 분석 후 유지보수는 수리절차에 따른다.

'의료기기에 의한 부작용 및 안전사고가 발생'했을 경우 보고는 사용부서 의료기기 관리 담당자가 의료기기 안전사고 보고서를 작성하여 관리팀에 보고한다. 관리팀은 부작용 및 안전사고가 사용자의 실수나, 의료기기의 부작용으로 일어났는지를 신속히 판단하여 대처하고 원인 및 결과를 문서로 작성하여 병원장에게 보고한다(《의료기기법》 제31조(부작용관리), 동법 시행규칙 제32조(부작용보고) 참고).

《의료기기법》 제35조(사용중지 명령 등) 및 《의료기기법 시행규칙》 제32조의2(위해의료기기의 회수기준 및 절차 등) 를 참고하여 의료기기의 회수 절차는 회수에 관련된 공문서를 해당 팀에서 보고받고, 회수 절차에 따라 사용부서와 관리팀이 협의하여 의료기기 회수 절차에 따른다. 동시에 해당 부서에 회수에 해당하는 의료기기 사용을 중지하여 더

[그림 4-19] 의료기기 회수 절차

STEP 1	공문서 보고	• 식품의약품안전처의 규정과 절차를 따른다
STEP 2	의료기기 사용 정지	• 더 큰 환자 피해를 막는다
STEP 3	회수보고서 작성	• 관리팀이 식품의약품안전처의 최종 결과에 따른 보고서에 의해 작성
STEP 4	보고 및 결제를 통한 회수	

※ 제조사 자체의 회수 절차 또한 식약처의 규정에 의거하여 회수 절차에 임한다.

큰 피해를 막고, 식품의약품안전처(MFDS)의 회수에 따른 최종 결과를 제조업자 등이 관리팀에 공문서로 보고하도록 한다. 관리팀은 식품의약품안전처의 최종 결과에 따른 보고서에 의하여 회수 보고서를 작성하고, 보고 및 결재하여 완료한다.

이외에 제조사 자체적으로 시행하는 회수 절차는 제조사에서 식품의약품안전처 규정에 의거하여 회수 대상 장비와 회수 계획을 관리팀에 공문서로 통보하여 해당 부서에 회수에 해당하는 의료기기 사용 중지를 권고한다. 제조업자는 회수절차에 준하여 시행하고 문서화하여 관리팀에 제출하며 사용부서와 해당 팀에 결과 보고서를 제출한 후 기기에 문제가 없음을 사용부서 및 관리팀과 함께 확인한다. 결과 보고서를 본 후 관리팀은 행정부장에게 보고, 결재하여 완료한다.

고장 및 정상 작동 불가 의료기기는 예방점검 및 일상점검 시 고장에 의하여 의료기기가 정상 작동을 하지 않는 의료기기는 재고관리 프로그램 내에 있는 의료기기 파손 수리 의뢰서에 의뢰 사유를 작성하여 저장하고, 의료기기 점검 및 수리 흐름도의 절차에 따라 수리를 진행한다. 이 중 고장 및 파손 수리 후 정상 작동 불가 의료기기에 대해 회수처리한다. 의료기기 점검 및 수리 절차에 따라 수리를 실시 후 수리 불가 판정이 확정된 의료기기에 대해서는 관리팀 실무 담당자는 장비이력 관리 대장에 기록하고, 심사평가원 의료장비 현황 변경신고를 시행한다.

이러한 의료기기의 예방점검과 안전 관리 활동을 위한 교육으로 상기에 언급된 사안들에 대해 연 1회 이상 의료기기 안전 관리교육을 시행한다.

[그림 4-20] 프로세스상에서 발생 가능한 이슈파트 - 의료기기 안전

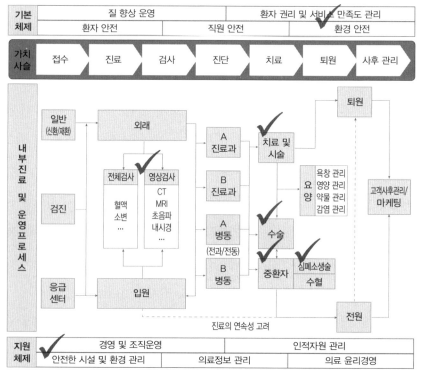

기본 체제	질 향상 운영		환자 권리 및 서비스 만족도 관리	
	환자 안전	직원 안전	환경 안전	

※ 의료기기의 경우, 병원에서 환자의 검사와 치료시 이용하는 시설로 병원의 담당자 및 책임자가 꾸준히 QC
를 시행하며 관리되어야 할 필수적 요소이다.

주요 체크사항

1. 의료기기 예방점검 방법
   - 의료기기의 예방점검 방법은 다음과 같다.
     - 의료기기목록을 관리해 예방점검을 실시한다.
     - 예방 점검 시행 주체: 부서 담당자 또는 의료기기 해당업체
     - 예방 점검 주기: 연 1회
     - 예방 점검 계획 수립: 1년 주기
     - 점검일정에 맞추어 점검을 실시하고 부득이한 사유로 계획일자에 하지 못한 경우에는 계획일로부터 3개월 내 반드시 점검을 실시한다.
     - 사용부서의 사정이나 점검 담당자의 사정에 의해 계획일자에 점검이 불가한 경우에는 별도의 일정을 세워 점검할 수 있다.
     - 입고일이 1년 내 또는 당해년도 신규 입고 장비는 당해년도 예방점검에서 제외한다.

2. 의료기기의 회수 절차는
   - 회수사유 발생 시 처리절차는 우선 회수 공문접수 및 상부보고를 한 후, 기기회수, 반송 또는 폐기, 자산목록 정리를 하는 것이다.
     의료기기 회수(Recall) 대상 기준은 다음과 같다.
     - 식약처 검사결과 부적합 판정을 한 때
     - 현장 점검에서 회수사유를 발견하였을 경우
     - 국내·외 부작용 사례 및 안전성보고 시 회수사유가 발생한 경우
     - 기타 민원, 언론 등 해당 의료기기의 사회적 문제발생으로 인한 회수사유가 발생한 경우
   - 또한 만약 잠재적 위해 요소가 있는 의료기기의 경우 회수 절차는 즉시 기기의 사용을 중단하고 식품의약품안전처 의료기기 회수, 폐기 등 처리 절차에 따라 처리한다.

3. 의료기기에 의한 부작용 및 안전에 관한 사건사고 보고 및 조치
   - 의료기기의 오작동으로 인한 환자, 직원의 사건/사고 발생 시 원내 환자 안전보고 절차 및 직원 안전사고 발생처리 절차에 따라 처리한다. 만약 의료기기취급자가 의료기기를 사용하는 도중 사망 또는 인체에 심각한 부작용

이 발생하였거나 발생할 우려가 있음을 인지한 경우 의료기기에 의한 부작용 보고는 《의료기기법》 제31조(부작용 관리) 및 동법 시행규칙 제32조(부작용 보고) 근거 법령에 의하여 보고한다.

2. 지속적인 질 향상

범주	조사 기준
[질 향상 운영체계]	2.1 의료기관차원의 질 향상과 환자 안전 운영체계가 있다.
[환자 안전활동]	2.2 환자 안전보고체계에 따라 환자 안전 활동을 수행한다.
[의료서비스 만족도 관리]	2.3 의료서비스 만족도 조사를 수행하고 관리한다.

✛ 질 향상 운영체계

조사 기준	2.1 의료기관차원의 질 향상과 환자 안전 운영체계가 있다.
조사 목적	의료기관은 의료와 의료기관 전반의 서비스 질 향상 활동과 환자 안전 활동의 활성화를 유도하기 위하여 경영진의 승인과 지원을 바탕으로 의료기관 차원의 질 향상 활동과 환자 안전 활동을 기획, 통합, 조정, 지원하기 위한 체계를 운영함으로써 지속적인 조직문화의 변화를 지향하여야 한다.

	조사항목 (S, P, O)	조사 방법	유형	조사 결과
1	의료기관 차원의 질 향상과 환자 안전 활동을 위한 위원회가 있다. (S)	ST	A	☐ 유 ☐ 무
2	[시범] 의료기관 차원의 질 향상과 환자 안전 활동계획이 있다. (S)	ST	A	☐ 유 ☐ 무
3	[시범] 경영진은 의료기관 차원의 질 향상과 환자 안전 활동계획 수립에 참여한다. (P)	LI/ST	A	☐ 유 ☐ 무
4	[시범] 질 향상과 환자 안전 활동을 위해 필요한 자원을 지원한다. (P)	LI/ST	A	☐ 유 ☐ 무
5	[시범] 경영진에게 질 향상과 환자 안전 활동결과를 지속적으로 보고한다. (P)	LI/ST	A	☐ 유 ☐ 무

의료의 질(Quality) 개념은 매우 포괄적이라서 일관성 있는 정의를 내리기란 쉽지 않다.

1980년 근대적 의미에서 의료의 질관리에 대한 개념과 이론을 정립한 도나베디안(Donabedian)의 정의를 보면 양질의 의료란, "진료의 모든 과정에서 예상되는 이익과 손해의 균형을 맞춘 상태애서 환자의 복지를 가장 높은 수준으로 높일 수 있는 것으로 예상되는 의료"로 보았으며 의료 질은 3요소, 즉 기술적 부문, 대인관계 부문, 쾌적성으로 구성된다고 하였다.

기술적 부문(technical domain)은 의과학과 기술을 개인의 건강문제에 적용하는 것이며 대인관계 부문(interpersonal domain)은 환자의 치료자간의 사회적 심리적 상호작용을 관리하는 것으로, 의료소비자들이 중요시하는 요소 중 하나이다.

쾌적성(amenity)은 쾌적한 대기실, 편안하고 따뜻한 진찰실, 깨끗한 입원실의 침대, 좋은 음식 등으로 독립된 구성요소라기 보다는 대인관계의 일부를 의미한다.

도나베니안은 이상의 3요소와 함께 7가지 속성(attributes), 즉 효능성(Efficacy), 효과성(Effectiveness), 효율성(Efficiency), 적정성(Optimality), 수용성(Acceptability), 합법성(Legitimacy), 형평성(Equity)으로 의료 질을 정의하였다.

효능성이란 의료의 과학과 기술을 가장 바람직한 환경에서 사용하였을 때 건강을 향상시킬 수 있는 능력을 말한다. 효과성이란 효능과는 대조적으로 의료서비스를 제공하는 일상적 환경에서 성취할 수 있는 건강수준의 향상을 말한다. 즉, 현재 수준에서 수명연장, 기능개선 등에서 실제로 개선을 가져오는 것을 의미한다. 효율성이란 특정의 건강상태를 유지하는 데 사용된 비용을 측정하는 것을 말한다. 만일 특정의 서비스가 동일한 효능과 효과를 보였다면, 비용이 적게 든 서비스가 보다 능률적으로 평가된다. 적정성이란 비용에 관한 상대적인 의료의 유효성 또는 편익을 말하며 수용성이란 환자 및 가족의 희망, 바람 및 기대에 대한 순응 정도를 말한다. 합법성이란 사회적 선호도와 개인의 수용성의 일치 정도를 말하며 마지막으로 형평성이란 의료서비스의 분포와 의료의 편익이 인구집단에게 얼마나 공평하게 제공되었는지의 여부를 말한다.

의료의 질은 당사자별로(제공자와 소비자) 입장 차이가 존재한다.

제공자는 과학적, 기술적 용어로서 질은 환자를 진료할 때 현재 사용 가능한 의학지식과 기술을 정확하게 적용하는 측면으로 접근할 수 있지만, 소비자(환자)는 감정이입이나 의사소통과 같은 대인관계 측면과 쾌적함을 중요시하기도 한다.

오늘날의 보건의료시스템은 과거에 비하여 훨씬 더 복잡하고 다양해졌다. 의료서비스의 생산에서 보다 다양한 인적, 물적 자원이 사용되고, 이들 자원의 질적, 양적 증가로 인해 의료 질의 변화도 커지게 되었다.

이러한 의료 질의 변화를 줄이기 위한 것이 질 향상 활동의 목표이다. 질이 낮은 진료를 질이 높은 방향으로 이동시키고 끌어올려서, 일정한 범주 속에서 의료의 질을 유지하는 것이 필요하게 되었다. 병원

진반에 걸쳐 질 항상(QI)의 질을 변화시키는 크기와 원인을 찾아 바람직한 형태의 질로 변화시키는 목적을 갖고 있다.

요양병원은 의료서비스 질 항상에 대해 다소 생소한 경험을 하게 된다. 요양병원의 지속적인 질 항상을 위해서 병원 전반의 서비스 질 항상 활동을 통한 업무 개선 및 고객 만족을 도모하여 최고의 서비스와 환경을 만들어야 한다. 병원에서 보다 효과적이고 우수한 서비스를 관리하고자 이러한 회의체(위원회)를 대부분의 병원에서는 '질 항상 위원회'라 명하고 의료기관 차원의 질 항상과 환자안전활동을 하게 된다. 위원회는 각 부서의 QI 위원을 선정하여 위원회를 통해 의견을 집결하고 결정된 사항을 정리한다. 궁극적으로 질 항상 위원회는 질 항상에 대한 절차를 개발하고 모니터링하여 신뢰받는 치료 서비스 제공 환경을 제공해 병원의 비전, 미션, 핵심가치를 실현한다. 질 항상 활동을 위해 먼저 의료기관 전체 차원에서 연간 의료 질 항상을 위한 계획을 수립하여 실행하고 계획 수립 시에는 그 수행도를 모니터링하고 평가하는 일련의 과정에 대한 것도 포함한다.

의료서비스 질 항상을 위해 연간 환자안전을 위한 교육이나 질 항상 활동 선정에 관한 것, 그리고 의료 질 항상을 위해 어떠한 것을 지원할 것인지에 대한 사항 등에 대해서도 계획 수립 시 포함할 수 있다.

'질 항상 운영계획'의 범위(영역)로는 병원의 내부고객뿐만 아니라 외부고객을 대상으로 할 수 있으며 병원에서 제공되는 모든 서비스 즉, 안전관리, 임상진료, 치료결과, 진료전달체계, 행정체계, 업무효율화, 고객만족도, 고충처리 및 민원처리환자 상담, 의료사고 및 의료분쟁

접수 등의 영역에서 의료 질 향상 활동을 수행할 수 있다. 모든 직원들은 질 향상 활동계획에 참여할 책임이 있다.

질 향상과 활동계획은 고객서비스 관련 모니터링 및 지표 관리, 지표 관리를 통한 개선 활동, QI 관련 교육 및 평가, 부서별 질 향상 활동 지원, QI 경진대회 등을 포함할 수 있다. 의료 질 향상을 위해서는 먼저 운영전략 계획(Strategic Plan)을 수립해야 한다. 계획을 수립할 때는 병원의 주요 운영 방향 및 목표를 설정하여 문서화하는 것이 좋다.

운영 전략계획은 병원의 미션 및 비전에 따른 구체적 목표 설정과 중장기 발전 목표 및 단기 발전 목표, 계획을 어떻게 전개해나가고 적용할 것인지, 그리고 실제 적용과 검토(월별, 분기별 진행 상황 검토) 등의 내용으로 수립할 수 있다. 의료 질 향상의 성공요인은 무엇일까? 그것은 경영자의 의지와 전 직원이 총체적으로 참여해야한다. 그리고 개인의 관리보다는 진료 과정이나 체제에 초점을 두며 소급해서 파악하는 것보다는 개선과 예방에 중점을 두어야 한다. 진료의 질 향상이 최우선 목표가 되도록 해야하며 고객중심(내부, 외부 고객)의 의료서비스 제공을 위하여 끊임없이 노력해야 하며 질 향상 활동 시 체계적인 문제해결 방법과 통계적 도구를 사용하여 체계적으로 수집된 자료를 분석하여야만 한다.

질 향상 활동 전담부서(위원회)를 설립하여 환자가 입원하여 퇴원할 때까지의 진료의 전 과정을 모니터링하고 감독하여 양질의 진료를 받을 수 있도록 도와준다. 이러한 질 향상 활동 전담부서(위원회)는 병원 전체 차원 또는 각 부서 차원에서의 질 향상 활동 사업과 이용도 관리, 위험 관리, 만족도 관리, 불만고충 처리,질 향상 활동 교육 등의 역할을 수행한다.

질 향상을 위한 활동계획의 우선순위를 기초로 위원회를 통해 선정된다. 우선순위 결정을 위한 기준은 의학적 중요성, 사회적 중요성, 문제확인 가능성, 성공가능성, 자료를 구하기 쉬운 것, 효율성 등을 고려하여 선정한다. 질 향상 활동계획에 있어서 병원장을 비롯하여 병원장을 비롯하여 QI 위원회, QI 팀 등은 각자의 책임과 의무를 부여받는다.

경영진은 의료기관 차원의 질 향상과 환자 안전 활동계획 수립에 참여해야 한다. 질 향상 활동 계획의 최고 책임은 위원장(병원장)에게 있으며, 위원장(병원장)은 QI 활동 수행과정에 대한 포괄적인 감독과 실행에 대한 최종적인 권한과 책임을 진다. 질 향상과 활동계획을 승인하는 것은 물론이고 QI 활동의 활성화를 위해 분야별 전문성과 기술력을 갖춘 직원 확보 및 질 향상을 위해 필요한 지지와 자원을 제공해야 한다. 또한 위원회에서 수행하는 병원의 모든 질 향상 활동에 대한 보고를 받는다.

[그림 4-21] 질 향상과 환자 안전을 위한 책임과 의무

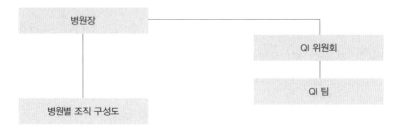

위원회는 각 부서의 QI 위원으로 이루어지며 다음과 같은 책임과 의무를 지닌다. 우선 질 향상과 환자 안전 활동을 자문하고 의사결정을 지원한다. 위원회는 병원장이 위원장이 되며 위원은 위원장이 임명하되, 진료과장, 행정책임자는 당연직으로 하고 간호부장, 감염 관리 책임자, 시설 관리 책임자 등을 포함하여 일정 인원 이내로 구성한다.

위원의 임기는 1년으로 하되, 중임이 가능하고 위원장의 역할은 위원회를 대표하여 회의를 총괄하며, 회의를 소집하고 위원회의 의장이 된다. QI 활동 수행과정과 포괄적인 감독과 실행에 대한 권한과 책임을 갖고 QI 활동 지표 중에서 우선순위를 선정해 QI 활동 내용을 의결하며 병원단위 및 부서단위에서 시행하는 질 향상 개선활동 및 모니터링 결과에 대해 보고받은 후 회의 결과를 부서 단위에 전달하고 공유한다.

위원회는 정기적으로 개최하며, 위원장이 필요하다고 인정할 때는 수시로 소집할 수 있다. 위원회 회의는 재적 2/3 출석으로 개최하고, 출석위원 과반수의 찬성으로 의결하는 원칙으로 운영된다. 위원회에 부의할 안건은 회의 개최 전 일정일까지 위원회로 제출하도록 해야 한다. 단, 위원회의 위원은 위원장의 동의를 얻어 즉석 제안할 수 있다. 또한 부의할 안건은 간사가 설명함을 원칙으로 하되 필요한 경우에는 관계자를 참석하여 설명하게 할 수 있다.

QI 팀의 경우, QI 활동의 계획, 수행, 결과를 위원회에 보고하며 QI 활동을 위한 자료의 수집, 분석, 개선활동에 참여한다. 이를 위해서 병원에서 측정하는 모든 지표를 파악하고 있어야 하며 통계적 지식과 기술을 가지고 있어야 한다. 병원 및 부서 단위에서 시행하는 질 향상 활동을 위원회 산하 관련 소위원에 보고하고, 질 향상 활동에 대한 피드백 및 평가를 지원한다. 그리고 매년 질 향상 활동결과를 QI 경진대회를 통해 전 교직원과 공유하며 보상을 해야 한다.

QI 활동 후 업무로 전환한 내용에 대해 최소 연 1회 이상 모니터링을 실시하며 모니터링 결과에 따라 개선이 필요한 경우에는 이에 대한 개선활동을 하도록 하거나 동일 주제로 QI 프로젝트를 재시행하도록 요청할 수 있다. QI 팀장 또는 팀원은 위원회 및 산하 소위원회의 위원 또는 간사로 역할을 수행한다. 또한 전 직원이 질 향상활동에 훈련될 수 있도록 필요한 교육을 실시하며, 질 관리 및 향상과 관련된 정보를 전 직원이 공유할 수 있도록 지원한다.

'질 향상과 환자 안전 활동 프로그램'에 대한 규정과 절차 사례를 살펴보면, QI 위원회가 연간 병원 차원의 질 향상과 환자 안전을 위한 프로그램을 계획하고 실행하며, 수행도를 모니터링하고 평가한다. 질 향상과 환자 안전 프로그램은 다음의 [그림 4-22]와 같은 우선순위를 기초로 위원회를 통해 선정된다.

첫 번째로 병원의 미션과 사업계획과의 연관성, 그 다음 환자 안전과 관련 있는 문제, 의료의 질 향상, 고객 서비스 개선, 개선활동 용이성 그리고 각종 외부평가 대비의 순서이다. 질 향상과 환자 안전 활동 프로그램의 계획은 연간 질 향상과 환자 안전 활동의 계획, 수행, 평가와 병원 차원의 임상 질 지표 선정 및 측정에 관한 사항, 부서 차원의 질 향상과 환자 안전 활동 선정 및 지원에 관한 사항, 고객 서비스

[그림 4-22] 질 향상과 환자 안전 활동 프로그램 예시

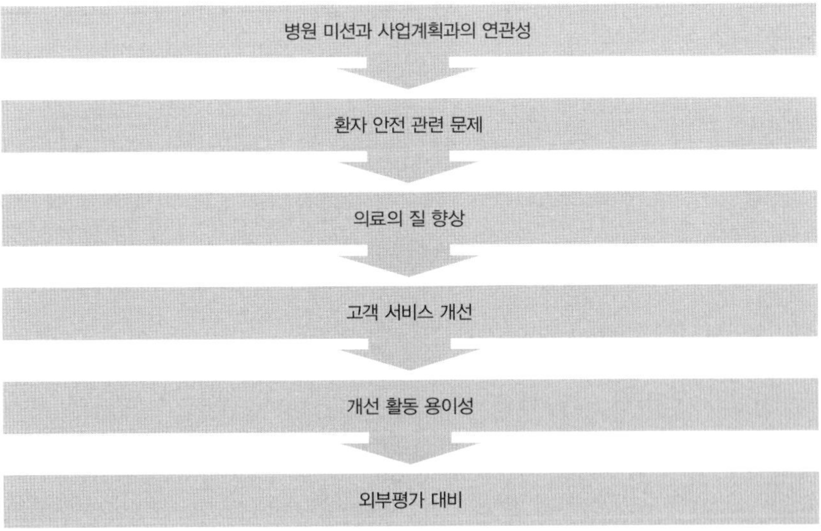

병원 미션과 사업계획과의 연관성

환자 안전 관련 문제

의료의 질 향상

고객 서비스 개선

개선 활동 용이성

외부평가 대비

활동에 대한 사항, 질 향상과 환자 안전 교육에 관한 사항 등을 포함
한다. 질 향상과 환자 안전 활동 프로그램은 위원회에서 의결되고 병
원장의 승인을 받으며, 질 향상과 환자 안전 활동결과, 개선효과, 직원
참여도 등은 병원장에게 지속적으로 보고한다. 이때 질 향상과 환자
안전 활동 FOCUS-PDCA 전 과정을 보면, 제1단계 문제의 발견은 개
선이 필요한 과정을 발견하는 단계이다. 다양한 자료원을 통해 문제점
을 발견하고 문제점을 구체화한다. 문제점은 무엇이 문제이며 문제가
있다는 것을 어떻게 알았는지, 문제가 얼마나 자주 일어나는지, 그리
고 이러한 문제로 인해 어떤 결과가 나타났는지 등의 물음을 통해 구
체화한다. 문제발견 단계에서는 또한 개선할 프로세스를 파악한다.

　제2단계 팀의 조직 단계에서는 그 과정을 파악하고 있는 사람을 팀

(팀장, 간사, 팀원 등)으로 하여 구성한다. 팀을 구성하면서 각 팀원의 역할분담을 하도록 한다.

제3단계 프로세스의 파악 단계에서는 그 과정에 대한 현재의 지식을 명확히 한다.

프로세스 파악 단계에서는 고객은 누구이며 고객이 원하는 것은 무엇인지, 프로세스 범위는 정했는지, 실제흐름은 어떤지, 그리고 프로세스의 최선의 방법은 무엇인지 등을 고려한다.

제4단계 변이의 근본원인 이해 단계는 과정의 변화가 필요한 이유를 이해하는 단계이다. 변이의 근본원인을 파악하기 위해 What, Way, Where, When, How 등의 물음을 통해 자료수집을 하고 어떤 유형의 변이인지 안다. 변이의 원인 파악을 위한 도구로는 브레인 스토밍, 다수결 투표, 플로차트, 원인과 효과도표(Cause and effect diagram) 등이 있다. 이 중 원인과 효과도표는 결과를 가지고 그 결과를 가져오게 한 요인들을 파악하게 함으로서 문제들을 해결할 수 있게 해 주는 도구로 모양이 생선의 뼈를 닮았다고 하여 어골도(Fishbone diagram) 또는 Kaoru Ishkawa가 고안했다고 하여 Ishkawa diagram이라고도 한다. 이러한 원인과 효과도표를 이용함으로서 무슨 일이 왜 일어났는지 발견할 수 있다. 질 향상 활동 도구 중 우선 순위 결정에 필요한 정보를 제공해주는 파레토 차트(Pareto chart)는 문제점들을 발하는 순서대로 나열하여 파악하게 할 수 있도록 해줌으로써 우선순위 결정에 도움을 준다.

'질 향상과 환자 안전 활동을 위한 지속적인 자원 지원'은 위원회가 직원들과 협력하여 질 향상과 환자 안전 활동을 하도록 검토하여 필요시 인적지원, 기술적 지원, 행정적 지원을 제공한다. 인적지원의 경우 질 향상위원회 위원, 각 부서별 담당자 등을 지원하며, 기술적 지원은 교육 및 정보 공유, 외부학회 등록, 활동지원 등이 이뤄지고, 행정적 지원은 원내 경진대회 포상, 외부교육비 지원 등이 있다.

'질 향상을 위한 교육'은 병원직원들이 질 향상과 환자 안전 활동 관련 교육을 연 1회 이상 받는 것이며, 교육방법과 종류로는 강의법, 토의법, e-Learning, 시청각 자료 활용법, 경진대회, 학회 등이 있다. 정보공유는 질 향상과 환자 안전 활동이 효과적으로 시행될 수 있도록 부서 내 구성원들과 정보를 공유하도록 하고, 이러한 활동 등은 교육, 원내 메신저, 공유폴더, 홈페이지, 소식지 등 다양한 채널을 통해 채널을 통해 공유한다.

[그림 4-23] 프로세스상에서 발생 가능한 이슈파트   질 향상 활동

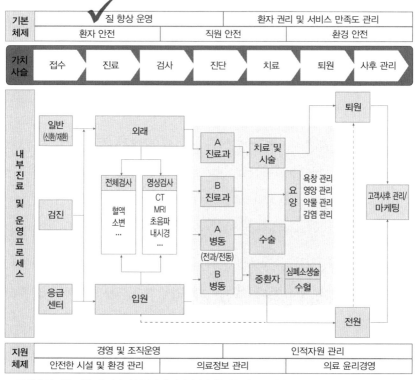

기본체제	질 향상 운영 ✔		환자 권리 및 서비스 만족도 관리	
	환자 안전	직원 안전	환경 안전	

가치사슬	접수	진료	검사	진단	치료	퇴원	사후 관리

지원체제	경영 및 조직운영		인적자원 관리	
	안전한 시설 및 환경 관리	의료정보 관리	의료 윤리경영	

※ 질 향상의 경우, 병원 내 전사적 영역에서 관리되어야 할 필수적 요소이다.

주요 체크사항

1. 질 향상 활동을 위한 계획의 승인 프로세스
   - QI 위원회의 주요 책임은 우선순위 설정이다. 병원의 인력과 자원에 비해 수행해야 할 질 향상 활동이 더 많다. 따라서 위원회는 고위험, 문제발생 소지가 높은 진료나 환경 안전성과 직결되는 사항을 우선순위로 정해야 한다. 위원회는 부서 및 병원단위의 QI 활동계획을 접수한 후, QI 위원회의 우선순위 사항에 대하여 의결하고 보직자에게 보고하면 병원장은 승인한다.

2. 질향상 활동 보고체계
   - 보고체계는 정보의 체계적인 의사소통 및 자료의 감시와 검토, 측정과정과 결과에 대한 개선과 관련된 피드백으로 구성되고 각각의 측정 결과는 정해진 시간 틀에 따라 보고되어야 하며 QI 팀에 문서화된 형식으로 지속적으로 보고되어야 한다. 그리고 QI 팀에서는 보고된 자료를 분석하고 개선이 유지될 수 있는 활동을 확인한다. 질 향상에 대한 자료와 정보는 극히 제한되어 이용되어야 하며, 이러한 정보가 필요한 사람은 권한을 부여받아서 이용할 수 있다. 또한 질 향상활동 보고서의 보고 주기는 연간 계획의 일정에 따르며, 지표의 보고 주기는 분기별로 하나 지표의 특성에 따라 해당 부서에서 주기를 재선정하여 적용할 수 있다.

3. QI 위원회의 책임과 의무
   - 위원회는 각부서의 QI 위원으로 이루어지며, 질 향상 활동 수행과정과 포괄적인 감독과 실행에 대한 권한과 책임을 갖는다. 위원회는 QI 지표 중에서 우선순위를 선정하고 활동 내용을 의결하며 조직단위에서 시행하는 질 향상 개선활동에 대해 보고받는다. 또한 지속적인 질 향상 활동에 대한 모니터링 결과를 보고 받고 QI 위원회는 회의 결과를 부서 단위에 전달하고 공유한다.

✦ 환자 안전활동

조사 기준	2.2 환사 안전보고체계에 따라 환자 안진 활동을 수행한다.
조사 목적	의료기관은 잘못된 부위의 수술 및 시술, 투약 오류, 자살, 낙상, 수혈 부작용 등의 환자 안전사고를 예방하기 위하여 적절한 보고체계를 수립하고, 원인분석 및 개선활동을 통해 효율적이며 체계적인 환자 안전 활동이 이루어지도록 유도하여야 한다.

	조사항목 (S, P, O)	조사 방법	유형	조사 결과
1	의료기관 차원의 환자 안전 보고체계가 있다. (S)	DR	A	☐ ☐ 유 무
2	직원은 환자 안전 보고절차에 따라 보고한다. (P)	ST	B	☐ ☐ ☐ 상 중 하

'환자 안전 보고체계 활동'의 목적은 환자의 안전을 위협하는 요인이나 사고 및 손상 가능성을 조기에 발견하여 제거함으로써 환자 안전 사고의 감소 및 예방은 물론 병원손실을 최소화하기 위함이다. 즉 환자 안전 활동에서 의미하는 환자 안전사고는 병원 내에서 환자에게 발생할 수 있는 안전에 관한 모든 사항으로 즉 낙상, 잘못된 환자/위치/수술, 자살, 투약 사고, 시술/검사/수혈 등을 의미한다. 환자 안전사고의 경우 [표 4-7]과 같이 '근접오류(아차사고, Near miss)', '위해사건 (Adverse event)', '적신호 사건(Sentinel event)'으로 나눌 수 있다.

병원은 환자 안전을 위협하는 사고 발생에 대비하여 원내 보고체계를 수립하여 직원에게 공지하도록 한다. 원내 보고체계는 사고 발생시 보고 절차, 근본 원인 분석 및 사고 처리방법, 사후 관리, 개선 활동, 전 과정에 모니터링 결과 경영진(병원장) 보고 등을 포함한다. 그리고 수립된 보고체계는 반드시 전 직원에게 공지하여 안전사고 발생 시 수립된 보고체계에 의해 보고되도록 관리한다.

환자 안전사고 발생을 목격한 직원은 [표 4-8]의 사고 분류에 맞게 적절한 대응 후 〈환자 안전사고 보고체계〉에 따라 보고한다.

환자 안전사고 발생 후에 사고보고서를 작성하고 관리해야 한다. 사고보고서 작성은 사고를 조기에 찾아내 발생 초기나 발생 직후에 처리나 보상이 가능하도록 하는 데 목적이 있다. 그리고 사고보고서를 통해서 병원 내에서 발생하는 모든 문제점을 알아내고 그것에 대처할 수 있게 하여 사고로 인한 후유증을 최소화할 수 있다. 사고보고서는 사

[표 4-8] 환자 안전사고 분류

안전사고 분류		사고의 정의
1	근접오류	환자에게 해를 끼치지 않았지만 재발 시 중대한 위해를 초래할 수 있는 프로세스 오류 등을 포함한다.
2	위해사건	환자의 치료과정 중 발생한 사망이나 상해, 낙상, 투약 오류, 중대한 사고발생 등 예상하지 못한 좋지 않은 상황을 말한다.
3	적신호 사건	환자 안전사고 발생으로 인해 영구적 손상을 입거나 사망하는 경우 등을 포함한다.

[표 4-9] 환자 안전사고 보고체계 예시

안전사고 발생		직원 대응	사고 보고서 작성
1	근접 오류	문제 발견 직원은 자발적 보고	7일 이내
2	위해사건	사건 발견 직원은 응급처치 등 적절한 사고 처리	3일 이내
3	적신호 사건	사건 발생 부서 관련 직원은 응급처치 등 적절한 사고 처리	3일 이내

고를 목격했거나 발견힌 사람이 작성할 책임이 있고 사고 발생에 관해서 직접적으로 알고 있는 사람 등이 될 수 있다. 안전사고 중 근접오류사고의 자발보고는 매우 중요하다. 이는 사고로 발전될 있는 모든 위해요인에 대한 정보를 수집, 분석, 기록하고 사전에 적절한 대응책을 마련함으로써 대형사고의 발생을 예방할 수 있기 때문이다. 사고보고의 범위도 구체적으로 마련해 전 직원에게 공지하여 수행되도록 한다.

사고 보고서를 부서장이 취합 후 바로 시행 가능하거나 즉시 해결해야 할 긴급한 사건이 있으면 관련된 직원과 함께 원인 분석 및 개선활동을 시행할 수 있다. 단일 부서 내의 업무와 관련된 사건은 부서가 주도로 부서장, 부서원이 참여하여 원인 후 개선활동을 할 수 있으나 근본적인 원인분석(사건과 관련된 시스템과 업무절차 분석, 치료과정과 관련된 원인, 조직운영과 관련된 원인, Root Cause Analysis, 이하 RCA)[5]과 논의는 관련 회의체(위원회)로 또한 이러한 사고 보고의 경우 계획에 따라 개선활동 후 분기별로 평가하여 보고한다.

진료 행위 중 발생할 수 있는 예측할 수 없는 불확실한 상황, 사고 또는 경제적 손실 등의 위험도를 관리해야 한다. 이러한 위험 관리는 의료서비스 중 발생할 수 있는 위험상황이나 사고를 발생 초기에 미리 파악하여 위험발생 가능성에 대한 사전관리를 통해 경제적, 정신적 손실로부터 환자 및 보호자, 의료진 및 의료기관을 보호하여 최상의 적정 진료를 제공하도록 하는 의료 질 향상 활동이다.

---

5) '근병원인분석'은 사고발생 후 시스템과 과정의 결함에 중점을 두어 사건 발생 원인을 알아내고, 확인된 원인에 따라 사고의 시작과 전개를 후행적으로 검토하고 세밀히 조사하는 구조적 접근 방법을 의미한다.

위험 관리(환자 안전 관리) 분석과 활동과정은 '위험의 발견', '위험평가' 그리고 '위험 관리', '위험 관리 활동평가'로 나뉜다. '위험의 발견'은 의료서비스를 제공하는 과정에서 발생하는 위험을 발견하는 단계를 의미한다. 이때 이뤄지는 환자 안전 보고서는 근접오류 보고서, 위해사건 보고서, 적신호사건 보고서 등이 있다. 또한 이 단계에서는 환자 안전과 관련된 지표 모니터링 자료와 각종 위원회 보고서 및 회의록 등 다양한 자료를 수집한다.

그리고 '위험평가 단계'는 발생하는 위험의 유형, 발생빈도 및 추이 예상되는 상황 등을 평가하는 단계를 의미한다. '위험 관리'는 문제를 발생시키는 근본적이고 일반적인 원인을 공략하여 문제의 재발을 방지하고 예방하기 위한 개선안을 마련, 적용하는 단계이다. 문제와 관련된 인적자원과 프로세스, 장비 환경 등의 시스템 등 모든 요인을 분석한다. 적신호사건에 대한 근본적인 원인분석은 반드시 필요하다. 현재 손상은 없으나 위험이 내재된 문제는 유형과 추이를 잘 살핀다. 근병원인으로 결정할 수 있는 기준은 그 원인이 없었다면 그 문제는 발생하지 않았을 것이고, 그 원인이 없어지거나 교정된다면 그 문제는 재발하지 않을 것 등이다. 개선활동 시에는 인력 및 장비 지원, 프로세스 수정, 직원교육, 프로토콜 제작 등 다양한 전략을 선택한다. 마지막으로 '위험관리 활동 평가'이다. 이는 분석과 활동 과정이 끝나고 나서 재평가는 개선안 적용 후 효과를 주기적으로 모니터링하고 발생빈도 및 추이를 평가하는 단계를 의미한다.

[그림 4-24] 환자 안전 관리 분석과 활동 과정

STEP 1	위험의 발견	• 근접오류보고서 • 위해사건보고서 • 적신호사건보고서 및 자료 수집
STEP 2	위험 평가	• 위험의 유형, 발생빈도 및 추이 등을 평가
STEP 3	위험 관리	• 원인분석 및 개선활동
STEP 4	위험관리 활동 평가	

[그림 4-25] 프로세스상에서 발생 가능한 이슈파트 – 안전사고

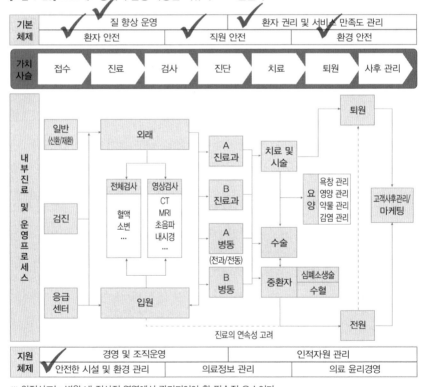

※ 안전사고는 병원 내 전사적 영역에서 관리되어야 할 필수적 요소이다.

주요 체크사항

1. 환자의 안전사고 종류는?
   - 수술/시술 관련: 잘못된 부위, 감염, 합병증, 마취관련, 수술적 오류, 낙상
   - 의약품 관련: 보관, 처방, 조제, 투약, 모니터링
   - 검사/치료 관련: 진단, 처치, 검사, 지연된 치료, 억제대 관련, 식이요법 관련
   - 환경 관련: 화재, 시설물, 폐기물, (비)의료장비, 비품 관련, 화상
   - 혈액 관련: 혈액 보관, 수혈, 혈액 반납, 혈액 폐기
   - 보안: 자해 및 자살, 탈원, 폭행, 강간, 살인

2. 환자 안전사고 발생 시 보고체계
   가. 병동(간호부)과 주치의에게 보고한다.
   나. 주치의의 지시에 따라 응급조치 및 문제 해결을 한다.
   다. 환자 안전사고 발생 경위서 및 환자 안전사고 보고서를 작성한다.
   라. 결과분석 및 개선활동을 수행하고 간호부, 경영진에 보고한다.
   마. 환자 안전사고 재발방지를 전 직원 정보공유 및 정보공유 및 재평가를 실시한다.

+ 의료서비스 만속도 관리

조사 기준	2.3 의료서비스 만족도 조사를 수행하고 관리한다.
조사 목적	의료기관은 의료기관에서 제공하는 의료서비스에 대한 만족도를 지속적으로 조사하고 관리하여야 하며, 조사한 자료는 분석과 개선활동에 활용되어야 한다.

	조사항목 (S, P, O)	조사 방법	유형	조사 결과
1	의료서비스 만족도 조사를 수행한다. (P)	ST	A	☐ 유 ☐ 무
2	의료서비스 만족도 조사 결과를 분석하여 개선한다. (P)	ST	A	☐ 유 ☐ 무
3	의료서비스 만족도 분석결과를 보고한다. (P)	ST	A	☐ 유 ☐ 무
4	의료서비스 만족도 분석결과를 공유한다. (P)	ST	A	☐ 유 ☐ 무

건강의 중요성에 대한 국민들의 인식변화와 그에 따른 수요의 증가로 인해 의료인력 및 의료기관의 증가는 결국 의료기관 간에 극심한 경쟁을 초래할 수 밖에 없었다. 따라서 의료기관은 의료소비자 욕구에 부응하기 위해 차별화된 고품질 의료서비스를 제공하여야만 한다. 의료서비스 품질과 고객 만족이 경영성과에 미치는 중요성을 인식하여 고객 만족과 의료서비스 질과의 관계를 밝히기 위해 많은 연구들이 이루어져 왔다.

'의료서비스 만족도 관리'의 목적은 해당 병원(이하 '병원')의 사명, 환자의 요구, 제공되는 의료서비스 등을 고려하여 지표를 선정하고 관리하여 환자 안전 및 의료 서비스의 질 향상을 위함이다.

'의료서비스 만족도'에 관한 전반적인 관리는 해당 팀을 편재하여 주관하며, 급식 서비스 만족도에 관한 전반적인 관리는 영양팀이 주관한다. 이들은 만족도 조사를 연 1회 이상 실시하여 1개월 이내로 조사한다.

'의료서비스 만족도 조사대상'은 크게 외래환자, 입원환자, 보호자 세 분류로 나뉘며, 외래환자는 원내 1회 이상 외래진료를 받은 자를 의미하고 입원환자는 원내에 입원환자로 등록된 자를 의미한다(단, 설문지를 작성할 수 없을 정도의 작업능력 및 인지기능이 떨어지는 환자는 제외). 보호자는 원내에서 환자를 간병하는 가족구성원을 의미하고 공동 및 개인 간병사는 이에서 제외한다. 만족도 조사 시 외래환자 및 관련 보호자는 '의료서비스 만족도 설문지(외래환자용)'을 활용한다. 입원환자 및 관련 보호자는 '의료서비스 만족도 설문지(입원환자용)'을 활용한다.

'만족도 조사의 절차'는 먼저 각 병동 및 로비 게시판에 의료서비스 만족도 조사에 관한 알림문을 게시하여 홍보하며, 홍보물에는 제목, 목적, 조사대상, 조사기간, 비밀보장원칙, 기타 등을 명시하여야 한다. 만족도 조사의 자료수집은 환자의 상태, 설문 거부 등으로 인해 전수

[그림 4-26] 의료서비스 만족도 조사의 절차

STEP 1	STEP 2	STEP 3	STEP 4	STEP 5
설문 조사에 관한 홍보	자료수집	자료분석	보고서 작성	의료서비스 향상

조사가 불가능하기에 기본적으로 유의표집 방식으로 수집한다.

외래환자는 외래담당 간호사가 설문을 받으며, 입원환자 및 보호자는 담당 관련 부서 직원이 원내 라운딩을 통해 설문을 받는다. 조사가 끝난 후, 수집된 자료는 빈도분석, 평균값, 교차분석 등 필요시 상기 외의 다른 통계기법을 사용하여 분석한다.

조사 및 통계가 마무리되면 보고서를 작성한다. 보고서는 원내 규정에 따라 회의체(위원회)를 소집하여 각 위원들에게 공지한다. 그리고 위원들은 각 부서에서 부서원들과 의료서비스 만족도 조사결과를 공유해야 한다. 필요시 표나 도식화된 통계치를 제시할 수 있다. 완성된 보고서의 내용을 토대로 원내 해당 부서는 의료서비스의 질 향상을 도모할 수 있다. 또한, 각 부서 자체 회의를 개최하여 조사보고서 내용을 토대로 의료서비스 질 향상을 위한 방안을 강구한다.

[그림 4-27] 프로세스상에서 발생 가능한 이슈파트 – 서비스 만족도

기본 체제	질 향상 운영		✔ 환자 권리 및 서비스 만족도 관리	
	환자 안전	직원 안전	환경 안전	

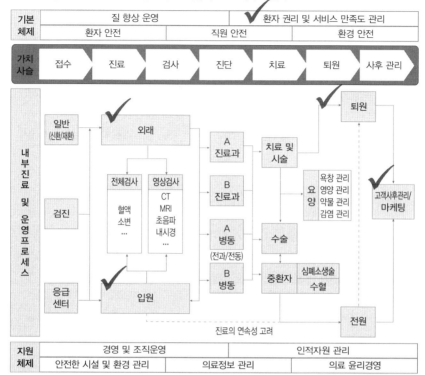

지원 체제	경영 및 조직운영		인적자원 관리	
	안전한 시설 및 환경 관리	의료정보 관리	의료 윤리경영	

※ 서비스 만족도의 경우, 고객의 병원 이용에 대한 만족도를 조사하는 것으로 의료서비스의 제공 영역 내에서
뿐만 아니라 사후적으로 관리되어야 할 필수적 요소이다.

주요 체크사항

1. 의료서비스의 만족노 소사에 대한 대상
   • 의료서비스 만족도 조사대상은 크게 '외래환자', '입원환자', '보호자' 세 분류로 나뉘며, 외래환자는 원내 1회 이상 외래진료를 받은 자를 의미하고 입원환자는 원내에 입원환자로 등록된 자를 의미한다. 조사 시 외래환자 및 관련 보호자는 '의료서비스 만족도 설문지(외래환자용)'을 활용한다. 입원환자 및 관련 보호자는 '의료서비스 만족도 설문지(입원환자용)'을 활용한다.

2. 의료서비스 만족도 조사의 단계
   • 의료기관은 연간 사업계획에 따라 의료서비스 만족도 조사를 정기적으로 시행한다. 구체적인 의료서비스 만족도 조사대상, 조사 방법 등은 해당 의료기관이 정하여 대상에 관해 홍보를 하고 자료를 수집하며 분석하여 그에 따른 자료를 분석한다. 필요시에는 의료서비스 만족도 조사 결과를 개선활동에 이용할 수 있고 의료서비스 만족도 분석결과는 경영진 및 관련 부서장에게 보고하도록 하며 의료서비스 만족도 분석결과를 관련 직원들과 공유하여 의료서비스 향상을 위해 노력한다.

제5장

요 양 병 원 의 환 자 진 료 체 계

환자진료체계는 병원의 프로세스 관점에서 매우 중요한 부분으로 대기시간 같은 경우 환자 및 보호자의 병원 서비스에 대한 만족도와 직결되며, 전과/전동 등 진료의 연속성 측면에서는 의료사고와 연결될 수 있는 중요한 부분이다. 그러므로 주요한 진료전달체계마다 필수적으로 수행해야 하는 규정, 환자를 처음 접했을 때 수행해야만 하는 환자 초기평가, 검사 시마다 발생하는 각 검사별 검사과정에 대한 규정 및 수행절차 등을 점검해야 한다. 기본적으로 의료기관에서의 환자는 크게 외래환자, 입원환자부터 시작하여 등록에 따른 초진환자, 재진환자와 환자의 급여종류에 따른 국민건강보험환자, 의료급여환자, 일반환자 등으로 나뉜다. 요양병원의 인증은 프로세스 절차상 발생 가능한 외래환자, 입원환자, 전원환자, 검사환자, 전동환자, 퇴원환자 등에 대한 규정과 절차의 표준화 및 직원의 절차개선 노력 정도를 본다.

각 단계마다 발생 가능한 사고의 최소 및 진료의 연속성에 문제가 발생하지 않도록 초기평가에 대한 수행 여부, 검사과정에서의 절차구축의 여부 및 개선 노력도 등을 평가한다. 즉 적절하고 안전한 치료를 제공하기 위하여 의사와 간호사는 입원 시 초기평가를 수행하고, 환자진료에 참여하는 직원들이 활용할 수 있도록 의무기록에 기록하며 환자를 담당하는 직원들과 초기평가 기록을 공유해야 한다. 또한 의료기관은 검사실의 안전 관리를 위해 보고체계, 안전 관리 절차를 정립하고, 검사실 직원에 대한 안전 관리교육, 검사장비의 예방점검, 개인보호구 착용, 방사선 위험물질 관리 등 안전 관리 절차를 준수해야 한다.

1. 진료전달체계와 평가

범주	조사 기준
[진료전달체계]	3.1.1 외래환자의 등록 절차가 있다.
	3.1.2 입원수속에 대한 절차를 갖추고 있다.
	3.1.3 환자의 전과/전동 및 근무교대 시 진료의 연속성을 확보하기 위한 규정을 갖추고 있다.
	3.1.4 진료의 연속성을 유지하기 위해 퇴원 및 전원 절차에 따라 퇴원 또는 전원한다.
[환자 평가]	3.2 적절한 진료서비스를 제공하기 위해 입원환자의 요구를 확인하고, 초기평가를 수행한다.
[검사체계]	3.3.1 정확한 검체검사를 적시에 제공하기 위한 검사과정을 관리한다.
	3.3.2 정확한 영상검사를 적시에 제공하기 위한 검사과정을 관리한다.
	3.3.3 검사실 안전 관리 절차를 확립하고, 이를 준수한다.

✚ 진료전달체계 – 외래환자 등록 절차

조사 기준	3.1.1 외래환자의 등록 절차가 있다.
조사 목적	의료기관은 외래환자의 등록에 대한 표준화된 절차를 수립하고, 이를 담당하는 직원은 절차를 준수한다.

	조사항목 (S, P, O)	조사 방법	유형	조사 결과
1	외래환자 등록절차가 있다. (S)	DR	A	☐ ☐ ☐ 유　무　미해당
2	외래환자 등록절차를 준수한다. (P)	IT	B	☐ ☐ ☐ 상　중　하 ☐ 미해당
3	외래환자 등록시 환자 또는 보호자에게 정보를 제공한다. (P)	IT	B	☐ ☐ ☐ 상　중　하 ☐ 미해당
4	진료일정에 대한 정보를 제공한다. (P)	ST	A	☐ ☐ ☐ 상　중　하 ☐ 미해당

　'진료전달체계'에서 등록절차의 여부를 조사하는 목적은 외래환자 등록에 대한 표준화된 절차를 수립하고 담당 직원은 절차를 숙지해 준수함으로써 환자나 보호자가 신속하고 정확하게 진료를 받을 수 있도록 하기 위함이다. 이때, 외래환자는 외래를 통해 검사 및 진료를 받기 위해 등록된 모든 환자를 말한다.

　'외래환자 등록절차'는 환자를 처음 접한 시점에서 환자의 진료요구가 병원의 진료범위와 자원에 적합한지 확인 후 진료를 시행한다. 모든 진료는 당일접수 및 예약을 원칙으로 한다. 외래환자는 초진환자와 재진환자로 분류히여 등록하며, 급여종류에 따라 국민건강보험환자, 의료급여환자, 산재환자, 자동차 보험환자, 중증/희귀질환환자 및 일반환자로 분류하여 등록한다.

외래환자의 진료예약 방법은 전화, 팩스, 인터넷, 방문 등으로 가능하고 당일진료 접수 시 예약환자의 진료를 우선으로 하며 당일 진료환자는 진료대기시간이 지연될 수 있음을 사전에 설명한다. 진료 예약 및 변경, 취소의 경우에도 의료기관의 사정에 따라 진료예약과 같은 방법으로 진행할 수 있다.

병원은 원내 게시판이나 병원 홈페이지 등을 이용하여 진료 및 접수시간 정보 외에도 환자 및 보호자에게 진료과목 및 진료내역이 명시된 진료일정 정보를 제공함으로써 진료 및 진료 예약에 불편함이나 차질이 없도록 한다. 특히 진료과목(의사)이나 진료일정이 변경되는 경우에도 즉시 변경된 사항을 반영한다. 그리고 담당자를 정하여 주기적으로 진료내역 및 일정표를 점검하도록 한다.

외래환자 등록은 초진환자(신환) 등록과 재진환자 등록으로 나뉜다. 초진환자(신환) 등록은 당일 내원하여 접수하는 것을 의미하며 환자에

[표 5-1] 외래 환자진료 및 접수 시간 예시

구분		시간
접수시간	평일	08:30 ~ 17:00
	토요일	08:30 ~ 12:00
진료시간	평일	09:00 ~ 17:30
	토요일	09:00 ~ 12:30

게 필요한 의료진 및 진료과 안내는 접수하는 창구의 안내를 받아 접수한다. 상담결과 응급환자로 판명될 경우는 신속히 응급실로 연계하여 적절한 조치 및 진료가 진행될 수 있도록 한다. 만약 해당 의료기관의 능력으로는 응급환자에 대하여 적절한 응급의료를 할 수 없다고 판단한 경우(대부분의 요양병원이 그러하다)에는 지체 없이 그 환자를 적절한 응급의료가 가능한 다른 의료기관으로 이송하여야 한다.(《응급의료에 관한 법률》 제11조) 등록 시에는 건강보험증이나 의료급여증과 신분증 등을 통하여 환자확인을 한 다음 환자 인적사항을 환자인적 정보에 등록하고 접수한다.

진료과 접수 시 초진환자의 경우에는 접수 전 진료과에 의뢰하여 진료 가능여부를 확인한 후 진료과를 지정하도록 한다. 등록하는 직원은 환자에게 개인정보 수집·이용·제공 동의서에 대해 설명하고 서명을 받는다. 외래 진료절차는 제일 먼저, 병원 외래 창구에서 접수를 하며 보호환자 의뢰서 지참여부 확인 등을 통하여 진료를 받을 수 있다.

이때 직원은 진료과 사정에 의해 진료과장 선택의 제한 또는 변경이 가능함을 안내한다. 수납은 진료과에서 진료 후 원무창구에서 수납한다. 반면에 재진환자의 경우 원무과 접수창구에 방문하여 접수 후 각 진료과에서 진료를 받으며 직원은 환자에게 진료과 사정에 의해 진료과장 선택의 제한 또는 변경이 가능함을 안내한다. 당일 전화접수자는 원무과 접수창구에 방문하여 각 진료과에 접수한다. 재진환자의 외래 진료절차는 원무과 접수창구에 방문하여 접수 후 각 진료과에서 진료를 받는 것이며 수납은 진료과에서 진료 후 원무창구에서 수납한다.

환자를 급여종류에 따라 분류할 경우, 국민건강보험환자는《국민건강보험법》의 적용 대상자이며, 의료급여환자는《의료급여법》의 적용 대상자이다. '의료급여환자'의 경우 1차 의료기관(병, 의원급)의 진료의뢰서를 반드시 지참하여야 한다. 환자 자의로 타과 진료를 받고자 하는 경우 진료를 보고자 하는 과에 대한 1차 의료기관의 의뢰서가 있어야 의료급여 적용을 받을 수 있다.

'산재환자'는《산업재해보상보험법》의 적용 대상자를 말하며 4일 이상 요양이 필요할 경우 (관할 근로복지공단, 사업장, 산재보험의료기관 제출용) 산업재해요양신청서 3부를 사업주 날인하여 근로복지공단에 제출 후

[그림 5-1] 외래환자 등록 체계

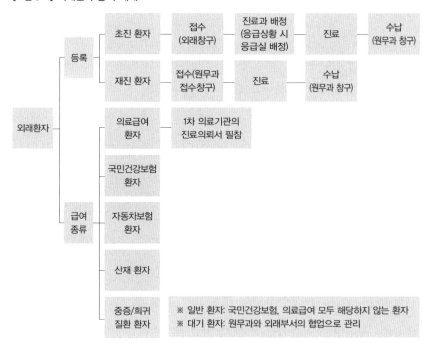

업무상 재해로 인정받아야 한다.

'자동차보험환자'는 병원과 계약된 보험취급회사의 자동차보험에 가입된 차량에 의한 피해자로 종합보험 및 책임보험의 적용 대상자를 말한다.(건강보험심사평가원의 자동차보험진료수가 주요기준 참고)

'중증/희귀질환환자'는 담당의사가 전산으로 중증진료 신청서를 작성한 후 제증명계 담당자가 건강보험공단으로 신청한다(의료급여 환자는 관할구청에 팩스로 신청한다). 단, 타병원에서 중증/희귀질환환자로 등록된 경우는 공단자격 검증 후 별도의 절차 없이 등록한다.

'일반환자(외국인 포함)'는 국민건강보험, 의료급여, 산재, 자동차보험, 중증/희귀질환에 등록되지 않은 환자를 말한다. '대기환자'는 원무과와 외래 부서의 협업으로 관리한다. 외래진료 혹은 검사가 지연될 때는 외래에서 환자와 보호자에게 지연 이유와 대기 순번을 설명한다. 오후 진료 마감시간 전 대기 환자가 많이 발생하였을 때, 외래부서에서 접수마감에 대한 연락이 오면 창구에서는 마감을 공지하고 해당 진료과장의 향후 진료 일정을 안내하여 다시 내원하도록 안내한다.

[그림 5-2] 프로세스상에시 발생 가능한 이슈파트 외래환자 등록절차

기본	질 향상 운영		환자 권리 및 서비스 만족도 관리	
체제	환자 안전	직원 안전	환경 안전	

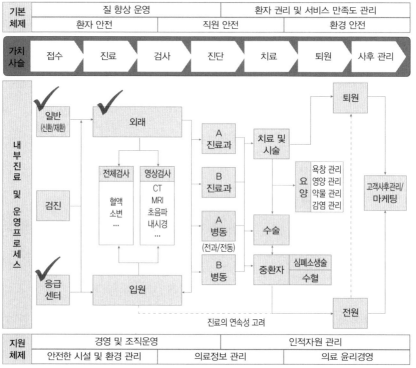

지원	경영 및 조직운영		인적자원 관리	
체제	안전한 시설 및 환경 관리	의료정보 관리	의료 윤리경영	

※ 외래등록의 경우, 병원 최초 접점에 대한 규정 및 절차에 대한 이슈이며 초진과 재진 등의 환자의 기존 고객
유무에 따라 절차가 나뉘게 된다.

주요 체크사항

1. 외래환자의 등록절차
   - 외래환자 등록절차에는 다음과 같은 내용을 포함할 수 있다. 외래환자진료를 하지 않는 의료기관의 경우에는 '미해당'으로 간주한다.
     - 외래 접수방법
     - 진료예약 방법
     - 외래진료 절차
     - 진료과 선택 안내
     - 진료일정 관련 정보제공 방법
     - 개인정보 수집 및 활용에 대한 동의절차
     - 등록 시 환자에게 설명해 주어야 하는 정보: 의료급여의뢰서 지참 등

2. 초진환자와 재진환자의 등록절차 차이
   - 초진환자(신환) 등록은 당일 내원하여 접수하는 것을 의미하며 환자에게 필요한 의료진 및 진료과 안내는 접수하는 창구의 안내를 받아 접수한다. 상담결과 응급환자로 판명될 경우는 신속히 응급실로 연계하여 적절한 조치 및 진료가 진행될 수 있도록 한다. 등록 시에는 환자 인적사항을 환자 인적 정보에 등록하고 보험자격 확인 후 접수한다. 환자가 본인 질병에 대해 진료과를 지정하지 못하고 내원했을 경우 접수 전 진료과에 의뢰하여 진료과를 지정할 수 있도록 한다.
   - 등록하는 직원은 환자에게 개인정보 수집·이용·제공 동의서에 대해 설명하고 서명을 받는다. 외래 진료절차는 제일 먼저 본원 외래 창구에서 접수를 하며 보호환자 의뢰서 지참여부 확인 등을 통하여 진료를 받을 수 있다. 이때 직원은 진료과 사정에 의해 진료과장 선택의 제한 또는 변경이 가능함을 안내한다. 수납은 진료 후 원무창구에서 수납한다.
   - 재진환자의 경우 원무과 접수창구에 방문하여 접수 후 각 진료과에서 진료를 받으며 직원은 환자에게 진료과 사정에 의해 진료과장 선택의 제한 또는 변경이 가능함을 안내한다. 당일 전화접수자는 원무과 접수창구에 방문하여 각 진료과에 접수한다. 재진환자의 외래 진료절차는 원무과 접수창구에 방문하여 접수 후 각 진료과에서 진료를 받는 것이며 수납은 진료과에서 진료 후 원무창구에서 수납한다.

✚ 진료전달체계 – 입원수속 절차

조사 기준	3.1.2 입원수속에 대한 절차를 갖추고 있다.
조사 목적	의료기관은 입원수속에 대한 표준화된 절차를 수립하고, 이를 담당하는 직원이 절차를 숙지하고 준수한다.

	조사항목 (S, P, O)	조사 방법	유형	조사 결과
1	입원수속 절차가 있다. (S)	DR	A	☐ ☐ 유 무
2	입원수속 담당 직원은 절차를 준수한다. (P)	IT	B	☐ ☐ ☐ 상 중 하
3	입원 시 환자 또는 보호자에게 입원생활 안내와 진료 비용에 대한 내용을 설명한다. (P)	IT	B	☐ ☐ ☐ 상 중 하

'입원수속 절차'에 대한 조사를 하는 목적은 환자 입원수속 절차를 표준화시켜 진료 서비스를 보다 효율적이고 합리적으로 제공하기 위함이며 입원수속이란, 환자가 외래나 응급실 진료 후 의사가 발부한 입원결정서를 가지고 입원을 하기 위한 절차를 말한다.

'입원수속 절차'는 입원상담에서 시작되며 입원 상담 후 환자나 보호자가 입원을 원할 때는 소견서를 요청해 받은 후 진료부에 검토 요

[그림 5-3] 입원수속 흐름도

┌─ STEP 1 ─┐	┌─ STEP 2 ─┐	┌─ STEP 3 ─┐	┌─ STEP 4 ─┐	┌─ STEP 5 ─┐
입원 상담	입원 수속 (입원약정서 작성 및 병실 배정)	입원과 관련된 제반사항 설명 (선택진료, 입원생활 안내, 비급여 등)	환자 상태 점검 및 낙상보고서 작성 (낙상환자 발생시)	입원수속 완료 (병동 안내)

청한다. 진료부에서 입원결정이 되면 원무담당자는 환자 및 보호자와 연락해 입원일 및 병실을 정하고, 입원순서 배정은 입원 예약 순서대로 하되 환자 증상, 진료과, 병실 현황에 따라 달라질 수 있다. 입원환자는 내원 동기나 진료형태에 따라 외래와 응급실 환자로 구분되며, 담당의사의 입원지시가 있는 환자의 경우 원무창구에서 병실을 배정한다. 입원환자는 입원 우선순위, 병실배정 기준에 따라 병실을 배정하며 입원수속 시 환자 또는 보호자에게 입원생활 안내와 진료 비용에 대한 내용을 설명해야 한다.

입원 순서 배정은 다음과 같으며 입원이 지연되는 환자의 경우 적절한 조치를 취하도록 하며 환자의 질병, 재정상태, 보증인 유무, 종교, 인종 및 언어적 장애 등의 사유로 입원을 거부해서는 안 된다. 단, 입원할 병실이 없는 경우 예외로 하며 입원의 판단은 환자와 보호자의 동의를 받아 결정한다.

입원수속의 경우 원무팀 입·퇴원 담당자는 당일 입원예정자 명단과 인적 사항을 확인하며 입원 시 순서배정은 입원 등록한 차례대로 병실을 배정하나 병실이 부족하다면 환자의 증상, 진료과 등에 따라 입

[표 5-2] 입원 순서 배정(우선순위)

우선순위	대상환자	비고
1순위	응급 또는 중환자 중 긴급진료가 필요한 환자	
2순위	입원 예약 환자	
3순위	입원 예약환자 중 전일 병실이 없어 입원하지 못한 환자	
4순위	당일 입원 결정 환자	

원 순서를 결정히여야 한다. 그리고 입원지연 환자의 경우 외래진료 및 입원상담 후 입원당일 병실이 없어 즉시 입원이 어려운 경우에는 입원예약 접수절차를 끝낸 후 귀가하여 대기하도록 하고, 병실배정 후 연락을 하며 입원상담 후 바로 입원을 원하나 병원 자리가 없는 경우 입원할 수 있는 병원을 안내한다. 또한 입원예약 환자인 경우 입원 수속 절차에 따라 관련 서류(입원약정서, 간병인 신청서[절차검토필요], 상급병실 사용 신청서, 개인정보 수집 및 이용에 관한 동의서)를 배부하고 내용에 대하여 환자, 보호자에게 설명 후 작성토록 한다. 마지막으로 입원 환자의 보험 유형에 따른 관련서류(자보[지불보증서], 산재[산재 승인서 또는 전원승인서], 의료급여[진료의뢰서])를 확인한다.

외래환자의 경우, 외래진료 후 입원이 결정되면 환자가 원무과 원무 창구에서 입원약정서를 작성한다. 입원담당자는 우선순위 및 병실배정기준에 따라 병실을 배정하도록 하며 입원 구비서류가 미비한 환자는 서류가 완료될 때까지 입원을 유보할 수 있다. 단, 응급을 요하는 환자에 대하여 입원 수속 후 서류를 보완시킨다. 만약 당일 입원 병실이 부족하여 부득이 입원수속을 할 수 없는 경우는 입원예약을 할 수 있으며 향후 예약일자에 내원하여 입원수속을 한다. 입원수속 창구(원무팀)에서는 입원사실 공개여부를 확인하고 입원에 관련된 제반사항(입원생활 안내, 환자 보험 종류에 따른 본인 부담금, 비급여, 상급병실 차액, 진료비 내역에 대한 정보를 제공, 개인정보 수집·활용에 대한 동의 절차, 환자 권리와 책임, 제 증명 서류, 불만 및 고충 처리 절차, 장애인 편의시설 등)을 설명하고 필요한 검사 후 해당 병동으로 안내한다. 병동(간호팀)에서는 '입원생활 안내문'을 제공하고 입원생활 안내문에 준해 추가 설명(환자의 권리와 책임, 면회시간, 식사시간, 주치의 회진시간, 전화사용 안내, 편의시설, 응급 시 호출방법, 화재 시 주의사항과 금연활동, 지참약 보유, 욕창 및 낙상예방지침, 감염 관리, 병동 배치 안내 등)을 실시한다.

특정 유형 환자의 입원수속 절차는 상해·자해 등 일반환자는 일반으로 입원 수속한 후, 다음날 정상 근무시간에 원무과 담당자와 면담 후 처리토록 한다(건강보험 처리를 원할 시 급여제한여부조회서를 건강보험공단으로 발송). 또한 자동차보험과 관련된 환자의 경우, 자동차보험사의 지불보증서 확인 후 입원 접수한다. 이때 교통사고와 인과관계 여부에 따라 기왕증 등은 건강보험, 일반환자 등의 유형으로 처리하고, 책임, 자손보험 등 한도금액 확인 후 접수한다. 입원 지연환자 중, 외래 환자는 병실 부족인 경우 환자에게 상황을 설명하고 날짜를 조정한다. 환자 본인의 개인적 사유에 의한 변경희망을 원하면 날짜를 재조정한다.

입원생활에 앞서 진료비와 입원 생활을 안내해야 한다. 진료비의 경우 입원 시 환자에게 상급 병실료, 진료 비용에 대한 내용을 설명을 한다. 입원 중인 환자는 매달마다 원무과에서 중간계산서를 출력하여 환자 또는 보호자에게 배부한다. 입원생활은 입원수속 창구에서 입원에 관련된 제반 사항(입원생활 안내, 상급병실비용, 비급여 등)을 설명한다. 또한, 병동에서 입원생활 안내문에 준해 설명(면회시간, 식사 시간, 담당의 회진시간, 편의시설, 간호사 호출방법, 화재 시 주의사항, 병동 배치, 건의함 및 고충 처리 상담 안내 등)한다.

[그림 5-4] 프로세스상에서 발생 가능한 이슈파트 - 입원절차

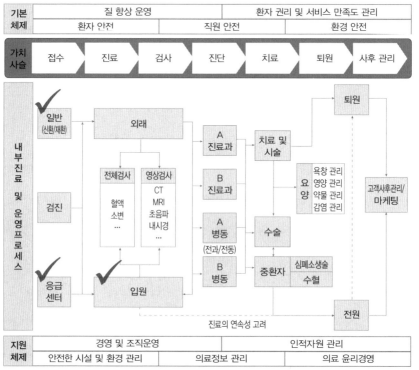

기본	질 향상 운영		환자 권리 및 서비스 만족도 관리	
체제	환자 안전	직원 안전	환경 안전	

가치사슬: 접수 → 진료 → 검사 → 진단 → 치료 → 퇴원 → 사후 관리

내부진료 및 운영프로세스

일반 (신환/재환) — 외래 — A 진료과 / B 진료과 / A 병동 (전과/전동) / B 병동
전체검사 (혈액, 소변 …) / 영상검사 (CT, MRI, 초음파, 내시경 …)
검진
응급센터 — 입원
치료 및 시술 — 요양 (욕창 관리, 영양 관리, 약물 관리, 감염 관리) — 퇴원
수술 — 중환자 (심폐소생술, 수혈)
고객사후관리/마케팅
전원

진료의 연속성 고려

지원	경영 및 조직운영		인적자원 관리	
체제	안전한 시설 및 환경 관리	의료정보 관리	의료 윤리경영	

※ 입원의 경우, 일반환자 및 응급환자에 의해 유입이 가능하며 접수, 진료, 검사의 영역에서 관리되어야 할 필수적인 요소이다.

주요 체크사항

1. 입원수속의 절차
   - 당일입원의 경우 외래진료–입원결정서 작성–입원계(원무과 제출)–입원실 배정순으로 이루어지며, 입원예약자의 경우 예약일 보호자와 병원 내원(보험카드, 진찰권 지참)–입원수속–입원실 배정(입원 예약은 일반적으로 수술 1~2일 전 진료 후 예약) 순으로 이루어진다.

2. 입원순서 배정절차
   - 응급수술을 요하는 환자, 수술 예약환자, 응급실에 대기 중인 환자, 응급실 대기환자, 외래환자 중 중증환자, 접수순서에 의한 환자순으로 입원순서의 배정이 이루어진다.

3. 입원생활 안내교육에 포함될 사항
   - 입원생활 안내교육에 포함될 사항은 선택진료비, 상급병실료, 면회시간, 식사시간, 회진시간, 편의시설 안내, 응급 시 호출방법, 화재 시 주의사항, 병동의 시설 안내, 불만고충처리 안내 등이 포함되어야 한다.

+ 진료진달체계 – 진료의 연속성

조사 기준	3.1.3 환자의 전과/전동 및 근무교대 시 진료의 연속성을 확보하기 위한 규정을 갖추고 있다.
조사 목적	환자는 입원부터 퇴원할 때까지 다양한 환경에서 수많은 의료인과 전문가의 진료를 받게 된다. 이러한 과정에서 진료과 간, 부서간 전과/전동 및 근무교대 시 인수인계 상황에서 정확하게 의사소통을 하지 못하게 되면 진료의 연속성에 심각한 문제가 발생할 수 있으므로 환자의 원내이동 시 진료의 연속성을 유지하기 위한 규정을 갖추어야 한다.

	조사항목 (S, P, O)	조사 방법	유형	조사 결과
1	전과/전동을 위한 규정이 있다. (S)	DR	A	☐ ☐ ☐ 유 무 미해당
2	전과 시 규정에 따라 의료진 간 필요한 정보를 공유하기 위해 의무기록을 작성한다. (P)	IT	B	☐ ☐ ☐ 상 중 하 ☐ 미해당
3	전동 시 환자 상태에 대한 정보를 공유한다. (P)	IT	B	☐ ☐ ☐ 상 중 하 ☐ 미해당
4	근무교대 시 환자 상태에 대한 정보를 공유한다. (P)	ST	B	☐ ☐ ☐ 상 중 하

'환자의 전과/전동를 위한 규정'은 환자의 '진료 연속성'을 유지하기 위한 것으로 퇴원 후 다른 의료기관으로 전동할 때 환자 및 보호자가 전원 의료기관 결정과정에 참여하며 환자의 요구가 있을 경우 즉각적인 정보 제공으로 퇴원 후 연속적인 진료가 가능하도록 하기 위함이다. '전과'란 진료과 간의 이동으로 주치의가 바뀌는 것을 말하고, '전

동'이라 함은 재원환자에게 이루어지는 병동 간 이동을 말한다.

전과는 진료과가 바뀌는 것을 말하는데, 요양병원의 경우 간혹 병원 사정에 따라 층별로 담당의사가 정해져 있어 환자의 전동으로 인해 담당의사가 바뀌는 경우가 있다. 이 경우에도 전과의 개념으로 이해하고, 전과를 보내는 진료과와 받는 진료과 간의 정보 공유를 위해 병원의 전과규정에 따라 업무를 수행하여야 한다. 그리고 담당의사 퇴사 시에도 주치의가 바뀌므로 반드시 인수인계를 확실히 하여야 한다.

전과의 경우 환자의 요구도에 맞는 적절한 진료를 위하여 필요시 전과가 이루어질 수 있으며 전과의 지시는 각 과 주치의에 의해서만 이루어진다. 또한 주치의는 환자와 보호자에게 전과에 대한 충분한 설명을 제공하여야 한다. 전과 시 원활한 의사소통 및 환자진료의 연속성을 확보하기 위하여 주치의는 환자의 기본 정보 및 병력, 전과의 이유가 되는 임상적 소견 및 근거, 전과 시점에서의 환자 상태 및 문제 목록, 향후 치료계획 사항, 필요시 제공되는 장비 및 기구 등을 의무기록에 기록하여야 한다.

환자 입원 중 다른 병동으로 이동하게 되는 전동의 경우는 다음과 같은 경우에 이루어질 수 있다. 즉 환자가 원할 경우, 환자의 상태를 고려하여 담당 의사가 진료 효율상 전동이 필요하다고 판단하는 경우, 응급환자에 대하여 적절한 응급의료를 행할 수 없다고 판단할 경우, 격리/역격리 환자의 1인용 이동 등 의사가 병원에서 시행하지 않는 시술, 약물요법, 수술 등의 치료가 필요하다고 판단하는 경우 등의 적응증에 해당되는 경우 전동이 이루어진다. 만약 심폐소생술을 시행 중인 환자와 활력 징후가 정상 범위를 크게 벗어나 이를 유지하기 위해 이동 중이라면 즉각적인 즉각적인 처치를 위해 전동 시 의료진이 동반되어야 한다.

전동 시에 중요한 부분은 진료의 연속성을 위하여 담당간호사는 환자의 기본 정보 및 병력, 투약력, 전동의 이유가 되는 환자의 정보 및 유의 사항의 정보를 인수인계(공유)한다. 한다. 진료에 대한 부분으로는 최근 투약, 입원 및 수술경험, 알러지 등의 정보가 공유되어야 하고 환자의 신체에 대한 부분으로 의식상태, 영양상태, 계통문진, 수면 장애 여부, 통증, 배변 및 배뇨습관, 정서상태 등을 인수인계(공유)한다. 또한 전동 시 필요사항(필요한 장비 및 기구 등)들 역시 의무기록에 남긴다.

근무교대의 경우 환자안전 및 진료의 연속성 확보를 위해 다음 번 근무 간호사에게 카텍스, 플로 시트(Flow sheet), 의무기록 등을 통하여 정확하게 의사소통을 하고 환자상태에 대한 정보를 공유하도록 한다.

[그림 5-5] 프로세스상에서 발생 가능한 이슈파트 – 전과/전동 규정

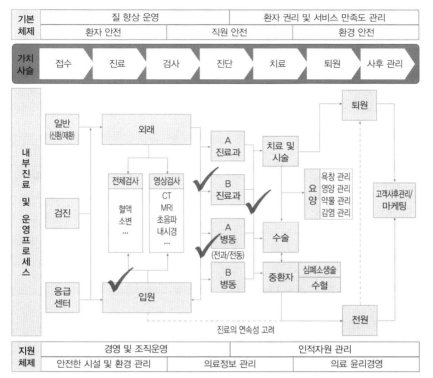

기본	질 향상 운영		환자 권리 및 서비스 만족도 관리	
체제	환자 안전	직원 안전	환경 안전	

가치 사슬: 접수 → 진료 → 검사 → 진단 → 치료 → 퇴원 → 사후 관리

지원	경영 및 조직운영		인적자원 관리	
체제	안전한 시설 및 환경 관리	의료정보 관리	의료 윤리경영	

※ 전과 및 전동규정의 경우, 환자의 이동에 대한 것이므로 입원 시 환자의 진료과 병동, 중환자실 등의 병원 영역에서 주요하게 관리되어야 한다.

주요 체크사항

1. 환자진료의 연속성 유지
   - 전과/전동은 의료기관 내에서 환자가 인계되며 환자진료의 연속성을 위해 환자에 관한 필수정보가 함께 인계되어야 한다. 이에 따라 투약 및 기타 치료가 중단 없이 지속되고 환자 상태가 적절히 모니터링 될 수 있다.

2. 의무기록의 요약 인계
   - 정보 인계를 위해서는 의무기록 자체 또는 의무기록 요약이 인계된다. 요약에는 입원 사유, 중대한 발견사항, 진단, 시행된 시술, 투약 및 기타 치료와 인계시점의 환자 상태가 포함된다.

✦ 진료전달체계 – 퇴원 및 전원 절차

조사 기준	3.1.4 진료의 연속성을 유지하기 위해 퇴원 및 전원 절차에 따라 되원 또는 전원한다.
조사 목적	진료의 연속성을 유지하기 위해 퇴원 및 전원 과정에 환자 또는 보호자가 참여하며, 퇴원계획 수립, 퇴원 설명, 퇴원 후 관리 정보, 필요시 전원서비스 등을 제공한다.

	조사항목 (S, P, O)	조사 방법	유형	조사 결과
1	퇴원 및 전원 절차가 있다. (S)	DR	A	☐ ☐ 유 무
2	환자 또는 보호자에게 퇴원 및 전원에 대해 설명한다. (P)	IT	B	☐ ☐ ☐ 상 중 하
3	전원시에는 진료의 연속성을 유지하기 위해 필요한 진료정보를 제공한다. (P)	IT	B	☐ ☐ ☐ 상 중 하

'퇴원 절차'를 조사하는 목적은 환자가 퇴원 후에도 지속적으로 필요로 하는 의료 서비스 및 지지서비스를 제공하거나 연계하여 '환자의 건강상태와 진료의 연속성을 유지'하기 위함이다.

퇴원이란 입원환자가 입원 목적의 달성 및 다른 기타 사유로 집이나 타 기관으로 이동하는 것을 말한다. 퇴원 예고란 퇴원 일을 환자와 적정진료 지원팀에 알리는 것을 말한다. 좀 더 자세히 정리하자면, 체계화된 퇴원계획을 통해 퇴원전일 퇴원이 결정되어 퇴원 오더와 퇴원약 오더가 나 있고 차트정리가 다 되는 것 등을 말한다. 퇴원요약정보란 환자의 병력에 대한 간략한 정보이며, 표준화된 퇴원환자 요약정보를 사용하게 되면 병원 간 진료정보를 교환할 때 기본적인 정보를 놓치지 않을 수 있다. 병원에서 자료정리를 할 때에도 정보를 쉽게 교환할 수 있는 형태로 보관하게 되어 자료공유의 효율성도 높아진다.

'퇴원 절차를 위한 규정'으로 의료인은 환자의 평가를 바탕으로 입원 시 적절한 퇴원계획을 수립하고 담당의는 환자의 상태 변화에 따라 퇴원계획을 수정한다. 필요시에는 가정간호 서비스가 연계될 수 있도록 정보를 제공한다.

'퇴원계획'은 담당의가 환자 입원 시 환자 평가를 통해 환자와 함께 초기 퇴원계획을 세우고 기록한다. 경과에 따라 퇴원계획이 수정될 수 있으며 퇴원일은 환자/보호자의 참여를 통해 결정한다. 퇴원일이 정해지면 이에 따른 준비사항에 대해 설명하고 환자 요청 시 예상 진료비

[그림 5-6] 퇴원 절차

STEP 1	퇴원계획 수립	• 입원 시 환자 평가를 바탕으로 수립
STEP 2	치료 진행	• 치료 중 의사 판단으로 필요 시 퇴원계획 수정
STEP 3	퇴원 예고	• 환자, 보호자와 상의 • 간호사는 원무팀과 정보 공유
STEP 4	퇴원절차 교육	• 「퇴원절차 안내문」을 통해 퇴원수속 절차 설명 • 필요시 의무기록 발급 신청서 작성
STEP 5	퇴원	

에 대한 정보를 제공할 수 있나. 의료인의 판단에 반하여 퇴원을 요구하는 경우 병원의 사정에 맞게 환자와 서약서를 작성한다.

'퇴원 예고의 절차'는 담당의사가 환자 및 보호자와 상의 후 퇴원예정일이 정해지면 간호사는 퇴원 예고를 등록하고 원무팀과 정보를 공유한다. 만약 정규퇴원 시간 외에 발생한 사망, 전원환자는 퇴원이 가능한 원무과와 상의하여 결정한다.

'퇴원 시 환자교육 및 정보제공'을 위한 절차로는 퇴원 전일 또는 퇴원이 결정된 이후 간호사는 퇴원절차 안내문을 통해 퇴원 수속 절차에 대해 설명하며 필요한 서류 및 증명서를 확인한다. 필요시 의무기록 발급 신청서를 작성하고 필요한 서류 및 증명서를 준비한다. 이후 입원치료 내용, 지속적 치료의 내용, 투약, 주의사항, 내원할 날짜와 접수하는 방법에 대해 퇴원 교육지를 통해 환자와 보호자에게 설명한다. 만약 가정간호서비스가 필요한 경우 타병원이나 재가서비스 연계하여 서비스를 받을 수 있도록 정보를 제공한다.

'전원이 이루어지는 경우'는 환자나 보호자가 요청하는 경우, 환자 상태 악화로 상급병원으로 전원해야 하는 경우, 담당의사가 병원에서 시행하지 않는 시술, 약물 요법, 수술 등의 치료가 필요하다고 판단하는 경우 전원이 이루어진다. 만약 심폐소생술을 시행중인 환자와 활력징후가 정상 범위를 크게 벗어나 이를 유지하기 위해 이동 중에도 의료진의 도움이나 즉각적인 처치가 필요한 경우에는 전원 시 의료진이 동반되어야 하며 응급상황 시 담당의료진은 전원할 병원에 연락하여 진료협조를 요청한다.

전원을 할 때 주로 고려해야 할 부분은 환자의 상태 또는 환자의 요구와 일치하는 전원기관의 선정 유무, 전원할 기관의 수용능력, 이송 수단 및 의료진 동반의 필요성 등이 있다.

전원 시에 중요한 부분은 전원이 결정된 이후 간호사는 환자 또는 보호자에게 전원준비 및 주의사항 등의 절차에 대하여 설명해야 하며, 환자의 상태와 진료경과, 전원사유 등에 관한 정보를 전원할 기관에게 제공한다. 또한 환자의 요청이 있을 경우 연속 진료가 가능하도록 전원 가는 시점에 즉시 정보(진료의뢰서, 소견서) 등을 제공하고 진료기록 사본 발급 신청서를 작성하고 검사결과지, 영상 검사 CD 등을 제공하며 필요시 차량운행 신청을 통해 구급차를 이용하여 이송한다. 구급차 이송 중 환자 상태의 악화 위험이 있는 경우는 필요한 장비를 준비하여 의료진이 동행한다.

[그림 5-7] 프로세스상에서 발생 가능한 이슈파트   퇴원/전원 절차

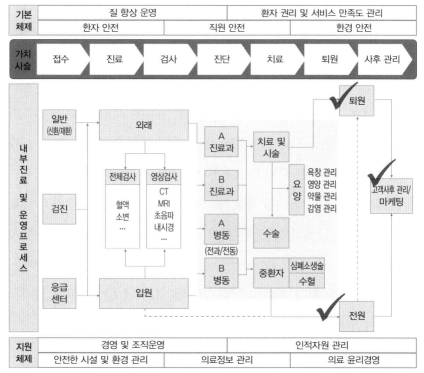

기본 체제	질 향상 운영		환자 권리 및 서비스 만족도 관리	
	환자 안전	직원 안전	환경 안전	

| 가치 사슬 | 접수 | 진료 | 검사 | 진단 | 치료 | 퇴원 | 사후 관리 |

지원 체제	경영 및 조직운영		인적자원 관리	
	안전한 시설 및 환경 관리	의료정보 관리	의료 윤리경영	

※ 퇴원 및 전원의 경우, 병원에서 치료 및 수술을 마친 환자의 퇴장프로세스에 대한 영역으로 사후 관리영역까지 연계되어 관리되어야 한다.

주요 체크사항

1. 퇴원절차
   - 퇴원절차에는 퇴원계획 수립시기, 퇴원 예고 방법, 퇴원 시 환자교육이 반드시 포함되어야 하며, 퇴원계획 수립은 퇴원 전에 반드시 환자의 참여하에 이루어져야 한다. 또한 퇴원환자 또는 보호자에게 퇴원에 대한 예상 진료비 및 준비사항 등의 정보를 제공하고, 퇴원 시 환자교육 내용 및 추후관리에 대한 정보는 퇴원요약지에 자세히 기재하여 서면으로 제공해야 한다.

2. 전원(Referral)
   - 협진 또는 전원기관으로 준비부족이나 미자격으로 제공할 수 없는 진료를 제공받도록 하기 위해 개인을 1) 다른 의료인 또는 의사에게 2) 다른 환경, 서비스, 자원으로 보내는 것.

3. 전원 절차
   - 전원 절차는 환자의 상태 및 환자의 요구와 일치하는 전원기관이 선정되어야 하며 전원이 이루어지기 전 전원을 의뢰할 기관의 수용능력이 우선적으로 확인된 후, 환자의 상태 진료 경과, 전원사유 등에 관한 정보가 제공되어야 한다. 만약 상태가 위급 혹은 위험 가능성이 높을 시 의료진의 동반 전원이 필요하다. 중요한 것은 전원 시 진료의 연속성을 보장하기 위해 필요한 진료정보(질병상태에 소견서, 의무기록 복사본, 영상검사 기록 등) 제공해야 한다.

✚ 환자 평가

조사 기준	3.2. 적질한 진료서비스를 제공하기 위해 입원환자의 요구를 확인하고, 초기평가를 수행한다.
조사 목적	적절하고 안전한 치료를 제공하기 위하여 의사와 간호사는 입원 시 초기평가를 수행하고, 환자진료에 참여하는 직원들이 활용할 수 있도록 의무기록에 기록하여야 한다. 또한, 환자진료를 담당하는 직원들과 초기평가 기록을 공유한다.

	조사항목 (S, P, O)	조사 방법	유형	조사 결과
1	입원환자 초기평가 규정이 있다. (S)	DR	A	☐ ☐ 유 무
2	규정에 따라 의학적 초기평가를 24시간 이내 수행하고 기록한다. (P)	IT	B	☐ ☐ ☐ 상 중 하
3	규정에 따라 간호 초기평가를 24시간 이내 수행하고 기록한다. (P)	IT	B	☐ ☐ ☐ 상 중 하
4	규정에 따라 영양 초기평가를 수행한다. (P)	IT	B	☐ ☐ ☐ 상 중 하
5	환자의 초기평가 기록을 환자진료를 담당하는 직원들과 공유한다. (P)	IT	B	☐ ☐ ☐ 상 중 하

'환자 평가'의 목적은 의료진이 환자의 요구와 특성을 파악하기 위해 초기평가를 시행하여 환자진료를 담당하는 직원들과 기록을 공유함으로써 정확한 치료를 가능한 빨리 시작하기 위함이다.

여기서 말하는 '입원환자 초기평가'는 환자가 입원했을 때 환자의 상태를 파악하여 입원기록지, 간호기록지에 기록하는 행위를 말하며 '영양상태평가'는 신체계측, 생화학적 검사, 식습관 및 신체증후 등을 종합적으로 사정하여 환자의 영양적 건강상태를 진단하는 과정이다.

'초기평가' 시기는 담당 의사와 병동 간호사가 환자 입원 후 24시간 이내에 실시하고 기록한다. 이때 실시하는 초기평가는 의학적 초기평가, 간호 초기평가, 영양초기평가 등이 있다.

'의학적 초기평가'는 담당 의사가 24시간 이내에 환자 평가를 실시하고 입원기록지 등에 기록하도록 한다. 단, 주말 및 공휴일 등 일상적인 진료가 가능하지 않을 때는 제외한다. 환자 평가 시에는 사용 가능한 모든 자료와 정보를 이용한다. 의학적 평가내용은 병력 및 투약력 확인, 이학적 검사 및 환자의 주소(chief complain), 심전도 및 방사선학적 검사, 혈액학적 검사 및 요화학적 검사, 추정 진단의 확인 및 향후 치료 방침의 수립 등이 포함될 수 있다. 이 중 24시간 이내에 결과를 알 수 없는 검사 결과 등은 별도의 기한 규정을 둘 수 있다.

24시간 이내 의학적 초기평가 항목으로 규정한 것은 누락되는 일이 없도록 병원은 항목을 관리하여야 한다. 그리고 의학적 초기평가 시 환자명과 등록번호, 작성자와 작성일을 반드시 기재한다.

'간호 초기평가'는 병동 간호사가 24시간 이내에 환자 평가를 실시하고 입원간호기록지나 간호정보조사지 등에 기록한다. 간호 평가 시에는 사용 가능한 모든 자료와 정보를 이용할 수 있다. 간호 초기평가에서의 평가 내용은 일반정보, 입원정보(입원 전 머무른 장소 포함), 환자 과거력 및 가족력, 진료정보 상의 최근 투약력, 입원 및 수술경험, 알러지 등 신체검진상의 의식 및 영양상태. 진료정보 상의 최근 투약, 입원 및 수술경험, 알러지 등과 신체의 검진상의 의식 및 영양상태,

계통문진, 수면장애 여부, 통증, 삼킴 장애 여부, 배변과 배뇨 습관, 정서 상태, 일상생활 수행 능력 등과 사회 및 경제 상태 등을 포함하여 평가한다. 또한 요양병원의 특성에 맞게 초기평가 시 통증 평가는 〈통증 관리 지침〉, 낙상위험도 평가는 〈낙상 예방지침〉 그리고 욕창 위험도평가는 〈욕창 예방지침〉에 따른다.

'영양 초기평가'는 입원 후 의료진이 필요하다 판단되면 영양평가지를 작성한다. 영양 초기평가는 키, 몸무게, 체중 감소, 연하 곤란 등을 근거로 양호 혹은 불량을 판정하고 임상검사 소견을 근거로 영양 상태를 확인한다. 만약 영양상태 불량으로 판정되면 담당의사 및 영양팀은 영양 관리를 지속적으로 제공한다. 영양평가는 의사 또는 간호사, 영양사 누구나 할 수 있다. 규정에 따라 일차로 간호사가, 2차로 영양사가 하여 종합하여 판단하고 그 결과를 의사에게 보고할 수 있다.

입원환자들의 초기평가 정보는 공유하며 환자진료를 직접적으로 담당하는 의사와 간호사간 입원환자 초기평가 기록을 OCS, EMR 등을 통해 공유한다. 환자진료와 관련 있는 타부서(재활치료실, 영양과, 한방과 등) 또는 타 직종의 직원들도 필요시 해당 환자의 초기평가 기록을 의무기록 권한 안에서 공유할 수 있다.

[그림 5-8] 프로세스상에서 발생 가능한 이슈파트 – 초기평가

기본 체제	질 향상 운영		환자 권리 및 서비스 만족도 관리
	환자 안전	직원 안전	환경 안전

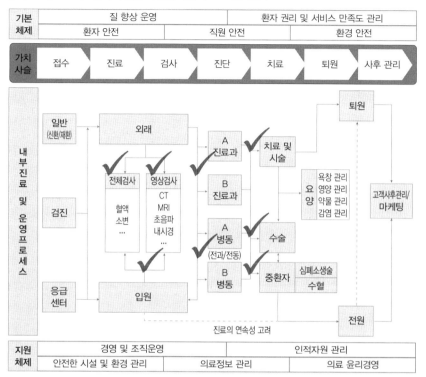

지원 체제	경영 및 조직운영		인적자원 관리
	안전한 시설 및 환경 관리	의료정보 관리	의료 윤리경영

※ 초기평가의 경우, 병원에서 환자에게 검사 및 치료, 의료서비스를 제공할 때마다 확인해야 하는 의무로 병원의 전사적 서비스 수행 조직 및 인력이 시행하고 관리되어야 할 필수적 요소이다.

주요 체크사항

1. 의학적 초기평가
   - 의학적 초기평가란 입원 당시 의사가 시행한 환자 평가를 의미하며, 입원 기록지 등에 기록할 수 있다. 평가내용은 입원 시 주호소, 현재 및 과거병력, 신체검진, 초기검사, 추정진단 등을 포함할 수 있다.

2. 간호 초기평가
   - 입원 당시 간호사가 시행한 환자 평가를 의미하며, 간호정보조사지 등에 기록할 수 있다. 평가내용은 일반정보, 입원정보, 환자 과거력 및 가족력, 진료정보(최근 투약, 입원 및 수술경험, 알러지 등), 신체사정(의식상태, 영양상태, 계통 문진, 수면장애 여부, 통증, 삼킴 장애 여부, 배변·배뇨습관, 일상생활수행능력, 정서상태 등), 사회 및 경제상태 등을 포함할 수 있다.

3. 영양 초기평가란?
   - 영양 초기평가는 의료진(의사 혹은 간호사) 또는 영양사가 환자의 키, 몸무게, 체중 감소, 삼킴 장애 여부 등을 근거로 한 영양상태를 파악한다.

✦ 검사체계 – 검체검사

조사 기준	3.3.1 정확한 검체검사를 적시에 제공하기 위한 검사과정을 관리한다.
조사 목적	의료기관은 검사를 정확하게 실시하고, 검사결과를 적시에 관련 의료진에게 제공하기 위하여 규정과 절차를 수립하여 관리한다.

	조사항목 (S, P, O)	조사 방법	유형	조사 결과
1	검체검사 운영 규정이 있다. (S)	DR	A	☐ ☐ ☐ 유 무 미해당
2	검체를 안전하게 획득하는 절차를 준수한다. (P)	IT	B	☐ ☐ ☐ 상 중 하 ☐ 미해당
3	정확한 검체검사를 위해 사전정보와 검체적합성을 확인한다. (P)	IT	B	☐ ☐ ☐ 상 중 하 ☐ 미해당
4	적시에 정확한 결과 보고를 수행한다. (P)	IT	B	☐ ☐ ☐ 상 중 하 ☐ 미해당
5	검사결과를 재확인할 수 있도록 검체보관절차를 준수한다. (P)	IT	B	☐ ☐ ☐ 상 중 하 ☐ 미해당
6	규정에 따라 정도 관리 프로그램을 수행한다. (P)	IT	A	☐ ☐ ☐ 유 무 미해당
7	검사 외부 의뢰체계를 적정하게 활용한다. (P)	IT	A	☐ ☐ ☐ 유 무 미해당

'검체검사 운영 규정'을 두는 목적은 정확한 검사결과를 얻기 위해 검체의 운반, 검체의 적절성 판정 및 보관 등에 필요한 사항을 준수하고 검사과정을 적절히 관리하여 신뢰할 수 있는 결과를 제공하기 위함이다. 병원은 검체를 안전하게 획득하는 절차를 수립하고 수립한 절차에 따라 검체를 안전하게 획득한다. 검체를 획득하기 위 해 먼저 검체 채취 전 두 가지 이상의 환자정보로 환자 확인을 한다. 그리고 검사 항목에 따라 환자 준비(채혈 전 금식)가 이루어졌는지도 확인한다. 그 다음 병원에서 정한 검체 채취에 맞는 용기 및 채취량에 따라 채혈 시 주의사항을 준수하며 획득한다. 채혈 시 주의사항으로는 안전사고를 사전에 방지하고자 정확한 환자를 먼저 확인하고 채혈하기 위해 압박대를 1분 이상 사용하지 않으며 마비, 투석을 위한 혈관(루), 화상, 흉터, 손상, 부종, 혈종, 유방절제술 팔, 헤파린락 팔 등에서 채혈하지 않는다.

채혈 시 혹은 채혈 후 분주 시 과도한 압력으로 인해 용혈되지 않도록 주의한다.

검사를 정확하게 시행하기 위해 검체 접수의 경우, 검체 요청서에서 검사의뢰 목적, 등록번호, 환자 이름, 검사의뢰 부서(병동), 검사요청일 등의 내용을 확인한다. 만약 상세정보 기록 이상 시에는 간호사 또는

[그림 5-9] 검체검사 절차

STEP 1	STEP 2	STEP 3	STEP 4	STEP 5
검체 채취	접수	조직병리검사 또는 세포병리검사	검체 적합성 확인	정도 관리 프로그램

담당자에게 연락하고 후속 조치를 취해야 하지만 이상이 없는 경우 접수를 한다. 검사종류에 따라 수행방법을 준수한다.

매일 실시되는 대부분의 통상적인 검사는 검사실에서 접수되는 대로 처리되나 응급검사 종목은 접수 후 신속하게 검사결과를 보고하는 것을 원칙으로 한다. 그리고 특정 요일에만 실시하는 혈청 및 요검사일 경우에는 즉시 접수하여 보관하였다가 검사 시행 요일 또는 그 다음날 결과를 보고한다. 특히 혈액은행의 혈액형, 교차시험 등은 24시간 수시로 접수·처리 하며 당일 수혈할 혈액제제(혈소판 농축액, 세척 적혈구 등)도 수시로 혈액원과 통화하여 신청하고 수령하면 교차시험 후 보고한다.

검사 결과 이상치가 발생한 경우에는 검사 결과의 신뢰성을 유지하기 위한 방안으로써 검사결과 보고 전에는 '검체의 적합성을 확인'하며 결과 보고 시에는 그 결과의 참고치와 함께 보고한다. 이때 담당자 및 부서장은 결과를 검토하며 필요할 경우 재검사를 위해 병동이나 외래에 연락하고, 실시 후 검사 결과에 변동이 있을 경우 결과를 수정한다. 검체검사 결과보고 소요시간(TAT[6], Turn- around time)은 검사시행부터 결과보고까지 소요된 시간을 의미하며 병원에서는 검사종류별 보고시간을 정하여 관리하도록 한다.

결과 통보 후 재검사가 필요한 경우를 대비하여 검체를 검체종류를 고려하여 검체상태를 일정하게 유지할 수 있도록 온도관리가 가능한

---

6) 판독 결과 보고소요시간(TAT, Turn-around time), 검사시행 후 결과가 보고되기까지 소요되는 시간을 의미한다.

장소에 보관한다.

'검체 보관 시'에는 검사결과 통보 후 병원의 사정에 맞게 검체보관을 하지만, 폐기 시에는 일반 검체(혈액, 요검사용 컵 등)를 포함해 《폐기물 관리법》에 의해 의료폐기물용 용기에 버린 후 〈병원폐기물처리규정〉에 의거하여 처리한다. 병리계폐기물 전용 용기는 합성수지류, 골판지류, 또는 봉투형(노란색) 등이며, 15일 이내 보관 가능하다.

'정도 관리 프로그램'에는 외부정도 관리와 내부정도 관리가 있다. 외부정도 관리의 경우는 사단법인 대한임상검사정도관리협회에 가입되어 외부정도 관리를 평가받고 있으며, 그 결과를 반영하면 된다. [표 5-3]과 같이 내부정도 관리의 경우는 크게 내부정도 관리의 체계와 내부정도 관리의 시행 적정성(일반혈액검사, 일반화학검사, 일반뇨검사는 매일 주기적 관리 시행)에 대한 평가를 한다. 결과는 2년 동안 보관하고 결과 허용범위를 기재하며 이상치 발견 시 조치를 취한다.

검체검사 운영 규정에 따르면 운반된 검체는 검사항목, 환자 신상정보, 검체적합성을 확인 후 접수 절차를 준수하여 검사를 시행하고 판

[표 5-3] 내부정도 관리 예시

구분			내용	
내부정도 관리체계	내부정도 관리지침구비		정기적 관리(월, 주)	
	보고체계		내부규정에 따라 보고	
내부정도 관리결과	구분	정도 관리 Dailly 시행	정도 관리 결과치 보관	이상치 발견 시 조치
	조직	✓	✓	✓
	세포	✓	✓	✓

독 완료된 결과는 적시에 결과 보고를 수행하며 사후 관리를 위해 검사결과를 재확인할 수 있도록 검체보관 절차를 준수하고 규정에 따라 정도 관리 프로그램을 수행한다. 마지막으로 검사외부 의뢰체계를 적정하게 활용한다.

'의뢰검사가 필요한 경우'는 해당 병원에 없는 장비로 검사해야 하는 경우나 검사횟수가 낮은 경우, 검사 장비 고장 발생한 경우, 장비 수리가 지연될 때, 검사 담당자 부재 시이다. 외부로 의뢰검사를 실시할 때에는 외부의뢰 지침서를 활용하며 지침서에는 의뢰검사 항목, 기관명과 주소, 의뢰서 양식, 검체 취급 방법, 검사결과에 대한 원내 검토절차, 결과지 처리방법 등이 포함되어야 하며 의뢰기관의 안전성 확인을 위해 수탁기관 인증서를 반드시 보관한다. 외부기관 검체 이송 시에는 응급기사가 방문하여 직접 검체를 수거하여 외부기관으로 이송하거나, 외부기관에서 이해갈 수 있다. 어떠한 경우라도 환자가 검체를 이송하는 것은 부적절하다. 외부기관으로 의뢰된 검사 결과지(수탁기관이 명시된)가 오면 병원 규정에 따른 검사결과 보고절차에 따라 보고하고 검사결과지를 의무기록에 작성 또는 부착한다. 전자차트의 경우 그 결과지를 스캔하여 보관한다.

[그림 5-10] 프로세스상에서 발생 가능한 이슈파트 - 검체검사

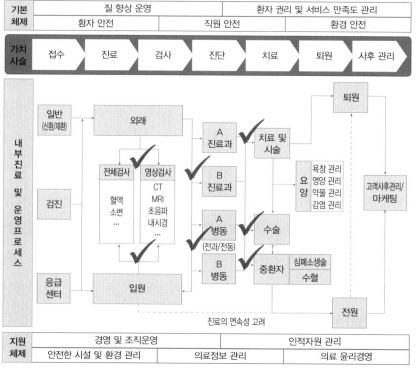

기본 체제	질 향상 운영		환자 권리 및 서비스 만족도 관리	
	환자 안전	직원 안전	환경 안전	

※ 검체검사의 경우, 검사와 진단 치료 영역에서 중점적으로 관리되어야 할 필수적 요소이다.

주요 체크사항

1. 검체를 안전하게 획득하기 위한 절차를 수립하고, 절차에 따라 검체를 채취한다. 절차에는 다음과 같은 내용을 포함할 수 있다.
   - 환자 확인: 검체 채취 전 두 가지 이상의 정보로 확인
   - 환자준비 확인
   - 검체 채취용기 및 채취량의 적정성
   - 채혈 시 주의사항 준수
   - 검체이송 및 접수 등

2. 재검사가 필요한 경우에 대비하여 다음과 같이 검체를 보관할 수 있다.
   • 결과통보 후 재검사가 필요한 경우를 대비하여 검체를 보관
     – 보관기간: 검체종류 고려
     – 보관장소: 검체상태를 일정하게 유지할 수 있도록 온도관리가 가능한 장소
     – 폐기절차: 폐기물관리법 참고

3. 검체검사 운영규정에 따라 다음과 같이 정도 관리 프로그램을 수행할 수 있다. 진단검사의학 검사실 신임인증평가를 받은 경우에는 그 결과를 반영한다.
   • 외부정도 관리 시행: 평가결과 확인
   • 내부정도 관리 시행
     – 관리방법: 관리주기, 결과치 보관, 허용범위 기재, 이상치 발견 시 조치방법 등
     – 보고체계 확립
     – 내부정도 관리 검사종류

4. 검사 외부의뢰체계를 이용하기 위해서는 다음과 같은 내용의 절차를 포함할 수 있다.
   • 의뢰기관의 안전성 확인 절차: 수탁기관과의 계약(필요시 수탁기관의 인증서 확인) 등
   • 의뢰검사 선정 및 조정 절차: 의뢰가 필요한 검사를 어떻게 선정하고 조정하는지를 포함
   • 의뢰기관별 검사리스트, 외부기관으로 검체이송 절차: 기관에서 기관으로 검체 이동
   • 외부검사결과 보고절차: 수탁기관이 명시되고 수치결과 참조치가 기재된 의뢰검사결과가 의무기록으로 작성되거나 부착

5. 대상
   • 의료기관 내에서 검체검사 실시하는 경우: ME1-7(단, ME7은 필요시 적용)
   • 의료기관 내에서 검체검사를 실시하지 않고 외부에 의뢰하는 경우: ME1, 2, 4, 7
   • 그 외: 미해당

✦ 검사체계 – 영상검사

조사 기준	3.3.2 정확한 영상검사를 적시에 제공하기 위한 검사과정을 관리한다.
조사 목적	의료기관은 정확한 검사와 적시에 검사결과를 관련 의료진에게 제공하기 위하여 규정을 수립하고, 관리한다.

	조사항목 (S, P, O)	조사 방법	유형	조사 결과
1	영상검사 운영규정이 있다. (S)	DR	A	☐ ☐ ☐ 유 무 미해당
2	안전하고 정확한 영상검사를 위하여 검사 전 준비사항을 확인한다. (P)	IT	B	☐ ☐ ☐ 상 중 하 ☐ 미해당
3	정확한 영상검사를 위해 사전정보를 확인한다. (P)	IT	B	☐ ☐ ☐ 상 중 하 ☐ 미해당
4	적시에 정확한 영상검사 결과 보고를 수행한다. (P)	IT	B	☐ ☐ ☐ 상 중 하 ☐ 미해당
5	규정에 따라 정도 관리 프로그램을 수행한다. (P)	IT	A	☐ ☐ ☐ 유 무 미해당
6	검사 외부 의뢰체계를 적정하게 활용한다. (P)	IT	A	☐ ☐ ☐ 유 무 미해당

'영상검사 운영규정의 목적'은 검사 전 준비사항 및 환자의 사전정보 확인을 통해 검사 부작용 예방 및 정확한 검사결과를 보장하고 적시에 영상검사결과를 제공하기 위함이다. 여기서 영상검사라 함은, 진단용 방사선, 초음파, 자기공명영상 등과 같은 각종 영상진단법을 이용

하여 인체 내부 장기와 질병 상태를 직접 관찰하여 질병의 진단을 목적으로 하는 검사를 말한다.

영상검사 규정에는 영상검사 규정부서(영상검사부서, 기능검사부서 등), 검사 전 준비사항, 정확한 영상검사 절차, 영상검사 결과 보고 절차, 정도관리 프로그램, 검사외부 의뢰체계 등을 포함한다.

'검사 전 준비'는 정확한 영상검사가 이루어지기 위해 검사 전 준비해야 할 사항으로 금식이나 장 준비(bowel preperation) 등이며, '검사 부작용 예방을 위한 확인'이란 환자의 과거 조영제 부작용 경험 유/무 확인과 임신 여부, 인공제세동기 또는 심박동기 사용, 특정약물복용 등 검사과정에 영향을 미치는 사항을 확인하는 것이다. 정확한 영상검사를 위해 환자에 대한 사전정보를 확인해야 되는데 확인할 사항은 검사요청일과 의뢰 의사명, 검사목적 등이다. '영상검사 결과 보고 절차'란 영상검사 접수 및 검사 완료 후 영상의학과 담당 전문의가 영상을 판독하여 결과가 보고되는 절차를 말한다. 영상검사 판독결과보고소요시간(TAT, Turn-around time)은 검사 시행부터 판독결과가 보고되기까지 소요된 시간을 의미한다. 병원에서는 검사종류별 판독 목표시간을 정하여 관리할 수 있다. '정도 관리'란 검사, 측정기관이 검사 또는 측정에 사용하는 기기의 정밀, 정확도를 국가측정표준에 일정 불확도 이내에 항상 일치되도록 유지관리하는 제반 절차를 말한다.

한국의료영상품질관리원 평가를 받은 경우에는 그 결과를 반영할 수 있으며, 의료기기 관련 규정에 따라 그 외 기기를 관리한다. 병원에서 필요시 검사 외부의뢰체계를 이용하는 경우에는 영상검사 외부 의뢰체세를 적정하세 활용하기 위해서 의뢰하는 기관의 영상기기의 안진성을 확인해야 한다. 그리고 외부기관으로 환자를 안전하게 이송하하기 위한 절차도 반드시 수립하여 절차대로 수행하며 또한 외부검사 결과 보고에 대한 절차 수립하도록 한다.

영상의학 영상검사를 위해 장비의 관리 및 안전을 위해 관계 규정을 준수해야 한다. 우선 각 검사실에서는 안전하고 정확한 검사를 위하여 검사 전 준비사항을 철저히 확인하고 준비한다. 검사 후에는 정확한 영상검사 결과 보고를 수행하고 검사실 장치의 정도 관리 지침에 따라 정도 관리를 시행한다. 이상 발견 시 팀장에게 보고하며, 팀장 혹은 담당자는 장비 AS업체에 연락하여 즉시 수리한다. 이때 〈진단용 방사선 발생장치 안전 관리에 관한 규칙〉 및 〈방사선 안전 관리 지침〉을 준수하여 환자 및 보호자의 방사선 피폭 경감에 최선을 다한다.

정확한 영상검사를 위해 먼저 검사 전에 '환자 준비'를 해야 한다. 검사 전 정확한 환자 확인을 위해 환자 이름과 등록번호, 검사명을 확인한다. 검사에 따라 금식 및 장 준비 등의 전처치 사항 준수 여부를 필히 확인해야 하며, 환자준비가 끝난 후에는 검사 부작용 예방을 위한 확인을 시행한다. 혈관조영제를 사용해야 하는 경우는 환자로부터 조영제 사용동의서를 확인 후 혈관 조영제 사용 검사 전 과거 조영 검사 유무 사실과 기왕력을 확인해, 기왕력이 있는 환자인 경우 영상의학과의사에게 연락하여 조영제 사용 여부를 결정한다.

'정확한 영상검사를 위한 확인 및 절차'를 위해 검사의뢰 목적 등이 기록된 영상의학과 검사의뢰서를 프린트하여 병명, 주요 증상 및 검사 목적 임상소견 등에 따라 검사조영제와 조영제 사용량 등을 프로토콜에 따라 검사한다. 만약 검사의뢰 목적이 불분명하거나 명확하지 않을 경우, 또는 검사 요청일이 틀린 경우에는 의뢰 의사에게 확인한다. 그리고 검사를 수행할 때 환자에게 검사방법과 주의사항에 대해 설명하도록 하며 검사종류에 맞게 환자가 적절한 자세를 취하도록 한다. 낙상고위험환자의 경우에는 더욱 더 안전사고에 주의를 기울여야 한다. 검사 후에는 환자에게 불편한 곳을 물어본 후, 주의사항을 설명하고 촬영한 영상을 확인한다.

'검사과정에 영향을 미칠 수 있는 사항'들을 확인하기 위해 임신 환자의 경우에는 검사 전 담당의사에게 연락하여 임신 여부를 재확인하며, 진단 목적을 위해 방사선노출 검사가 반드시 필요한 경우 복부를

[그림 5-11] 영상검사

STEP 1	환자 준비	• 환자 확인 – 검사 부작용 예방
STEP 2	정확한 영상 검사를 위한 확인 및 절차	• 검사의뢰서 – 조영제 사용량 검토
STEP 3	검사 과정에 영향을 미칠 수 있는 사항 확인	• 임신 환자의 경우 임신 여부 재확인
STEP 4	영상 검사 결과 보고	• 외래와 입원 환자 모두 검사 후 수일 이내 판독
STEP 5	정도 관리	• 정도 관리 검사 • 내부 정도 관리 • 외부 위탁 관리

차폐하고 검사한다. 주의힐 점은 일반검사 및 특수 검사 시에는 검사 부위에 금속 물질을 제거한다. 검사 시 확인할 사항으로는 검사 이전 조영제 사용 여부, 임신, 인공제세동기, 심박동기, 섭취 금기 식이약물 복용(항응고제, 항혈전제, 메포민 등) 여부 등이 있다. 요양병원에서 임신 여부를 확인하는 이유는 요양병원 입원대상자 중 젊은 층에서도 노인성 질환이나 만성질환으로 입원하는 경우가 늘고 있기 때문이다.

'영상검사 결과 보고'는 영상검사는 응급 및 정규검사로 구분하여 보고시간을 결정한다. '영상검사판독 결과 보고 소요시간(TAT, Turn Around Time)'은 검사시행부터 판독 결과가 보고되기까지 소요된 시간을 의미하며, 관리 대상 검사 및 TAT는 검사부서와 진료부서가 협의하여 결정하며 병원에 사정에 맞게 관리한다.

정규검사의 경우 결과 보고 기간 내에 공휴일이 포함된 경우에는 그 일수만큼 결과 보고 기간을 연장될 수 있다. 만약 결과 보고 기한 내 판독되지 않은 검사의 경우는 신속한 결과 보고가 이루어질 수 있도록 해야 한다. 판독은 담당의사가 하고 필요시 외부 영상의학과 전문의에게 의뢰할 수 있다. 주의할 점은 결과 보고 기한 내 판독되지 않은 검사의 경우 신속한 결과 보고가 이루어질 수 있도록 해야 한다.

[표 5-4] 검사별 판독 결과 보고 예시적

검사	결과 보고 시간
외래 및 병실환자의 일반검사	영상전송 후 72시간 이내 판독
투시촬영	검사시행 후 24시간 이내 판독
응급검사	시행 후 가능한 2시간 이내 판독

'정도 관리'는 진단용 방사선 발생장치 관리 규정에 의해 의료장비를 관리한다. 외부 정도 관리, 내부 정도 관리, 외부 위탁관리의뢰 체계 등으로 나뉜다. 외부 정도 관리의 경우 진단용 방사선 발생장치, SONO, ANGIO, PACS, 판독용 모니터, 특수의료장비는 유지보수 계약에 의거 정기점검을 받아야 한다.

[표 5-5]와 같이 정기점검을 실시하고 이상 발견 시 확인하고 관련업체 엔지니어에게 즉시 수리 청구하며 수리 결과를 정비보수 보고서로 보관한다. 또한 내부 정도 관리는 의료기기 관리 규정에 따라서 해당 장비(일반촬영장치, 투시촬영장치, 골밀도 촬영장치)의 성능에 맞는 측정을 주기적(일, 주, 월 단위)으로 실시하고 일지에 기록한다. 이때 이상 유무 발견 시 각 해당 장비 업체의 유지보수 계약에 의한 신속한 대책을 의뢰한다.

'외부 검사의뢰 체계'의 경우 수탁기관과의 계약서와 수탁기관의 정도 관리 결과를 통해 안전성을 확인한다. 의뢰검사가 필요한 경우는 병원에 없는 장비로 검사해야 하는 경우나 검사횟수가 낮은 경우, 검사 장비 고장 발생 시, 장비 수리가 지연 시, 검사담당자 부재 시 등이

[표 5-5] 정기점검 주기

장비	정기 점검 주기
진단용 방사선 발생장치와 발생기	3년에 1회씩 보건복지부에서 지정한 검사 측정기관에 의뢰
특수의료장비	서류검사를 1년에 1회씩 보건복지부에서 지정 의뢰한 한국의료영상품질관리원에 의뢰하여 받으며 3년에 1회씩 정밀검사
CT, MR, MAMMOGRAPHY	일 점검, 주간 점검, 월 점검, 분기 점검, 6개월 점검, 연 점검 등을 법규에 맞게 점검하고 기록

있다. 환자이송 질차는 '검사의뢰시'가 필요힌 검사힝목일 경우에는 검사실에서 의뢰하는 타기관의 '검사 의뢰서' 용지를 받아 보관하여 필요시 사용하며 '검사 의뢰서'에는 환자명, 성별, 나이, 병동(과), 검사의뢰 날짜, 의뢰검사명, 검사의뢰 목적, 임상소견 등 필요한 내용을 빠짐없이 정확하게 기재한다. 또한 안전한 환자 이송을 위하여 구급차 등을 이용할 수 있고, 필요시 의료진이 동승할 수 있다. 외부 의뢰검사가 마무리된 후 결과 보고 절차는 외부검사 결과지에 수탁기관이 명시되고 결과지가 오면 원내의 보고 절차에 따라 의무기록에 작성하거나 부착한다.

[그림 5-12] 프로세스상에서 발생 가능한 이슈파트 - 영상검사

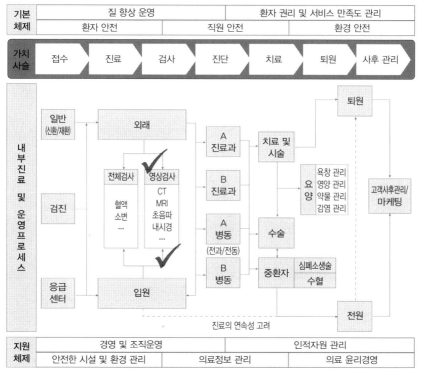

기본	질 향상 운영		환자 권리 및 서비스 만족도 관리	
체제	환자 안전	직원 안전	환경 안전	

※ 영상평가의 경우, 병원에서 환자에게 영상에 관련된 검사 및 치료를 제공할 때마다 확인해야 하는 의무로 병원의 전사적 서비스 수행 조직 및 인력이 시행하고 관리되어야 할 필수적 요소이다.

주요 체크사항

1. 영상검사실 안전 관리
   - 관련 법령에 의거하여 관리한다.
   - 방사선 관련 안전 관리상 문제 발생 시 〈환자 안전사고〉, 〈직원 건강과 안전 관리〉 보고체계에 따라 보고한다.
   - 진단용 방사선 안전 관리 책임자
     - 병원장은 방사선 안전 관리 책임자를 선임 또는 해임하는 경우 관할보건소에 신고한다.
     - 안전 관리 책임자 교육을 이수한다.
   - 직원에 대한 방사선 안전 관리 교육에 다음 내용이 포함될 수 있다.
     - 방사선 방어 보호 장구 착용한다.
     - 방사선 방어 원리(시간〔짧게〕, 거리〔멀게〕, 차폐〔두껍게〕)를 이용한다
     - TLD를 흉부 또는 복부 납가운 차폐복 안쪽에 착용한다.
     - 의료진은 X선으로부터 가능한 멀리 위치한다
     - 촬영부위 가까이에서 조사야(collimation)를 조정한다.
     - 정기적인 건강검진을 받는다.
   - 환자 안전 확인
     - 수검자에게 조사범위를 최소화하여 최적의 선량을 조사하여 검사한다.
     - 가임 여성은 임신 여부를 확인한다.
     - 촬영 시에는 출입문을 닫는다.
     - 보호자가 있어야 하는 경우 적절한 보호장구를 착용하도록 한다.
     - 섭취 금기음식: 상복부 조영검사 시 검사 전날 야채, 고기류, 씨앗 있는 과일, 소화가 잘 안 되는 곡물류 섭취 여부를 확인한다.
   - 직원 방사선 노출 관리
     - TLD 사용 관리 및 피폭관리를 한다.
     - 영상검사실 책임자를 방사선 안전 관리 책임자로 임명한다.
     - 방사선실 근무자는 TLD 배지를 착용한다.
     - TLD 배지를 3개월에 1회 이상 측정한다.
     - 피폭량 검사결과를 대장에 기록 보관한다.
     - 과다피폭자는 근무지 변경 또는 근무시간을 단축 등 적절한 조치를 한다.

- 위험물질 관리/표식: 방사선 구역에는 입구에 방사선 구역표시를 한다. 유해물질 목록관리/MSDS 비치
- 주기적 오염측정
- 검사실 내의 환자 및 보호자, 방사선 관계종사자 등을 방사선으로부터 보호하기 위하여 개인 보호구(납 가운, 목보호대, 장갑, 안보호대 등)를 갖추고 필요시 착용한다.
- 방사선실 안전관리 지침 외에 낙상 고위험환자 관리, 검사 도중 낙상 발생시 절차, 감염이나 격리를 요하는 환자의 검사절차 등의 업무 지침도 마련하여 관련 규정과의 연관성을 유지한다.

2. 대상
- 의료기관 내에서 영상검사를 실시하는 경우: ME1-6(단 ME6은 필요시 적용)
- 의료기관 내에서 영상검사를 실시하지 않고 외부에 의뢰하는 경우: ME1, 4, 6
- 그 외: 미해당

✦ 검사체계 – 검사실 안전 관리

조사 기준	3.3.3 검사실 안전 관리 질차를 확립하고, 이를 준수한다.
조사 목적	의료기관은 검사실의 안전 관리를 위해 보고체계, 안전 관리 절차를 정립하고, 검사실 직원에 대한 안전 관리교육, 검사장비의 예방점검, 개인보호구 착용, 방사선 위험물질 관리 등 안전 관리 관련 절차를 준수하여야 한다.

	조사항목 (S, P, O)	조사 방법	유형	조사 결과
1	검체검사 안전 관리 절차가 있다. (S)	DR	A	☐ ☐ ☐ 유 무 미해당
2	직원들은 검체검사 안전 관리 보고체계를 알고 있다. (P)	IT	B	☐ ☐ ☐ 상 중 하
3	검체검사실 직원은 안전 관리 절차를 준수한다. (P)	IT	B	☐ ☐ ☐ 상 중 하
4	방사선 안전 관리 절차가 있다. (S)	DR	A	☐ ☐ ☐ 유 무 미해당
5	직원들은 방사선 안전 관리 보고체계를 알고 있다. (P)	IT	B	☐ ☐ ☐ 상 중 하 ☐ 미해당
6	방사선 안전 관리 절차를 준수한다. (P)	IT	B	☐ ☐ ☐ 상 중 하 ☐ 미해당

'검체검사 안전 관리' 절차의 목적은 직원의 생명과 건강을 보호하며 위험요인을 사전에 차단하여 안전사고를 줄이고 쾌적한 근무환경을

조성하여 업무의 능률을 올리기 위함이다.

직원들은 검체 취급 시 〈안전 관리 지침〉을 숙지하여 안전사고를 예방하고 안전 관리 보고체계, 감염 보고체계에 따라서 행동하며 검사 담당자는 필요시 보호구 착용 등 안전규정을 준수한다. 모든 중요사고는 관계자가 작성하여 즉시 팀장, 전문의에게 보고되어야 한다. 안전 관리 보고체계와 교육 등 해당 병원의 〈직원 건강 및 안전 관리 지침〉에 따른다. 또한 직원들에게 검체검사 안전 관리, 방사선 안전 관리에 대한 교육을 정기적으로 연 1회 이상 실시한다.

[그림 5-13] 검체검사 안전 관리

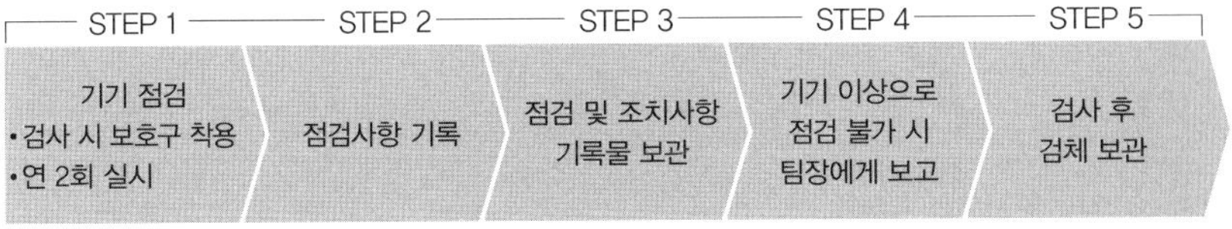

STEP 1	STEP 2	STEP 3	STEP 4	STEP 5
기기 점검 •검사 시 보호구 착용 •연 2회 실시	점검사항 기록	점검 및 조치사항 기록물 보관	기기 이상으로 점검 불가 시 팀장에게 보고	검사 후 검체 보관

'검사장비 관리'는 담당부서(병리과) 내의 검사장비의 경우 비재고 기기에 해당하므로, 예방점검 및 체크리스트 항목에 의거 연 2회 공급업체에서 점검 후 팀장이 확인한다. 기기 담당자는 기기점검을 실시하고, 기기점검 사항을 기록하며 기기에서 발생하는 모든 문제 및 조치사항은 반드시 기록하고 보관해야 한다. 서비스 유지관리 등의 경우에는 반드시 점검사항 및 기기상태에 대한 기록을 받아 보관하며 만약 장비의 이상으로 검사를 진행할 수 없을 경우 팀장 또는 담당(병리)과장에게 보고한 후 병원에 의뢰하여 임상에 지장이 없도록 한다. 검사

를 담당하는 직원은 장비운용에 필요한 시약 및 물품을 준비히고 검사업무에 적절한 보호구를 착용하도록 한다.

보호구 종류는 가운, 보안경, 마스크, 장갑 등이 있다. 손 위생을 철저히 하여 예상치 못한 오염물에 대비한다. 측정 및 정해진 지침에 따라 정도 관리 물질을 이용하여 기기의 정확도 및 정밀도를 평가하며 검사가 끝나면 기기를 세척하고 장비를 점검한다.

'감염 관리 및 위험물질 관리'는 직원과 환자의 감염병 전파를 막기 위한 지침으로, 해당 병원의 〈안전보건 관리규정〉에 따른다. 감염가능성이 있는 환자에게서 나온 검체는 OCS와 검체용기에 감염여부가 표시되어야 한다. 검체의 처리는 검체를 지정된 용기에 담아 안전하게 보관·폐기하기 위한 지침이다.

[표 5-6] 검사 후 검체보관 절차

업무 부서		검체보관 절차			폐기 절차	
		보관기간	보관장소	보관온도	폐기용기	보관온도
조직 검사	조직물류	결과후 15일까지	냉장고	2~10℃	노란색 PP용기	냉동(-20℃)
	Block	5~10년	저장 창고	실온	노란색 PP용기	실온
	Slide	5년	저장 창고	실온	노란색 PP용기	실온
세포 검사	체액물류	결과후 15일까지	냉장고	2~10℃	노란색 PP용기	2~10℃
	Slide	5년	저장 창고	실온	노란색 PP용기	실온

유해화학물질에 대한 안전지침은 해당 병원의 '위험물질 안전 관리 계획'에 따르도록 하며 연 1회 교육을 통하여 안전 지침을 숙지한다.

특히 독성, 발암성, 기타 위험물질과의 피부 접촉이나 흡입을 피하며 화학물질의 위험성을 반드시 잘 알고 있어야 한다. 만약 엎지른 경우는 키트를 사용하여 즉시 처리한다.

시약관리의 경우는 새로운 시약 입고 시마다 시약명, Lot No., 수령일, 개봉일, 유효기간, 보관조건 등을 시약점검대장에 기록·보관하며 시약의 유효기간을 확인하고 유효기간이 지난 것은 사용하지 않는다.

폐기물 관리는 병원의 〈시설안전 관리규정〉에 따르며, 폐기물 취급자는 가운, 보안경, 마스크, 장갑 등의 보호구를 착용한다. 폐기물은 규정된 폐기용기에 넣어 밀봉하고 다시 열지 않는다. 이처럼 만약 안전사고 발생 시(주사침 자상 등)에는 병원의 〈직원 건강과 안전 관리 보고체계〉에 따라 보고한다.

'영상검사실 안전 관리'의 경우 관련 법령에 의거하여 관리하며 방사선 관련 안전 관리상 문제가 발생했을 시 〈환자 안전사고 보고체계〉, 직원 건강과 안전 관리 보고체계〉에 따라 보고한다. 기본적으로 방사선 구역에는 입구에 방사선 구역 표시를 하며 주기적으로 환경에 대한 오염을 측정한다. 그리고 검사실 내의 환자 및 보호자, 방사선 관계종사자 등을 방사선으로부터 보호하기 위하여 개인 보호구(납 가운, 목보호대, 장갑, 안보호대 등)를 갖추고 필요시에는 착용한다. 검사실 내 보호장구의 이상 유무에 대해서도 주기적으로 점검하여야 한다. 납 가운의 경우 관리 소홀이나 오래 사용함으로 인해 성능이 떨어질 수 있으므로 최소 1년에 1회 이상은 점검하여 성능을 유지하도록 한다.

방사선 안전 관리 교육에서는 방사선 방어 보호 장구 착용, TLD를 흉부 또는 복부 납가운 차폐복 안쪽에 착용, 의료신은 X선으로부터 가능한 멀리 위치, 촬영부위 가까이에서 조사야를 조정, 정기적인 건강검진을 받아야 한다는 내용 등이 포함되어야 한다. 영상검사실은 폐쇄적인 공간이므로 환자의 안전이 중요한 곳이며 환자의 안전을 확보하기 위해 수검자의 X선 조사범위를 최소화하여 최적의 선량을 조사하여 검사하도록 하고 가임 여성은 임신 여부를 확인한다. 촬영 시는 출입문을 닫고 보호자가 있어야 하는 경우 적절한 보호장구를 착용하도록 한다. 영상검사를 위한 섭취 금기음식은 상복부 조영검사 시 검사 전날 야채, 고기류, 씨앗 있는 과일, 소화가 잘 안 되는 곡물류 섭취 여부를 확인해야 한다. 또한 직원 방사선 노출 관리를 위해서 영상검사실 책임자를 방사선 안전 관리 책임자로 임명한다. 방사선실 근무자는 TLD 배지를 착용하고 배지를 3개월에 1회 이상 측정하며 피폭량 검사결과를 대장에 기록 보관한다. 만약 과다피폭자가 발생했을 경우 근무지 변경 또는 근무시간 단축 등 적절한 조치를 한다.

[그림 5-14] 프로세스상에서 발생 가능한 이슈파트 – 검사실 안전 관리

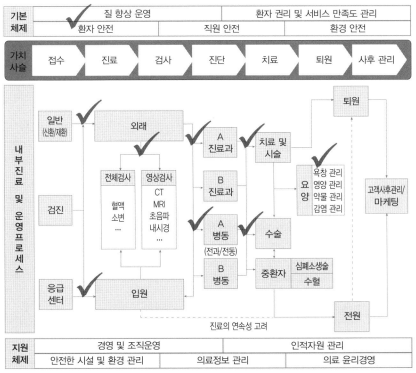

| 기본 | 질 향상 운영 | | 환자 권리 및 서비스 만족도 관리 | |
| 체제 | 환자 안전 | 직원 안전 | 환경 안전 | |

※ 검체검사 안전 관리의 경우, 검사 샘플 등의 안전 관리영역에서 중점적으로 관리되어야 할 필수적 요소이다.

주요 체크사항

1. 안전 관리 보고체계
   - 본원 〈직원 건강과 안전 관리 지침〉 보고체계에 따른다.
   - 직원 안전 관리 교육을 정기적으로 연1회 이상 실시한다.
     - 교육 내용: 검체검사 안전 관리, 방사선 안전 관리

2. 검체검사실 안전 관리
   - 검사장비의 예방점검
     - 검사실 내의 모든 검사장비는 Non-inventory 기기에 해당되므로, 예 방점검 및 체크리스트 항목에 의거, 연 1회 담당부서에서 점검 후 부서

장이 확인한다.
- 기기 담당자는 기기점검을 실시하고, 점검 사항을 기록한다.
- 기기에서 발생하는 모든 문제 및 조치사항은 반드시 기록·보관한다.
- Service maintenance 등의 경우에는 반드시 점검사항 및 기기 상태에 대한 기록을 받아 보관한다.
- 장비운용에 필요한 시약 및 물품을 준비한다.
- Calibration 및 정해진 정도 관리 물질을 이용하여 기기의 정확도 및 정밀도를 평가한다.
- 정도 관리 지침에 따라 정도 관리를 수행한다.
- 검사가 끝나면 기기를 세척하고 장비를 점검한다.
- 유해화학물질에 대한 안전 지침을 실시한다(연 1회 교육).
  - 화학물질의 위험성을 반드시 잘 알고 있어야 한다.
  - 독성, 발암성, 기타 위험물질과의 피부 접촉이나 흡입을 피한다.
  - 엎지른 경우는 spill kit를 사용하여 즉시 처리한다.
- 시약 관리: 시약에 대한 정도 보증을 확인하기 위해 다음을 준수한다.
  - 새로운 시약 입고 시 시약명, Lot No., 수령일, 개봉일, 유효기간, 보관 조건 등을 시약점검대장에 기록·보관하며 제조사가 권장하는 방법으로 보관한다.
  - 시약의 유효기간을 확인하고 유효기간이 지난 것은 사용하지 않는다.
  - 모든 시약과 정도 관리 물질 등은 제조사의 설명서에 준하여 사용한다.
- 안전사고 발생 시(주사침 자상 등)에는 병원 〈직원 건강과 안전 관리〉 보고체계에 따라 보고한다.

2. 환자진료

범주	조사 기준
[환자진료 체계]	4.1.1 환자진료가 적정하게 이루어질 수 있도록 적시에 치료계획(care plan)을 수립하고, 이를 수행한다.
	4.1.2 환자의 신체적·정신적 안녕을 위하여 적정한 통증 관리를 적시에 수행한다.
	4.1.3 영양 관리를 통한 치료효과를 높일 수 있도록 처방내용에 적합한 영양을 공급하고, 필요한 설명 및 영양상담을 제공한다.
	4.1.4 환자 안전을 위한 욕창 예방 및 관리활동을 수행한다.
[중증환자 진료체계]	4.2.1 심폐소생술이 요구되는 환자에게 양질의 의료서비스를 제공한다.
	4.2.2 수혈환자에게 양질의 의료서비스를 제공한다.
	4.2.3 적절하고 안전한 신체억제대 사용 규정이 있고, 이를 준수한다.
	4.2.4 말기환자에게 편안함과 존엄성을 고려한 의료서비스를 제공한다.

✚ 환자진료체계 – 치료계획

조사 기준	4.1.1 환자진료가 적정하게 이루어질 수 있도록 적시에 치료계획(care plan)을 수립하고, 이를 수행한다.
조사 목적	환자에게 적합한 치료를 제공하기 위해 의료진은 입원환자의 특성에 따라 환자 평가(assessment)를 기반으로 개별화된 치료계획을 세워야 한다. 또한 환자의 상태변화를 관찰하여 필요시 치료계획을 재수립한다.

	조사항목 (S, P, O)	조사 방법	유형	조사 결과
1	의사는 입원환자의 치료계획을 수립한다. (P)	IT	B	☐ ☐ ☐ 상 중 하
2	의사는 환자의 주요 상태변화 경과를 기록한다. (P)	IT	B	☐ ☐ ☐ 상 중 하
3	간호사는 환자의 주요 상태변화에 따라 간호의 과정을 기록한다. (P)	IT	B	☐ ☐ ☐ 상 중 하
4	환자의 진료에 참여하는 직원 간 환자진료계획을 공유한다. (P)	IT	B	☐ ☐ ☐ 상 중 하
5	환자 또는 보호자에게 치료계획에 대한 설명을 제공한다. (P)	IT	B	☐ ☐ ☐ 상 중 하

환자진료체계는 환자진료가 적정하게 이루어질 수 있도록 적시에 치료계획(care plan) 수립과 수행, 환자의 신체적·정신적 안녕을 위하여 적정한 통증관리의 적시 수행, 그리고 영양관리를 통한 치료효과를 높일 수 있도록 하며 환자안전을 위한 욕창예방 및 관리활동이 포함되어 있다. 먼저 환자진료가 적정하게 이루어기 위해서는 적시에 치료계획을 수립하고 수행하여야 한다.

'치료계획'이란 환자치료가 체계적이고 효율적으로 이루어질 수 있도록 환자의 문제를 해결하기 위한 방법으로, 치료 또는 중재를 제공하기 전에 세우게 되는 계획을 의미한다. 의사는 입원환자의 치료계획을 수립하고, 환자의 주요상태 변화에 따라 치료계획을 재수립하고 상태변화 경과를 지속적으로 모니터링하고 기록한다.

'환자의 주요상태 변화'란, 치료계획에 영향을 줄 수 있는 환자의 상태변화, 특수검사, 처치, 수술 및 침습적 시술 후 환자 상태의 변화를 의미한다. 간호사는 환자의 주요 상태변화에 따라 간호과정을 기록하며 다학제간 환자치료계획을 공유해야 한다. 마지막으로 환자 및 보호자에게 치료계획에 대한 설명을 제공하고 환자의 상태에 따라 퇴원계획을 수립한다.

담당의사는 치료 또는 중재를 제공하기 전에 입원기록(Admission note)에 '의사의 치료계획'을 수립한다. 입원환자의 치료계획 수립 기한은 병원사정에 따라 정하면 된다. 의학적 초기평가와 함께 24시간 이내, 또는 각종 검사결과 모니터링 후 수립할 수 있다. 담당의사는 또 환자를 재평가하고 경과기록에 기록하며 치료에 대한 환자의 반응을 알고 치료 지속 여부를 결정한다. 이에 더불어 환자 상태에 변화가 있는 경우 환자 상태를 재평가한다. 경과기록은 일반적으로 작성시한이 별도로 정해져 있지는 않으나 특이사항이 있는 경우에는 기록함을 원칙으로 한다. 장기 재원환자의 경우에도 담당의사의 판단하에 신체평가와 계통문진을 시행하고 기록에 남긴다.

간호사는 입원 시 간호정보조사지를 이용하여 환자 상태에 대해 초기평가 후 간호 과정을 계획하고 수행 후 평가하고, 환자에게 제공한 간호 내용을 기록한다. 환자 상태 변화 및 검사 시술, 수술에 대한 내용을 간호기록지에 기록하며 관련 부서와 정보를 공유한다. 이를 통해 통합된 정보를 바탕으로 환자의 요구를 파악하여 간호과정을 계획하는 것이 중요하다. 입원 후 24시간 이내에 환자의 진단명이나 환자 상태와 관련된 간호과정 기록이 있어야 한다. 환자의 신체적 혹은 정신직 싱태에 중요한 변화가 있을 때마다 재평가하여야 하며, 속성 입력(Free note) 시 공식적으로 허용되지 않은 약어나 용어의 사용을 금하고 오타에 주의하되, 필요시 서술형식의 기록(Free text)을 사용하여 기록할 수 있다.

'치료계획의 정보 공유'를 위해서 환자진료를 직접적으로 담당하는 의사와 간호사는 치료계획 및 간호기록을 공유한다. 환자진료와 관련 있는 타 부서 또는 타 직종의 직원들도 필요시 해당 환자의 치료계획 및 간호기록을 의무기록 권한 안에서 공유할 수 있으며, 병원의 개인정보보호 지침에 따른다.

의료진은 치료의 계획 및 결과에 대해 환자와 가족에게 설명을 해줄 의무가 있으며, 기대하지 않았던 결과가 발생하더라도 반드시 회진 또는 면담을 통해 설명해야 한다. 치료계획 설명은 진단명, 치료계획, 치료에 따른 예상효과 및 위험에 대한 정보 등의 내용을 담고, 치료계획과 협의 결과는 의무기록에 기록한다.

[그림 5-15] 환자진료계획

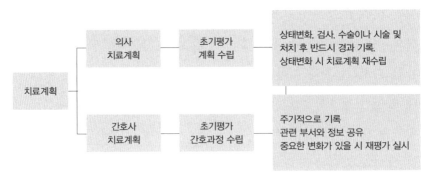

[그림 5-16] 프로세스상에서 발생 가능한 이슈파트 – 치료계획

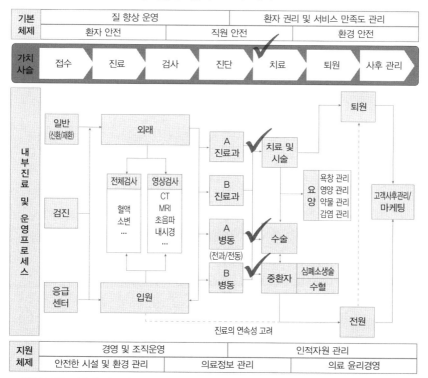

기본 체제	질 향상 운영		환자 권리 및 서비스 만족도 관리	
	환자 안전	직원 안전		환경 안전

※ 치료의 경우, 진단 후 치료 영역에서 관리되어야 할 영역으로 병원 내에서 치료 및 시술, 수술 등 영역에서 집중적으로 관리되어야 할 필수적 요소이다.

주요 체크사항

1. 치료계획(Care plan)이란?
   - 환자치료가 체계적이고 효율적으로 이루어질 수 있도록 환자의 문제를 해결하기 위한 방법으로, 치료 또는 중재를 제공하기 전에 세우게 되는 계획을 의미한다.

2. 의사 및 간호사는 환자의 주요 상태변화 경과를 기록한다. 환자의 주요 상태변화란, 치료계획에 영향을 줄 수 있는 환자의 상태변화, 특수검사 결과, 처치, 수술 및 침습적 시술 후 환자 상태의 변화를 의미한다.

3. 환자의 진료에 직접 참여하는 타 부서 또는 타 직종의 직원들은 필요시 해당 환자의 치료계획을 확인한다. 치료계획 공유는 병원규정의 의무기록 접근권한에 따른다.

4. 환자의 진료에 직접 참여하는 타 부서 또는 타 직종의 직원들은 필요시 해당 환자의 치료계획을 확인한다. 치료계획 공유는 병원규정의 의무기록 접근권한에 따른다. 환자 또는 보호자에게 제공해야 하는 설명에는 진단명(또는 추정진단), 치료(검사) 계획, 치료(검사)에 따른 예상효과 및 위험에 대한 정보 등을 설명할 수 있다.

✤ 환자진료체계 – 통증 관리

조사 기준	4.1.2 환자의 신체적·정신적 안녕을 위하여 적정한 통증 관리를 적시에 수행한다.
조사 목적	통증은 환자가 가장 흔하게 경험하게 되는 증상으로, 통증이 완화되지 않으면 신체적, 정신적으로 영향을 미치게 되어 치료과정에 부정적인 결과를 초래할 수 있다. 따라서 의료기관은 모든 환자가 호소하는 통증에 대해 통증 평가와 통증 관리를 위한 적절한 체계를 갖추도록 노력하고, 환자의 연령에 적합하게 평가하여야 한다. 통증 평가는 통증의 위치, 양상, 빈도 및 기간 등을 포함하며, 확인된 통증을 완화시키기 위해 약물 및 비약물 중재 등을 제공한다. 초기평가 후 의료기관이 정한 규정에 따라 정기적 재평가를 통해 통증 관리를 제공하여야 한다.

	조사항목 (S, P, O)	조사 방법	유형	조사 결과
1	통증 관리를 위한 규정이 있다. (S)	DR	A	☐ 유 ☐ 무
2	입원 시 통증 초기평가를 수행한다. (P)	IT	B	☐ 상 ☐ 중 ☐ 하
3	통증 평가 결과에 따라 적절한 중재를 수행한다. (P)	IT	B	☐ 상 ☐ 중 ☐ 하
4	[시범] 규정에 따라 재평가를 수행한다. (P)	IT	B	☐ 상 ☐ 중 ☐ 하

'통증 평가와 통증 관리를 위한 적절한 체계'를 수립함으로써 환자가 흔하게 겪는 통증이 신체적·정신적으로 영향을 주어 치료과정에 부정적인 결과를 초래하지 않도록 예방하기 위함이다.

'통증 관리를 위한 규정'의 목적은 환자의 신체적 정신적 안녕을 위하여 적절한 통증 관리를 적시에 수행하기 위함이다. 통증이란 실질적 혹은 삼새적 조직 손상과 연관된 불유쾌한 감각적·정서적 경험이다. 통증은 객관적이고 생리적인 감각과 주관적이고 전신적, 감정적인 면의 상호작용의 결과로 나타나므로 객관적으로 평가하기가 어렵다. 통증관리란 NRS[7], VAS[8], FPS[9], VRS[10] 등의 통증 척도를 사용하여 통증을 사정하고 이를 근거로 적절한 통증 중재를 제공하는 것으로 통증이 조절될 때까지 주기적인 재평가와 중재를 하고 그 결과를 기록함으로써 통증 관리가 지속적이고 효과적으로 이루어지게 하는 것이다. 입원 시 통증을 호소하는 모든 환자는 '통증 평가도구'를 이용하여 통증초기평가를 하고 통증을 완화하기 위한 처치를 제공한다. 또한 환자와 가족에게 통증 교육 및 복약지도를 시행한다.

'통증 초기평가'는 입원환자 중 통증이 있는 환자는 통증 초기평가

[그림 5-17] 통증 관리

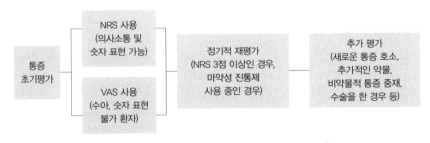

7) NRS(Numeric rating scale): 숫자척도(환자가 느끼는 통증의 정도를 숫자로 표하는 방법). 의사소통 및 수 개념이 가능한 환자의 통증 정도를 숫자로 평가할 때 사용한다.
8) VAS(Visual analog scale): 시각적 상사 척도. 일정한 직선 위에 통증의 정도를 표시하게 하는 방법이다.
9) FPS(Faces Pain Rating Scale): 얼굴표정 척도. 통증에 대한 정서적 감정 표현을 잘 나타낸 웃는 표정부터 슬프고 눈물 흘리는 모습까지의 얼굴표정이다. 얼굴 마비 환자나 주름이 깊게 파인 환자에게 사용할 때 한계가 있다.
10) VRS(Verbal Rating Scale): 언어비율 척도. 통증의 강도를 없다, 경하다, 중등도이다, 심하다, 매우 심하다 등으로 구분하여 통증 강도를 표현하도록 하는 평가방법이다.

도구를 이용하여 통증의 유무를 평가하고 기록한다. 통증 초기평가는 통증의 유무, 강도, 양상, 위치, 빈도, 기간, 통증의 중재를 포함하여 평가한다. 숫자 통증 등급(Numeric rating scale: NRS)은 의사소통이 가능하고 수 개념을 이해하는 환자에게 통증강도를 측정할 때 사용 한다. 환자로 하여금 자신에게 해당되는 통증의 강도를 점수화하게 하여 기록한다. 통증의 강도는 경도(1~4점), 중등도(5~6점), 중증(7~10점)으로 구분한다.

'정기적 재평가'는 병원 통증 규정에 따라 통증 강도가 중등도 이상인 경우, 진통 조절 목적으로 마약성 진통제를 사용 중인 경우(PCA 포함)에 근무조당 1회 이상 통증 평가도구를 이용하여 통증을 재평가하여 기록한다. 추가 평가는 통증 양상이 변화하거나 새로운 통증을 호소하는 경우, 수술을 한 경우, 침습적 처치를 받고 통증을 호소하는 경우, 추가적인 약물적·비약물적 통증 중재를 한 경우에 통증 평가도구를 이용하여 통증을 재평가하여 기록하고, 통증 중재 후 통증의 강도 변화는 '통증의 재평가'로 기록한다.

진통제 투여는 WHO 진통제 사용원칙 9가지, WHO 3계단 진통제 사다리(By the ladder) 원칙 등을 참고하여 병원의 사정에 맞게 통증중재 규정을 만들 수 있다. 참고할 수 있는 진통제 투여원칙은 다음과 같다.

- By mouth: 상황이 허락하는 한 먹는 진통제를 우선 투여한다.
- By the clock: 진통제를 일정 간격 투여하여 혈중농도를 일정하게

유지해야 통증의 재발을 막을 수 있다. 급작스럽게 발생하는 돌발성 통증 시 속효성 진통제를 미리 처방하여 통증 발생 시 환자가 사용할 수 있도록 한다.

- By the ladder: WHO 3단계에 따라 진통제를 선택 또는 추가한다. 경한 통증에는 비마약성 진통제를 우선 처방하고, 통증이 계속될 때는 약한 마약성 진통제를 추가한다. 중등도 통증에는 처음부터 약한 마약성 진통제를 처방하고, 통증이 계속될 때에는 강한 마약성 진통제를 추가한다. 심한 통증에는 처음부터 강한 마약성 진통제를 투여한다. 통증의 종류에 따라 통증 정도와 상관없이 진통 보조제를 병용하여 진통 효과를 증대시키도록 한다.
- For the individual: 약물을 이용한 통증 조절의 가장 중요한 원칙은 환자 개개인에게 적합한 진통제의 종류, 용량 및 투여방법을 선택하는 것이다.
- With attention to detail: 진통제 투여 후 통증 조절이 잘되고 있는지 자주 관찰하여 효과를 평가한다.

'환자 및 보호자 교육'을 통해 환자와 보호자에게 통증에 관한 정보를 제공 한다. 지속적으로 교육 내용을 강화하고, 진통을 위해 특수한 치료나 시술 전에 이에 대한 교육을 제공한다. 특히 통증강도나 환자 상태에 따라 약물요법, 비약물요법 등 적절한 통증 완화를 위한 중재를 시행한다.

[그림 5-18] 프로세스상에서 발생 가능한 이슈파트 - 통증 관리

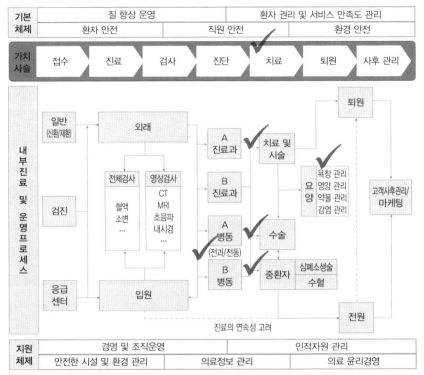

기본	질 향상 운영		환자 권리 및 서비스 만족도 관리	
체제	환자 안전	직원 안전	환경 안전	

가치 사슬: 접수 → 진료 → 검사 → 진단 → 치료 ✓ → 퇴원 → 사후 관리

내부 진료 및 운영 프로세스

일반(신환/재환) → 외래
전체검사 | 영상검사
혈액 소변 ... | CT MRI 초음파 내시경 ...
검진
응급센터 → 입원

A 진료과 → 치료 및 시술 ✓
B 진료과
A 병동 (전과/전동) → 수술 ✓
B 병동 → 중환자 | 심폐소생술 수혈 ✓

요양 욕창 관리 영양 관리 약물 관리 감염 관리 ✓

퇴원
고객사후관리/ 마케팅
전원

진료의 연속성 고려

지원	경영 및 조직운영		인적자원 관리	
체제	안전한 시설 및 환경 관리	의료정보 관리	의료 윤리경영	

※ 통증 관리의 경우, 진단 후 치료 영역과 함께 병동 내 입원환자 등을 대상으로 관리되어야 할 영역으로 특히 치료 및 수술 등의 후에 집중적으로 관리되어야 할 필수적 요소이다.

주요 체크사항

1. 통증 관리 규정에는 통증 관리 대상, 평가방법 및 기록방법, 중재방법 등을 포함할 수 있다.

2. 입원 시 통증이 있는 환자에 대해 통증 초기평가를 수행한다. 통증 평가의 내용에는 통증의 유무, 위치, 양상, 발생빈도 및 지속기간, 특이성 등이 측정 되며, 의료기관이 수립한 기준과 환자의 필요에 따라 주기적인 재평가와 후 속조치가 기록되어야 한다.

3. 통증 평가 결과에 따라 통증 완화를 위한 적절한 중재를 시행한다.

조사 기준	4.1.3 영양 관리를 통한 치료효과를 높일 수 있도록 처방내용에 적합한 영양을 공급하고, 필요한 설명 및 영양 상담을 제공한다.
조사 목적	의료기관은 환자에게 적합한 영양공급을 통해 치료효과를 높일 수 있도록 영양불량위험이 있는 환자에 대한 영양평가를 시행하고, 환자의 영양 상태와 필요에 맞게 영양을 공급하며, 치료식을 제공하는 경우 치료식의 내용, 이유 등을 충분히 설명하고, 환자에게 필요한 영양 상담을 제공하여야 한다.

	조사항목 (S, P, O)	조사 방법	유형	조사 결과
1	영양 관리 규정이 있다. (S)	DR	A	☐ ☐ 유 무
2	[시범] 환자의 치료목적에 맞게 식사를 제공한다. (P)	IT	B	☐ ☐ ☐ 상 중 하
3	[시범] 환자 또는 보호자에게 치료식과 관련된 설명을 제공한다. (P)	IT	B	☐ ☐ ☐ 상 중 하
4	[시범] 환자 또는 보호자에게 영양상담을 제공한다. (P)	IT	B	☐ ☐ 유 무

'영양 관리 규정'의 목적은 환자에게 적합한 영양공급을 통해 치료효과를 높일 수 있도록 영양불량위험이 있는 환자에 대한 영양평가를 시행하고, 환자의 영양 상태와 필요에 맞게 영양을 공급하며, 치료식을 제공하는 경우 치료식의 내용, 이유 등을 충분히 설명하고, 환자에게 필요한 영양 상담을 제공하기 위함이다.

영양 관리는 '영양 관리 지침서'에 근거를 두고 시행한다. '영양 관리 지침서'는 식사처방, 치료식 식단 작성, 영양 관리 등을 포함하고 있다.

식사는 영양 관리 위원회에서 인준한 '영양 관리 지침서'에 준하여 제공되며, 최근 실무에 맞추어 수정·보완한다. 음식과 영양은 환자의 건강과 회복에 중요하므로 환자의 영양적 필요와 치료계획을 기반으로 환자의 치료에 적합한 음식 또는 기타 영양원을 처방하여 이에 맞는 식사를 환자에게 제공하여야 한다. 즉 환자식사는 의사의 처방에 따라 치료에 적합한 식사를 제공한다.

영양사는 입원 환자의 영양 상태를 판정·평가하고 계획함에 있어 식사 처방의 변경이 필요한 경우, 담당 의사 및 의료진에게 식사처방에 대해 서면으로 의견을 제시하고 반영되도록 한다. 해당 병동 담당 간호사에 의해 식품 알러지 등의 코멘트가 기록되면, 이를 반영하여 식사를 제공한다. 또한 환자 식사 제공 시간은 환자의 상태와 치료식 종류에 따라 별도의 시간에 식사를 제공할 수 있다.

모든 치료식의 식단은 일반식의 식단을 기준하여 질적·양적의 변경으로 이루어지도록 계획하고 치료식을 제공받은 환자 또는 보호자(중환자실 제외)에게는 치료식사명, 제공 사유, 주의사항에 대해 설명을 해야 한다. 환자에게 영양 상담이 필요한 경우 의사는 영양사에게 의뢰하여 영양 상담을 제공할 수 있도록 하고 이를 '의무기록'에 남겨야 하며, 영양상담 기록에는 객관적 자료 평가, 식습관 조사, 영양 상담과 관련된 치료계획, 영양상담 등에 관한 내용을 기재하여야 한다(반드시 의무기록에 남겨야 한다).

영양 관리 규정에 의거하여 영양 초기평가결과 또는 영양불량 환자 검색결과를 근거로 영양불량 위험환자를 조기에 발견하고, 대상 환자에게 필요한 영양 관리계획과 중재를 제공한다. 의사는 환자에게 심회된 영양상담이 필요하다고 느낄 때, 영양에 대한 재교육이 필요할 때, 음식과 약 상호 작용으로 영양상담이 필요할 때, 기타 영양상담이 필요할 때 영양사에게 의뢰한다. 영양상담 의뢰 시에는 해당 처방과 상담이 있어야 한다.

[그림 5-19]와 같이, 담당의사는 환자의 영양적 필요와 치료계획을 기반으로 '영양 관리 지침서'를 참고하여 환자의 치료에 적합한 음식 또는 기타 영양원을 처방한다. 영양팀에서는 처방된 식사를 확인한 후 치료식 식단 작성 지침에 근거하여 처방에 맞는 식사를 제공한다. 식사처방 시 환자의 상태나 기호에 따라 견해 등을 반영할 수 있고, 식사회진을 통한 대응식 제공 등으로 환자의 요구를 적극 반영하여 환자의 치료목적에 맞게 식사를 제공한다.

영양사는 치료식이 처방된 환자 또는 보호자에게 치료식사명, 제공 사유, 주의사항(음식 제한사항 등)에 대해 설명하고 '치료식 설명서'를 제공한다. 또한 의사가 영양지도를 의뢰한 환자에 대하여 영양사는 '영양 관리 지침서'에 의거하여 환자 또는 보호자에게 영양 상담을 제공하고 이를 의무 기록으로 남긴다. 영양상담 기록에는 객관적 자료 평가, 식습관 조사, 영양 상담과 관련된 치료계획, 영양상담 등에 관한 내용을 포함하고 있으며 교육 내용에 대한 환자의 이해도 및 순응도 역시 평가한다.

영양사는 모든 입원환자를 대상으로 입원한 후 48시간 내에 '초기영양 평가'를 실시한다. 영양사는 초기 영양평가결과를 중위험군 이상의 환자는 EMR을 통해 고지한다(병원사정에 따라 평가자와 평가시한이 다를 수 있다). 초기영양평가 결과는 공유되어야 한다. 영양사는 위험도에 따라 환자의 영양 관리를 실시한다. 중위험도 환자는 검색결과 고지 및 컨설트 의뢰 시 영양 관리를 실시하고, 고위험도 환자는 검색결과 고지 및 상담과 무관하게 영양 관리를 실시한다. 예외일 경우, 영양 관리의 중재가 기타사항 등으로 어려울 경우 의무기록에 사유를 기재한다.

영양 관리에 대한 모든 절차 및 세부지침은 '영양 관리 지침서(식사처방, 치료식 식단 작성, 영양 관리 지침 포함)'에 상세히 기록되어 있으며, 그에 따른 관리를 시행한다.

[그림 5-19] 영양 관리 규정 절차

STEP 1	환자진료 목적에 맞는 식사 제공	• 담당 의사가 환자에 맞는 영양원 처방 • 영양팀에서 처방에 맞는 식사 제공
STEP 2	환자, 보호자에게 치료식과 관련된 설명 제공	• 환자, 보호자에게 치료식과 관련된 설명 제공
STEP 3	환자, 보호자에게 영양 상담 제공	• 상담 내용 의무 기록에 기록 • 환자의 이해도 및 순응도 평가
STEP 4	영양 불량 위험 환자에 대한 영양 관리	• 입원 환자를 48시간 내에 초기평가하여 구분 관리
STEP 5	영양 관리	• 영양 관리 지침서에 따라 관리

[그림 5-20] 프로세스상에서 발생 가능한 이슈파트 - 영양 관리

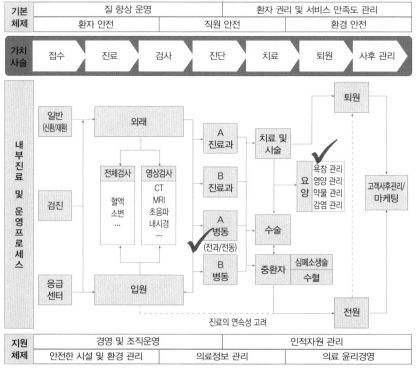

기본	질 향상 운영		환자 권리 및 서비스 만족도 관리	
체제	환자 안전	직원 안전	환경 안전	

가치사슬: 접수 → 진료 → 검사 → 진단 → 치료 → 퇴원 → 사후 관리

지원	경영 및 조직운영		인적자원 관리	
체제	안전한 시설 및 환경 관리	의료정보 관리	의료 윤리경영	

※ 영양 관리의 경우, 입원환자에 크게 관련되어 있는 영역으로 요양영역과도 직접적인 관련이 되어 환자의 건강 상태에 따른 영양의 관리를 달리해야 하는 중요한 부분으로 후에 집중적으로 관리되어야 할 필수적 요소이다.

주요 체크사항

1. 영양 관리규정에는 식사처방, 치료식 식단작성, 영양 관리 등을 포함할 수 있다.
    - 식사처방 규정: 의료기관에서 제공되는 식사의 특징, 영양기준량, 식품구성 등을 담고 있어 입원환자의 처방 시 사용되는 규정을 말하며, 부서 또는 관련 회의체의 인준을 거쳐야 함
    - 치료식 식단작성 규정: 식사처방 규정에 제시된 영양기준 및 식품구성에 따른 식단을 작성하기 위한 방법, 허용식품, 제한식품 등을 세부적으로 기술해 놓은 규정
    - 영양 관리 규정: 환자의 영양평가, 영양 관리 계획수립, 영양중재, 모니터링 등 영양 관리에 관한 규정을 말하며, 부서 또는 관련 회의체의 인준을 거쳐야 함

2. 영양 관리
    - 다음과 같이 환자에게 영양 상담이 필요한 경우 의사는 영양사에게 의뢰한다.
        - 입원 환자 식사/치료식을 섭취 중인 환자로 심화된 영양 상담이 필요하다고 담당의사가 판단한 경우
        - 영양 상담을 받았으나 재교육이 필요한 경우
        - 음식-약 상호 작용에 대해 영양 상담이 필요한 경우
        - 기타 영양 상담이 필요하다고 담당의사가 판단한 경우
    - 영양상담 의뢰 시 해당 처방과 컨설트가 있어야 한다.
    - 영양상담 시행은 다음과 같이 진행된다.
        - 환자의 영양 상태와 관련된 주관적·객관적 자료를 조사하여 영양불량의 원인을 파악한 후 영양 상담과 관련된 치료계획을 세운다.
        - 세부사항은 의무기록에 기록한다.

✦ 환자진료체계 – 욕창 예방

조사 기준	4.1.4 환자 안선을 위한 욕창 예방 및 관리활동을 수행한다.
조사 목적	의료기관은 욕창 발생을 최소화하기 위해 욕창 예방관리 및 보고체계를 갖추고, 욕창 발생 고위험 환자를 평가하여 욕창 예방활동을 실시하며, 필요한 경우 욕창 간호를 제공한다.

	조사항목 (S, P, O)	조사 방법	유형	조사 결과
1	욕창 관리를 위한 규정이 있다. (S)	DR	A	☐ ☐ 유　무
2	욕창 위험도 평가도구를 이용하여 욕창 위험평가를 수행한다. (P)	IT	B	☐ ☐ ☐ 상　중　하
3	욕창 위험평가에 따라 욕창 예방활동을 수행한다. (P)	IT	B	☐ ☐ ☐ 상　중　하
4	욕창이 발생한 환자에게 욕창 간호를 수행한다. (P)	IT	B	☐ ☐ ☐ 상　중　하

　'욕창 관리 규정'의 목적은 욕창 발생 위험요인이 있는 대상자를 사정하여 욕창 예방간호를 제공하여 위험요인을 줄이고 욕창 발생을 최소화하며, 욕창 발생 시 관리를 통하여 욕창의 치유를 돕고 합병증을 최소화하기 위함이다. 욕창이란 신체의 일정 부위에 지속적인 압력이나 혹은 마찰과 전단력이 결합한 압력이 지속적이거나 반복적으로 가해짐으로써 모세혈관의 순환장애를 가져와 피부 및 피하 심부 조직에 괴사가 일어나는 것을 말하며 욕창 발생 위험환자는 입원환자 중 Braden scale 18점 이하인 환자와 이미 욕창이 발생한 환자, 중

환자실 환자를 말한다. 주로 욕창 위험도 평가를 할 시에는 'Braden scale'을 사용하여 욕창 위험요인을 예측하는 방법이 쓰인다. 규정에 따라 병원은 욕창 위험평가 및 예방활동을 수행하는데, 욕창 발생 시 욕창 간호를 수행하고 욕창보고체계를 준수하며 욕창 예방활동에 대해 주기적으로 평가한다. 욕창 예방활동은 욕창 발생 위험환자를 대상으로 환자의 피부상태를 관찰, 체위변경 마사지, 매트리스 작용여부 확인, 환자 및 보호자 교육을 시행하는 것을 말하고 욕창 간호는 욕창이 발생한 환자에게 제공되는 간호행위를 말한다.

욕창 관리의 절차에 관해 자세히 살펴보면, '욕창 위험도 평가'는 초기평가로 시작되며, 초기평가는 욕창 발생 위험 환자를 대상으로 환자의 피부상태를 사정하고, Braden scale을 이용하여 초기사정을 실시

[그림 5-21] 욕창 관리 절차 예시

STEP 1	욕창 위험도 평가	• 위험 환자 대상으로 초기평가를 Braden scale로 진행 • 신체 상태 악화 시 욕창 위험도 재평가
STEP 2	욕창 예방 활동	• 근무 조당 2회 이상 시행 간호기록 및 활동 기록에 기록, 환자 교육 등
STEP 3	욕창 발생 환자 관리	• 부위별 욕창 단계 파악
STEP 4	욕창 치료계획	• 수술, 소독, 재평가 등 기록, 욕창 확인 후 보고하고 지속적인 예방 및 치료 • 1주일마다 상태 확인
STEP 5	욕창 발생 보고체계	• 최초 발견 후 주치의에게 보고, 주치의는 욕창 단계 파악 및 치료

한다. 그 후 새평가는 이실, 수술 후, 침습적 검사 및 시술 후 급격하게 신체상태가 악화되었을 경우에 실시주기와 관계없이 욕창 위험도 평가를 재평가한다. 욕창 위험도 평가 점수가 18점 이하인 경우 욕창 발생 위험군으로 분류하여 욕창 예방 간호를 시행하는데, 욕창 위험도 평가에 따른 중증도 분류는 크게 4가지로, 9점 이하는 최고 위험군, 10~12점은 고위험군, 13~14점은 중증도 위험군 그리고 15~18점은 저위험군으로 분류된다.

'욕창 예방활동'은 근무조당 2회 이상 시행하며 피부상태 관찰, 피부 간호 시행 내용, 체위 변경, 공기침대 적용 등의 내용을 근무조당 1회 간호활동 기록에 남기도록 한다. 예방활동은 피부상태를 사정하고 관리하며, 압력을 최소화하기 위해 체위변경을 수행하고 공기 매트리스를 적용한다. 또한 마찰력과 전단력을 최소화시키며 영양 상태불량을 교정한다. 마지막으로 환자 및 보호자에게 욕창 발생의 원인과 위험요인, 위험요인을 감소시킬 수 있는 방법, 욕창 예방활동 등에 대해 자료를 지급하여 교육한다.

'욕창 발생 환자의 관리'는 욕창 발생 시 욕창의 발생 부위 및 각각의 부위별 욕창 단계를 확인한다. 욕창 부위는 욕창이 생긴 환자의 몸의 부위를 의미하며 욕창 크기는 가로와 세로의 정확한 크기를 센티미터 단위로 기록한다. 욕창의 단계는 조직의 손상 정도에 따라 분류한다.

'욕창의 치료계획'은 의학적 또는 간호계획을 모두 포함하며 수술, 소독, 재평가 등을 기록한다. 욕창 확인 후 보고체계에 의해 보고한다. 욕창 발생 시 지속적 욕창 예방간호를 수행하고 필요한 경우 치료 방법(dressing, 수술)에 대해 적절한 욕창 관리를 제공한다. 욕창 평가는 욕창의 위치, 욕창의 단계, 크기, 배출물, 치료계획과 중재, 드레싱 방법을 간호기록하며 주기적으로 욕창의 상태를 재평가한다.

'욕창 발생 보고체계'는 다음과 같다. 먼저, 욕창을 처음 발견한 간호사는 주치의에게 보고하고 욕창의 위치, 단계, 크기 등의 내용을 간호기록으로 남긴다. 욕창 발생 시 주치의는 욕창 부위를 평가하고 해당 부서에 협의진료가 필요할 경우 이를 의뢰한다. 병동 수간호사는 욕창 발생 시 환자 안전 보고체계를 통하여 질 관리위원회에 보고한다.

욕창을 치료한 의료진은 반드시 욕창의 상태 및 치료 사항에 대하여 의무기록하며 의료진 간의 욕창 관리 상태에 대해 공유하며 욕창 발생 환자 또는 욕창 발생 위험군 환자는 병동 이동 시 카덱스에 노란색 스티커를 붙여 인계하고 욕창 관리가 지속적으로 잘 이루어지도록 한다.

[표 5-7] 피부평가 척도

척도	상태
stage Ⅰ	피부가 벗겨짐 없이 지속적으로 발적된 상태(발적 부위를 눌렀다 떼어도 색깔변화 없음)
stage Ⅱ	붉게 된 부위에 수포, 구진, 딱지, 배출물, 표면보다 보이지 않는 부분이 넓음(진피손상)
stage Ⅲ	피하층과 근막 표면까지 침범된 피부손상
stage Ⅳ	근육과 뼈가 보이고 근육, 힘줄(건, tendon)까지 포함하여 cavity이 형성됨

[그림 5-22] 프로세스상에서 발생 가능한 이슈파트 - 욕창 관리

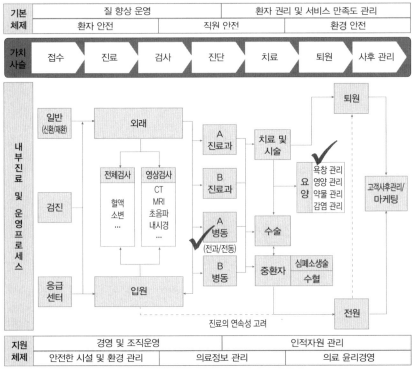

기본	질 향상 운영		환자 권리 및 서비스 만족도 관리	
체제	환자 안전	직원 안전	환경 안전	

가치사슬: 접수 → 진료 → 검사 → 진단 → 치료 → 퇴원 → 사후 관리

내부 진료 및 운영 프로세스

지원	경영 및 조직운영		인적자원 관리	
체제	안전한 시설 및 환경 관리	의료정보 관리	의료 윤리경영	

※ 욕창 관리의 경우, 입원환자와 요양영역과도 직접적인 관련이 되어 입원환자의 관리영역에서 집중적으로 관리되어야 할 필수적 요소이다.

주요 체크사항

1. 욕창 발생 위험군(Braden scale: 18점 이하)에게 다음과 같은 욕창 예방간호를 수행한다.
    - 체위 변경, 피부 관찰, 마사지를 시행한다.
    - 피부는 항상 청결하고 실금 및 잦은 설사 환자는 주의를 요한다.
    - 의식이 없거나 사지 마비가 있는 장기 환자의 경우 공기침대 등을 사용할 수 있다.
    - 침상머리는 30도 이하로 유지하며, 완전 측위보다는 30도 측위를 한다.
    - 베개나 보조기구를 사용하여 발꿈치나 발의 뼈 돌출부에 가해지는 압력을 제거한다.
    - 홑이불의 주름, 각종 라인 및 물품에 의해 환자의 피부가 눌리지 않도록 한다.
    - 치료상 금기사항이 아니면 충분한 수분을 섭취하도록 한다.
    - 필요시 치유에 필요한 영양공급을 위한 식이를 제공한다. (예: 고단백 식이)
    - 욕창 발생 위험군은 환자와 보호자에게 예방교육을 실시한다.
    - 에어 매트리스(Air mattress)는 필요시 제공할 수 있다.

2. 피부평가 척도
    - Stage Ⅰ: 피부가 벗겨짐 없이 지속적으로 발적된 상태(발적 부위를 눌렀다 떼어도 색깔변화 없음)
    - Stage Ⅱ: 붉게 된 부위에 수포, 구진, 딱지, 배출물, 표면보다 보이지 않는 부분이 넓음(진피손상)
    - Stage Ⅲ: 피하층과 근막 표면까지 침범된 피부손상
    - Stage Ⅳ: 근육과 뼈가 보이고 근육, 힘줄(건, tendon)까지 포함하여 cavity가 형성됨.

✦ 중증환자진료체계 – 심폐소생술

조사 기준	4.2.1 심폐소생술이 요구되는 환자에게 양질의 의료서비스를 제공한다.
조사 목적	양질의 심폐소생술을 보장할 수 있는 규정을 수립하며, 직원들이 이를 숙지하여 일관성 있고 능숙하게 대처할 수 있도록 관리한다.

	조사항목 (S, P, O)	조사 방법	유형	조사 결과
1	심폐소생술에 관련된 규정이 있다. (S)	DR	A	☐ ☐ 유 무
2	직원은 심폐소생술 발생 시 연락체계를 알고 있다. (P)	IT	B	☐ ☐ ☐ 상 중 하
3	심폐소생술을 위한 필요물품 및 약물을 적절히 구비하고 있다. (P)	IT	B	☐ ☐ ☐ 상 중 하
4	[시범] 적시에 제세동기를 사용할 수 있다. (P)	IT	B	☐ ☐ ☐ 상 중 하

'심폐소생술 관련 규정'의 목적은 급성 심정지가 발생한 환자에게 신속하고 적절한 심폐소생술을 제공하기 위함과 심폐소생술의 과정과 결과를 평가하고 개선하기 위한 전략을 수립하기 위함이다.

'심폐소생술'이란 질병이나 손상으로 인하여 심정지가 발생한 사람의 흉부를 압박하여 순환을 유지하고 인공호흡으로 혈액을 산소화시켜 생명을 살리기 위한 시술 및 이와 관련된 의학적 처치를 말한다.

'심폐소생술팀'이란 심정지가 발생한 사람에게 신속하고 효율적적인 심폐소생술을 제공하기 위하여 사전에 훈련되고 조직된 응급진료팀을 말하며, 신속하게 이루어질 수 있도록 연락체계를 형성하고 있어야 한다. 심폐소생술팀은 의료인으로 구성하며, 이 중 반드시 의사가 포함되어야 하고 팀원으로 해당 과의 의사와 간호사, 그 외 중환자실, 응급실, 마취과 간호사 등이 참여할 수 있다. 그리고 각 부서의 응급키트에는 심폐소생술을 시행할 수 있는 물품이 구비되어야 한다. 또한 관련 규정에 따라 병원은 심폐소생술에 필요한 약물과 장비를 구비하고 관리하며, 필요한 직원들을 대상으로 심폐소생술 교육을 실시한다 (교육주기는 직원교육 규정 참고). 그리고 정기적으로 심폐소생술의 과정과 결과를 평가하고 개선한다. 또한 실제 병동에서 심정지가 발생하여 급하게 중환자실로 옮겨진 경우 관련 '심폐소생술 지침'에 따른다.

심폐소생술을 제공하지 않는 경우도 존재하며 다음과 같다. 말기질환 또는 회복 불가능한 의학적 상태 등으로 환자 또는 환자의 가족에 의해 추후 심정지의 발생 시에 심폐소생술을 실시하지 않기로 문서로

[표 5-8] 심폐소생술팀원의 역할과 권한　　　　　(-: 해당항목 수행가능 / X: 수행 불가능)

역할과 권한	의사	간호사
팀 리더	-	X
약제, 검사처방	-	X
환자 상태감시	-	-
흉부압박	-	-
인공호흡(Bag mask)	-	-
기관내삽관	-	X
제세동	-	X
CPR 관련 의무기록	-	-
투약	-	-
물품조달 및 검사확인	-	-

작성한 경우와 긴급한 상황에서 보호자기 환자의 상대에 대해 충분한 설명을 듣고 이해한 후 DNR에 동의한 경우에는 심폐소생술을 제공하지 않는다.

심폐소생술에 필요한 약물과 물품은 사전에 계획되고 관리되어야 한다. 심폐소생술에 필요한 약물은 심폐소생술팀장과 약제팀장의 심의를 거쳐 결정하고 필요한 약물과 물품은 응급키트 내에 보관되어야 한다. 또한 구비해야 할 필수 약물의 종류는 동일하게 관리하며 그 외 약물은 부서의 특성에 맞게 정하여 관리한다. 이러한 방식으로 부서 담당자는 매일 1회 이상 체크리스트를 통해 점검한다.

응급키트 약물 관리 및 점검은 먼저 응급키트 약물은 봉인된 상태인지 확인하고, 약물이 사용되었을 경우에는 24시간 이내에 약물을 보충한 후 봉인한다. 부서 담당자는 매일 1회 이상 응급키트 봉인 상태를 점검한다. 부서 관리자는 매월 1회 응급키트 약물 목록, 수량, 유효기간을 점검한다. 약제팀 담당자는 분기별로 비치된 약물이 목록과 일치하는지 여부를 확인하여 관리대장을 작성한다. 응급키트 내의 물품 중 앰부백(Ambu-bag)과 Laryngoscope는 원내 감염관리지침에 따라 사용 후 세척과 소독 및 멸균 시행을 준수해야 한다. 앰부백을 EO 가스로 소독할 경우에는 포장봉투가 벌어지지 않도록 여유 공간을 두고 밀봉 포장을 해야 한다.

제세동기는 3~4분 이내에 사용될 수 있는 위치에 있고 항상 충전 상태여야 하며 제세동기의 부속 물품(젤리, ECG paper 등)이 항상 구비되어 있어야 한다. 제세동기 사용법(사용 시 화상에 주의) 직원 교육은 의료인, 보건직 직원이 되며 부서 담당자는 제세동기 일일 점검표를 통해 매일 점검하고 상태점검은 연 1회 시행한다.

심폐소생술을 개선하기 위해 심정지 후 심폐소생술까지의 소요시간 (Arrest-to-CPR time)과 기관 내 삽관의 숙련성, 심폐소생술의 적절성, 심정지 환자 생존율 등의 요소를 측정하고 환자와 직접 대하는 직원은 기본심폐소생술 교육을 2년마다 1회 이상 이수한다.

[그림 5-23] 심폐소생술 관리

STEP 1	약품 물품 사전 계획	
STEP 2	필요 약물 심의 후 결정	• 폐소생술 팀장 및 약재팀장의 심의 • Emergency Kit에 보관
STEP 3	Emergency Kit 관리 점검	• 약물 봉인상태 점검 • 매월 1회 점검 • 관리 대장 작성
STEP 4	제세동기 관리	• 항상 충전 • 3~4분 내 사용 가능하게 위치 • 부속물품 항상 구비
STEP 5	심폐소생술 교육	• 심폐소생술 소요시간과 숙련성, 생존율 측정 • 기본 교육 2년에 1회 실시

[그림 5-24] 프로세스상에서 발생 가능한 이슈파트 – 심폐소생술 규정

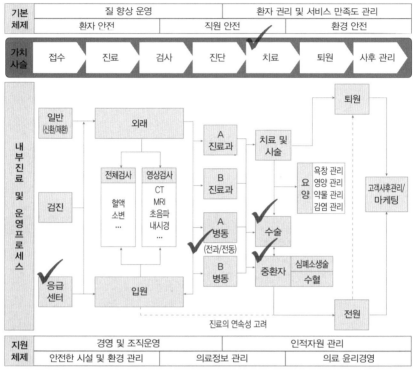

기본	질 향상 운영		환자 권리 및 서비스 만족도 관리	
체제	환자 안전	직원 안전	환경 안전	

가치사슬: 접수 → 진료 → 검사 → 진단 → 치료 → 퇴원 → 사후 관리

내부진료 및 운영프로세스

지원	경영 및 조직운영		인적자원 관리	
체제	안전한 시설 및 환경 관리	의료정보 관리	의료 윤리경영	

※ 심폐소생술의 경우, 입원환자와 수술, 중환자실과 크게 관련되어 있는 영역으로 관련영역에서 집중적으로 관리되어야 할 필수적 요소이다.

주요 체크사항

1. 심폐소생술 규정에는 다음과 같은 내용을 포함할 수 있다.
   - 심폐소생술 발생 시 연락체계
   - 심폐소생술 의료진들의 역할 분담
   - 심폐소생술: 심폐소생술 방법, 장비사용법, 필요한 물품 및 약물 등
   - 심폐소생술 교육 및 훈련 등

2. 심폐소생술 관련 장비관리
   - 제세동기(AED 포함)

- 입원 및 진료 영역에서는 3~4분 이내 지원하여 적용 가능한 거리에 구비한다.
- 제세동기 보유 부서는 항상 충전 상태로 유지하여 관리하여야 한다.
- 제세동기 상태 점검은 연 1회 시행한다.
- 제세동기 보유 부서에서는 언제든지 사용할 수 있도록 제세동기를 준비하고 있어야 한다.
- 점검표를 이용하여 점검한다.
- 응급카트 또는 키트
  - 각 부서장은 부서 내에서 응급카트 또는 키트 점검이 주기적으로 시행되도록 하며, 관리의 책임을 가진다.
  - 응급 시 필요한 물품과 약품을 갖추고 목록을 비치해 근무조별로 확인한다.
  - 약품이나 물품을 사용했거나 유효기간 만료 등의 사유가 있을 경우 신속히 구비해 놓는다.

- 심폐소생술과 제세동기 사용법을 정기적으로 직원 교육한다.
  - 제세동기 사용법 직원 교육: 의료인, 보건직 직원
    가. 의료인: 심폐소생술, 수동제세동기 사용방법을 2년마다 교육받는다.
    나. 그 외 직원: 심폐소생술을 2년마다 교육받는다.

4. 제세동기(자동제세동기Automated External Defibrillator, AED 포함)를 적시에 사용하기 위한 관리방법에는 다음과 같은 내용을 포함한다.
  - 제세동기 배치: 3~4분 이내에 사용할 수 있도록 구비
  - 제세동기 관리: 충전여부, 부속물품 구비 등
  - 제세동기 사용 관련 교육

+ 중증환자진료체계 – 수혈환자 의료서비스

조사 기준	4.2.2 수혈환자에게 양질의 의료서비스를 제공한다.
조사 목적	수혈환자의 안전성을 확보하기 위해 안전하게 혈액을 관리하며 불출 후 적정시간 내 수혈 및 수혈환자의 주의관찰 수행 여부 등을 적절하게 관찰한다.

	조사항목 (S, P, O)	조사 방법	유형	조사 결과
1	안전한 수혈을 위한 규정이 있다. (S)	DR	A	☐ ☐ ☐ 유 무 미해당
2	규정에 따라 수혈 전 검사 및 혈액 검체 관리를 수행한다. (P)	IT	B	☐ ☐ ☐ 상 중 하 ☐ 미해당
3	규정에 따라 혈액을 보관하고, 적절한 시간 내에 환자에게 수혈한다. (P)	IT	B	☐ ☐ ☐ 상 중 하 ☐ 미해당
4	수령한 혈액을 정확하게 확인한다. (P)	IT	B	☐ ☐ ☐ 상 중 하 ☐ 미해당
5	수혈 직전에 정확하게 환자를 확인한다. (P)	IT	B	☐ ☐ ☐ 상 중 하 ☐ 미해당
6	규정에 따라 수혈 시 주의관찰을 수행한다. (P)	IT	B	☐ ☐ ☐ 상 중 하 ☐ 미해당

'안전한 수혈과정을 위한 규정'의 목적은 수혈환자의 안정성을 확보하기 위하여 환자에게 적정한 시간에 혈액이 수혈되고 수혈 시 환자를

주의 깊게 관찰하여 수혈환자 관리가 적절하게 이루어지도록 하기 위함이다.

안전한 수혈을 위해 먼저 수행해야 하는 것은 혈액 및 혈액제제 투여 전에 수혈 필요성 등의 설명을 시행하고 '환자의 동의'를 받아 동의서가 작성되어야 한다. 수혈은 일정한 위험성을 동반하기 때문에 주치의는 수혈의 효과와 부작용에 대해 충분히 고려하여 환자에게 적합한 제제와 용량을 처방한다.

주치의는 환자/보호자에게 다음 사항을 설명하고 수혈 동의서를 받는다.

---

1. 수혈이 필요한 이유와 예상되는 수혈의 종류와 양 및 기대 효과, 수혈방법, 수혈을 진행하지 않을 때 예상되는 위험을 설명한다.
2. 환자가 질문을 통해 충분히 이해한 후 자발적인 판단으로 수혈을 결정할 수 있도록 한다.
3. 의식이 없는 환자나 의사결정능력이 없는 환자나 소아 등의 수혈동의는 보호자 또는 법정대리인에게 받는다.
4. 입원기간 중 최초 수혈 시 수혈동의서를 받는다.
5. 인공신장실과 외래는 최초 수혈 시 수혈동의서를 받고 이후 6개월마다 받는다(단, 수술 시 수혈을 받을 경우는 수술동의서로 대체한다.).

'안전한 수혈을 위해 혈액은행에서 혈액관리'를 하며 혈액은행에서 취급하는 혈액의 종류는 농축적혈구, 신선동결혈장, 전혈, 동결침전제제혈액 등이다. 농축적혈구, 신선동결 혈장 등은 매일 공급되지만, 농축혈소판, 전혈, 동결침전제제, RhD 음성혈액 등은 처방이 나면 '대한

적십자 혈액원'에 청구한다. 혈액은행에서는 혈액보관 시 전혈이나 적혈구제제는 혈액전용 냉장고에, 신선 동결 혈장이나 동결침전 제제는 혈액전용 냉동고에, 혈소판제제는 혈소판 교반기에 보관한다(혈액은행이 없는 대부분의 요양병원에서는 혈액전용 냉장고를 사용한다. 이 경우 온도관리가 필수이다). 혈액은행에서는 또 각각 혈액 상태 및 유효기간을 확인하며, 보관된 혈액 중 이상 혈액(용혈, Lipemic 등)이 발견되면 혈액표지에 부적격 혈액 표시를 하고 밀봉하여 일반혈액과 분리시킨 후 혈액원으로 이송한다. 끝으로 혈액은행에서는 혈액 성분 제제의 보관온도 및 유효기간 역시 기록한다.

혈액은행은 혈액보관 및 준비를 위해 필요한 시설, 장비관리를 지침서에 따라 관리한다. 일반혈액 보관의 경우 모든 혈액은 각 혈액의 보

[그림 5-25] 수혈을 위한 환자의 동의

STEP 1	사전 교육 및 환자 동의서	• 수혈 시 위험요인 및 부작용에 대한 교육 • 환자 동의서 필요
STEP 2	수혈 전 검사	• 혈액형, 혈구형, 혈청형 검사 • 비예기 항체 선별검사 • 교차 시험
STEP 3	혈액 요청	• 의사의 지시로 수혈 전 검사 처방 • 혈액 제제 처방 요청
STEP 4	혈액 수령	• 수령용지와 전산 프로그램을 통한 내역 확인
STEP 5	수혈	• 혈액 수령 후 30분 이내 수혈 시작 원칙 • 수혈 후 부작용 유무 관찰 및 기록

[그림 5-26] 혈액은행에서의 혈액관리

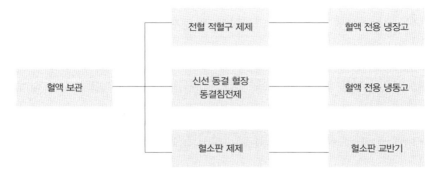

관조건에 합당한 혈액냉장고에 ABO별 및 Rh혈액형별로 분류해서 보관하되, 라벨은 냉장고 내부 앞쪽에 누구나 알아볼 수 있도록 크게 혈액형별 색깔에 맞춰 표기하여 붙여 놓는다. 지정된 각각의 혈액은 사용 전에 비정상적인 외관, 유효기간에 대해 점검하며, 혈액냉장고의 경보장치 이상 여부도 함께 점검한다. 모든 혈액제제 냉장고, 냉동고 및 혈소판 교반장치에 대해 온도 기록 장치를 점검하고 온도가 한계를 넘었을 때 원인을 추적한다. 혈액보관 시설 및 장비에 점검이 필요한 경우에는 「기기 지침서」를 참고한다. 혈액전용냉장고는 1~6℃, 혈액전용냉동고는 −18℃ 이하, 혈소판교반기는 20~24℃를 유지하고 장비 내에 온도계를 비치하여 매일 온도를 확인한 후 기록하며 자동으로 출력되는 온도 기록지는 일정기간 보관한다. 혈소판교반기는 매일 교반이 작동되는지도 확인하도록 한다.

'수혈 전 검사' 중 ABO 혈액형 검사의 혈구형, 혈청형, 검사와 Rh(D) 혈액형 검사 및 비예기 항체 선별검사와 교차시험은 임상병리사 및 진난검사의학과 의사에 의하여 실시히는 것을 원칙으로 한다. 검사 시에는 각 검사별 특이한 주의사항이 있는지 반드시 확인한다. 불규칙항체선별검사의 결과가 양성인 경우나 이전 검사결과가 없는 경우에는 교차시험을 항글로불린 단계까지 실시하여 적합한 혈액을 찾아낸다. 환자혈액검체는 혈액형검사 및 교차시험용 검체를 채혈하여 검사하고 7일간 보관한다. 교차시험용 환자 검체는 채혈일로부터 3일간 사용할 수 있고, 교차시험이 끝난 적혈구 제제의 관분절은 7일간 보관한다. 판독 시는 과거 혈액형과 다를 경우 반드시 다시 채혈하여 재검사를 실시한다.

'출고된 혈액을 반납하고자 하는 경우'에는 혈액반납신청서를 정확하게 기록하고 기재된 혈액과 반납할 혈액이 맞는지 확인한 후 30분 안에 해당 부서에 접수한다. 적혈구제제는 출고 후 30분 이내에(혈액전용 냉장고에 보관되었던 혈액은 24시간 이내) 반납이 가능하다. 단, 24시간 동안 혈액전용 냉장고에 보관한 후 혈액의 이상 유무가 관찰되지 않아야 하고 이상이 발견될 시에는 반납이 불가하다. 혈소판 및 해동한 혈장 제제는 반납이 불가하다(혈소판 제제를 반납할 경우에는 해당 부서로 사전연락). 접수된 혈액이 반납이 불가한 경우에는 병동에 연락한다. 혈액에서 출고되지 않은 혈액은 구두로 반납이 가능하다.

해당 부서에서 출고된 혈액은 출고 후 30분 이내에만 반납이 가능하며 30분이 넘으면 폐기하여야 한다. 혈액을 폐기하고자 하는 경우에는 혈액폐기신청서를 정확하고 빠짐없이 기록하고 기재된 혈액과 폐기할 혈액이 맞는지 확인한 후 해당 부서에 접수한다. 출고된 혈액이 부적절한 방법으로 보관되어 있었거나 시간이 경과한 경우 또는 수혈이 불필요한 사유가 발생하였을 경우에는 혈액을 폐기하여야 한다. 폐기된 혈액은 전용 용기에 담아 혈액폐기 전용 냉장고(또는 냉동고)에 보관했다가 병원폐기물 처리 규정에 따라 폐기한다(위탁처리 포함).

'수혈환자 관리'를 위해서 수혈 전 검사를 위한 채혈을 먼저 한다. 수혈 전 검사를 위해 채혈 시 수혈 예정자의 병록번호, 성명, 성별, 나이, 채혈일자, 채혈자, 담당의사, 혈액형(알고 있는 경우 기입하고, 모를 경우 물음표로 기재한다)을 기입하도록 한다. 채혈은 수액이 투여되는 쪽에서는 하지 않아야 한다.

'혈액요청 절차'는 환자의 상태, 혈액검사 결과 등에 대해 파악하고 있는 의사의 지시로 수혈 전 검사처방(ABO & Rh, 비예기 항체검사, 교차시험 등) 처방, 혈액제제 처방을 해당 부서에 요청한다. 혈액요청에서는 의뢰자명, 진료과명, 환자정보(등록번호, 성명, 성별, 연령등), 의뢰일, 혈액제 명칭, 수량 등이 명시되어야 한다. 해당 부서에서는 정확하게 기록 서명된 요청서와 검체를 접수하여야 한다.

'불출된 혈액의 보관과 안전한 수혈'을 위해 혈액처방에 따라 교차시험을 마친 공여 혈액만 출고할 수 있다. 혈액수령자는 수령용지와 혈액운반 전용 용기를 가지고 온다. 해당 부서 담당자는 혈액수령용지를 확인하여 혈액은행 전산프로그램(BBIS)의 출고화면을 통해 내역을 확인하고 혈액제제의 상태를 확인한 후 출고한다.

혈액수령자(반드시 의료인 2인)는 해당 부서에 비치된 수령확인 전산프로그램을 이용하여 수령 확인을 시행한다. 혈액수령용지의 환자의 인적 사항, 혈액 종류, 혈액형, 수량 등의 내역과 실제 수령하고자 하는 혈액제제의 바코드를 통해 읽은 내역을 비교하여 확인한 후 수령한다. 혈액수령은 혈액전용냉장고가 있는 곳을 제외한 병동 및 주사실에서는 전혈과 적혈구 제재를 1unit씩 수령한다.

'수혈절차'는 수령 후 30분 이내에 수혈시작을 원칙으로 하며, 수혈이 지연될 경우, 해당 부서에 보관을 의뢰한다(단, 혈액전용냉장고가 있는 곳에서 수혈이 지연될 경우에는 예외로 하며 이때, 혈액전용냉장고에 보관을 원칙으로 한다). 각 혈액 및 환자에게 적절한 혈액세트를 사용하며(혈액세트 준비 시 규정에 따라 정확한 환자 확인), 수혈하기 전에 정확한 환자확인을 하고 수혈의 목적, 부작용 증상에 대해 환자에게 교육하여 이상 증상 발현 시 바로 의료진에게 알릴 수 있도록 한다. 혈액의 주입은 의사의 책임하에 간호사가 한다. 굵은 혈관을 18~22G 카테터로 확보한 후 생리 식염수로 플러싱(flushing)하여 라인(line)을 확인한다. 수혈 시 활력징후는 수혈시작 전, 수혈시작 15분 후에 측정한다. 그리고 종료 시에도 환자의 상태를 확인하며, 활력징후를 측정하여 특이사항 및 수혈 부작용유무를 관찰하고 기록한다.

간호기록지에 수혈을 시작·종료한 사람, 혈액 종류, 혈액 번호, 수혈 시작시간, 부작용 유무, 전 처치 약제 등 수혈에 관한 제반 사항을 기록한다. 수혈 시 생리식염수만이 혈액 성분제제와 함께 투여될 수 있으며 기타 다른 정맥 주입용액이나 약물을 함께 투여해서는 안 된다. 차가운 혈액은 1분당 100㎖ 이상의 속도로 수혈할 경우 심장마비를 일으킬 확률이 높으므로 온혈기를 주의해서 사용한다.

한 단위의 혈액성분은 4시간 이내에 수혈을 마치도록 한다(단, 환자의 상태, 의사의 지시 등의 사유가 있는 경우는 예외로 한다).

'수혈시작 후 정해진 시간에 따라 모니터링'하며 간호기록지에 그 결과를 기록한다. 수혈 부작용 증상은 발열 오한 오심, 구토, 알레르기, 흉통 등이 있다. 환자 및 보호자가 이상 증세를 호소하면, 수혈을 즉시 중단하며 IV 경로는 유지하고 활력징후를 측정한다. 수혈혈액 및 환자의 인적 사항을 재확인하고 의사 처방에 따라 처치를 시행하고 관련 내용을 기록한다. 부작용으로 판단되면 보고서를 작성하고, 혈액은행에 신속히 연락한다. 오류사고 발생 시 안전사고 보고체계에 따라 QI 팀에 보고서를 작성하여 보고한다.

수혈 전 검사와 환자 혈액 검체의 관리 절차는 먼저 검사 결과에 대하여 진단검사의학과 의사의 자문이 필요한 경우가 생기면 담당자는 주치 의사에게 보고하는 것으로 시작되며, 수혈 전 검사(ABO & RH, 비예기 항체검사, 교차시험 등)를 실시하며 검사자 서명이 있어야 한다. Rh(D)음성인 혈액은 'Du 검사'를 실시하여 직접법에서 음성인지를 확인한다. 교차시험은 항글로블린 검사단계를 진행하는 것을 원칙으로 하나 수혈 직전의 항체선별검사가 음성인 경우 실온식염수만으로 혈액을 불출할 수 있으나 혈액을 불출한 후에도 교차시험검사가 적합한지 확인하기 위하여 항글로블린 검사단계를 실시한다. 응급 상황 시에는 응급수혈 요청의뢰서를 작성하여 교차시험 중 실온식염수법까지 시행 후 응급혈액 요청서에 혈액번호 기재 후 즉시 출고한다. 이후 알부민법과 항글로블린법 단계를 계속 진행한다.

[그림 5-27] 프로세스상에서 발생 기능한 이슈파트 – 수혈 관리

기본 체제	질 향상 운영		환자 권리 및 서비스 만족도 관리	
	환자 안전	직원 안전		환경 안전

가치 사슬	접수	진료	검사	진단	치료 ✓	퇴원	사후 관리

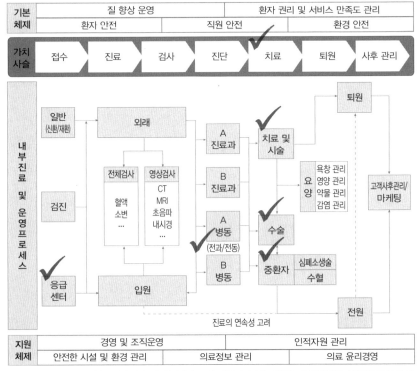

지원 체제	경영 및 조직운영		인적자원 관리	
	안전한 시설 및 환경 관리	의료정보 관리		의료 윤리경영

※ 수혈 관리의 경우, 입원환자와 수술, 중환자실과 크게 관련되어 있는 영역으로 관련영역에서 집중적으로 관리되어야 할 필수적 요소이다.

주요 체크사항

1. 수혈 절차
   (1) 혈액을 불출 후에는 30분 이내에 수혈을 시작하도록 한다.
   (2) 각 혈액 및 환자에게 적절한 혈액세트를 사용한다.
   (3) 수혈의 목적, 부작용 증상에 대해 환자에게 교육하여 이상 증상 발현 시 바로 의료진에게 알릴 수 있도록 한다.
   (4) 혈액 주입은 의사의 책임하에 간호사가 한다.
   (5) 굵은 혈관을 18~22G angio needle(catheter)로 확보한 후 생리식염수로 플러싱(flushing)하여 라인(line)을 확인한다.
   (6) 수혈 시 활력 징후는 수혈 시작 전, 수혈 시작 15분 후에 측정하고 종료 시 환자의 상태를 확인하며, 수혈 부작용 유무를 관찰하며 기록한다.
   (7) 간호기록지에 수혈을 시작·종료한 사람, 혈액 종류, 혈액번호, 수혈 시작 시간, 부작용 유무, 전 처치 약제 등 수혈에 관한 제반 사항을 기록한다.
   (8) 생리식염수만이 혈액 성분제제와 함께 투여될 수 있으며 기타 다른 정맥주입용액이나 약물을 함께 투여해서는 안 된다.
   (9) 차가운 혈액은 1분당 100㎖ 이상의 속도로 수혈할 경우 심장마비를 일으킬 확률이 높으므로 온혈기(Blood warmer)를 사용한다.
   (10) 수혈이 끝나면 활력 증후를 측정하고 간호 기록지에 특이사항 및 부작용 유무를 기록한다.

조사 기준	4.2.3 적절하고 안전한 신체억제대 사용 규정이 있고, 이를 준수한다.
조사 목적	의료기관은 신체억제대 사용을 최소화하는 환경을 조성하기 위해 노력하며, 신체억제대의 안전한 사용을 위해 규정을 수립하고, 이를 준수하여야 한다.

	조사항목 (S, P, O)	조사 방법	유형	조사 결과
1	안전한 신체억제 및 보호를 위한 신체억제대 사용 규정이 있다. (S)	DR	A	☐ ☐ 유 무
2	신체억제대 사용 전 절차를 준수한다. (P)	IT	B	☐ ☐ ☐ 상 중 하
3	신체억제대 사용 환자를 관찰하고 기록한다. (P)	IT	B	☐ ☐ ☐ 상 중 하
4	신체억제대 사용 환자에게 부작용 예방 활동을 수행한다. (P)	IT	B	☐ ☐ ☐ 상 중 하
5	[시범] 신체억제대 사용을 줄이기 위한 활동을 수행한다. (P)	ST	C	☐ ☐ ☐ 상 중 하

'신체억제대 사용규정'의 목적은 신체억제대의 안전한 사용을 위해 규정을 수립하고 준수함으로써 환자에게 신체적·정신적으로 안전한 치료 환경을 제공하기 위함이다.

'신체억제대 사용 전'에는 먼저 다른 치료적 대안이 효과가 없는지 확인해야 한다. 다른 대안이 없는 경우 의료진은 환자 및 보호자에게 억제대 사용이 필요한 환자의 상태와 억제대 사용으로 인한 부작용을 충분히 설명하고 신체억제대 사용 결정의사(동의서)를 얻도록 한다.

의사의 신체억제대 처방은 절대로 필요시처방으로 할 수 없으며, 처방 내용으로는 억제대 사용 이유, 종류, 기간 등을 명시한다. 억제대를 사용할 때는 환자에 대해 주의 깊게 관찰한 후 사용하고 억제대 사용 처방을 확인한다. 환자와 가족에게 억제대가 간호사의 편의상 사용하는 것이 아니라 환자의 안전을 위해서 사용하는 것이라는 자세한 정보를 제공하여야 한다.

'신체억제대 사용환자는 주기적으로 관찰'하여 억제대 사용이 적합한지를 평가하며 2시간마다 피부의 발적 관찰, 화장실 사용 등을 점검한다. 또한 억제대 적용 시 억제대 사용 전 평가 내용, 억제대의 종류, 억제대 적용 시작 시각 및 종료 시각, 억제대 적용 이유, 억제 시행해진 간호행위, 억제대 적용 중 관찰 내용(억제대 위치변화, 사지말단부위의 맥박, 체온, 피부색 등) 등을 정확하게 기록하고 의사에게 보고한다.

'억제대 사용 시에는 환자의 부작용을 예방'하기 위한 활동을 해야 하는데 허용된 범위에서 움직임이 최대한 가능하도록 하고 순환장애를 예방하도록 공간을 확보하며 정상적인 해부학적 체위로 억제대를 사용한 사지가 유지되도록 한다(근육 수축과 근골격계 손상의 가능성을 줄임). 또한 피부손상 예방을 위해 뼈 돌출 부위에는 패드를 대고 정맥 주입관이나 다른 장치(투석환자의 shunt)를 건드리지 않도록 주의한다. 억제대를 침대에 고정할 경우에는 침상 난간이 아닌 침대 틀에 고정하여 침상 난간에 당겨져 낙상하는 것을 예방한다. 매 2시간마다 적어도 10~30분간 억제대를 풀어놓고 체위변경을 시행하여 신체억제대로 인하여 욕창이 발생하는 것을 방지한다. 단, 응급상황 발생 시 손쉬운 방법으로 풀 수 있도록 억제대를 고정한다. 간병인은 환자를 떠나기 전에 호출기가 환자 손이 닿는 곳에 있는지 확인하여야 한다. 그리고 언제 올 것인지 환자에게 말하고 억제대를 한 환자는 기본적인 요구를 모두 수행해 준다는 것을 상기시켜 안심하게 한다.

'병원의 직원은 억제대 사용 환자에 대한 재평가를 실시'하여 억제대 사용을 중단하려는 노력을 지속적으로 해야 하고 억제대를 사용해야 했던 구체적 사례와 억제대 적용시간 등을 기록한다.

'억제대 사용지침 및 문제점 등에 관련된 직원 교육'을 통해 신체억제대 사용 대상 및 사용 시 문제점과 해결방안, 안전 관리, 환자 권리와 존중 등을 공유한다. 또한 직원은 환자를 충분히 사정하여 행동의 원인을 파악하며 가능하면 요법 및 프로그램 적용 등 자원을 활용한

[그림 5-28] 신체억제대의 사용

STEP 1	다른 치료 대안이 없는지 확인 및 환자동의서 수령	•환자 및 가족에게 사용 이유 설명 •동의서 수령
STEP 2	최소한의 시간만 사용	
STEP 3	억제대 사용 환자 주기적으로 관찰	•2시간마다 피부의 발적, 화장실 사용 부작용 예방
STEP 4	억제대 사용 재평가	•억제대 사용 중단에 대한 노력을 지속적으로 실시
STEP 5	억제대 사용 사례 기록	•구체적 사용 사례, 사용 시간 등을 기록

대안을 적용하고 신체억제대의 사용을 줄이기 위한 신체억제대 사용 제로 환경 캠페인, 안전한 신체억제대 사용방법 포스터 제작 활동을 유지한다.

마지막으로 억제대와 보호대(환자의 안전을 위한 장치)의 의미를 살펴보자면, 낙상 방지를 위해 환자가 사용하는 침상에 부착된 식판을 세워 침대에 묶는 경우 과연 이것이 억제대인지 보호대인지, 그리고 환자를 휠체어에 앉힌 상태에서 환자가 앞으로 넘어질 가능성을 대비해 환자의 상체를 휠체어에 묶는(휠체어 억제대) 것은 보호대인지 억제대인지는 사용하는 목적에 따라 달라질 것이다. 그것이 환자의 ROM(Range of motion)을 제한하는 것이면 억제대일 것이고, 인권 침해와 무관하게 오로지 환자의 안전을 생각한 것이라면 보호대의 개념으로 이해해야 할 것이다. 보호대의 개념으로 환자에게 끈이나 물건을 사용할 때는 끈이나 물건으로 하여금 환자에게 손상이 가해지지 않도록 주의를 기울여야 한다.

[그림 5-29] 프로세스상에서 발생 가능한 이슈파트 – 신체억제대

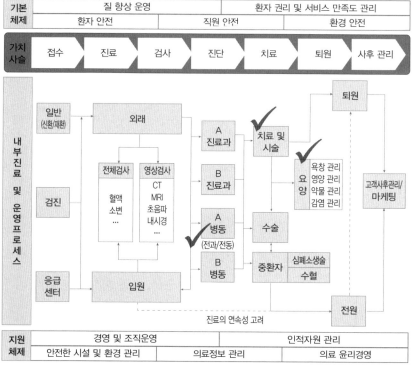

기본	질 향상 운영		환자 권리 및 서비스 만족도 관리	
체제	환자 안전	직원 안전		환경 안전

※ 신체억제대의 경우, 환자의 치료 및 시술, 요양, 전과·전동 등과 관련영역에서 집중적으로 관리되어야 할 필수적 요소이다.

주요 체크사항

1. 안전한 신체억제 및 보호를 위한 신체억제대 사용 규정에는 다음의 내용을 포함할 수 있다.
   - 신체억제대 사용 대상
   - 신체억제대 종류 및 적용 방법
   - 신체억제대 사용 전 절차: 환자 상태 확인, 신체억제대 사용 처방(order), 환자 또는 보호자에게 설명 및 동의서 받기, 환자 또는 보호자에게 설명 및 동의서 받기 어려운 경우 대처방안 등
   - 신체억제대 사용 환자의 관찰 및 재평가
     - 신체억제대 사용 환자의 관찰: 주기, 관찰 내용 등
     - 신체억제대 사용 환자의 부작용 예방 활동
     - 신체억제대 사용 환자 재평가: 신체억제대 사용이 계속 필요한지에 대한 재평가 주기, 신체억제대 사용 해제 방법 등

2. 신체억제대 사용 환자에게 억제대로 인한 부작용이 발생하지 않도록 예방활동(예: 규칙적으로 신체억제대 풀어 놓기, 능동적·수동적 관절가동범위 운동, 자세 변경 등)을 수행하며 기록한다.

✛ 중승환자신뇨제계 – 말기환자 의료서비스

조사 기준	4.2.4 말기환자에게 편안함과 존엄성을 고려한 의료서비스를 제공한다.
조사 목적	의료기관은 직원 교육을 통하여 말기환자의 요구를 이해하도록 하며, 환자 또는 보호자를 치료 결정에 참여시키고, 정신·사회적 지지를 제공함으로써 말기환자에게 편안함과 존엄성이 고려된 적절한 의료서비스를 제공한다.

	조사항목 (S, P, O)	조사 방법	유형	조사 결과
1	말기환자진료에 대한 규정이 있다. (S)	DR	A	☐ ☐ 유 무
2	말기환자의 요구에 대한 이해를 돕기 위해 직원 교육을 실시한다. (P)	IT	B	☐ ☐ ☐ 상 중 하
3	[시범] 말기환자 또는 보호자의 희망을 고려하여 적절한 대증치료를 제공한다. (P)	IT	B	☐ ☐ ☐ 상 중 하
4	[시범] 말기환자 또는 보호자에게 정신·사회적 지지를 제공한다. (P)	IT	B	☐ ☐ ☐ 상 중 하

'말기환자진료에 대한 규정'의 목적은 말기환자와 가족의 고통을 이해하고 완화시키며 신체적·사회적·정신적·영적 지지를 통해 편안함과 존엄성이 고려된 의료서비스를 제공하여 삶의 질을 향상시키기 위함이다. 말기환자진료에 참여하는 직원에게는 말기환자의 요구를 이해하고 편안함과 존엄성을 배려하고 말기환자에게 나타나는 여러 상황들에 대처하기 위한 교육을 제공하여야 한다.

'말기환자진료에 참여하는 직원의 교육' 내용은 말기환자의 대상, 말기환자의 주요 증상, 말기환자에 대한 정서적 지지 방법, 말기환자와

의 효과적인 의사소통방법, 죽음에 대한 인식, 임종 준비 및 간호방법, 존엄간호 등으로 이루어져 있다.

말기환자는 생명을 연장시키는 치료가 아닌 고통에 대한 치료가 중요하므로 환자 또는 보호자의 희망을 고려하여 적절한 대증치료를 제공한다.

'말기환자 증상 치료의 적절한 방법'은 환자와 보호자 설명 및 참여 유도와 통증 조절, 식이조절, 영적인 지지를 통한 방법 등이 있으며, 이러한 대증치료를 실시하고자 할 때는 환자 및 보호자에게 충분히 설명하고 그들을 대증치료 결정에 참여시킨다. 환자와 보호자에게 사회적·정신적 지지를 제공하는 방법들은 다음과 같다.

가족도 부정, 분노, 협상, 우울, 용납의 과정을 밟는 것을 이해하고 그것이 정상임을 이해시키고 환자의 사망 후에는 상실, 사별의 현실을 수용하고 적응토록 지지해준다. 또한 마음속에 있는 감정을 표현하도록 하여 여러 감정을 해소토록 지지해주고 가급적 환자 옆에서 지킬 수 있도록 지지해주며, 무리한 상황일 경우는 쉬도록 해준다.

해당 병원은 호스피스 완화의료팀을 만들어 말기환자 또는 보호자에게 정신·사회적 서비스를 제공하며 각 구성 및 역할은 다음과 같다. 의사의 경우 호스피스 완화의료팀에서 의학적 치료의 갈등 상황에 대한 평가, 감독 및 조정의 역할 등 중추적 역할을 한다. 일반적인 의학 분야에 능통해야 하는 것은 물론이고 통증 조절과 다른 증상 관리에도 숙달되어야 하고 환자 질병 관리와 관련된 지침에도 익숙해야 한다. 또한 의학적 의사결정에 대해 논의하고, 연구와 연구 결과의 적용을 판단하는 통합적인 역할을 수행한나.

간호사의 경우 전형적으로 환자와 가장 많이 접촉하는 팀 구성원으로서 지속적으로 환자 상태를 사정하면서 안전한 환경에서 돌봄을 받을 수 있도록 간호하고 환자에게 신체적·심리적·사회적·영적인 측면을 포괄하는 전인간호를 제공한다. 또한 통증을 포함한 환자의 증상 관리, 환자 및 가족의 교육, 간호 상담, 가족지지, 임종 돌봄 그리고 일상생활에서 환자의 상태에 따라 최적의 건강 기능을 적절히 유지할 수 있도록 돕는다. 뿐만 아니라 일반 대중 및 자원 봉사자를 대상으로 호스피스 완화의료 관련 교육을 시행한다.

사회복지사의 경우 가족과 환자가 질환과 장애로 인한 개인적·사회적 문제를 관리할 수 있도록 도우며 질병의 진행과 사별 과정에서 지지를 제공하는 역할을 담당한다. 심리사회적 관점에서 환자와 가족의 요구를 평가하며 지역사회의 자원과 연결하거나, 환자나 가족 개인 상담을 포함한 정서적인 지지를 제공한다. 또한 환자의 기능 저하와 경제적 어려움에서 비롯되는 가족 내의 문제를 예견하여 지원을 제공과 사별에 대한 상담 및 사별가족 관리를 수행한다.

성직자의 경우 환자와 가족에게 적절한 영적 상담을 제공하며 팀원에게 영적 지지를 제공하면서 상담과 과거에 대한 정리와 미래에 대한 준비를 돕고 삶의 의미에 대해 일깨워주는 역할을 한다. 또한 환자와 가족들에게 의미를 줄 수 있는 종교 의식과 성례전을 준비함으로써, 종교적인 전통으로서 환자와 보호자를 지원하는 역할을 수행한다. 뿐만 아니라 성직자는 임종 돌봄을 포괄하는 호스피스 완화의료 교육과

훈련을 받아야 한다.

자원봉사자의 경우 환자와 가족에게 제공되는 서비스를 질적으로 강화시키며, 행정적인 업무를 돕고, 더 나아가 상담자로서 활동할 수 있으며 호스피스 완화의료 전문가를 도와 환자와 가족이 최상의 삶의 질을 누리도록 돕는다. 또한 지역사회 지지조직과의 연계를 돕고, 의식을 고양시키고, 보건교육을 제공하며, 기금을 모금하고, 재활 지원을 수행하는 등 여러 가지 역할을 수행한다.

[그림 5-30] 프로세스상에서 발생 가능한 이슈파트 - 말기환자진료

기본 체제	질 향상 운영		환자 권리 및 서비스 만족도 관리	
	환자 안전	직원 안전	환경 안전	

가치 사슬: 접수 → 진료 → 검사 → 진단 → 치료 → 퇴원 → 사후 관리

내부진료 및 운영프로세스

일반(신환/재환) → 외래 → A 진료과, B 진료과, A 병동(전과/전동), B 병동
검진
응급센터 → 입원
전체검사(혈액 소변 …), 영상검사(CT MRI 초음파 내시경 …)
치료 및 시술 → 퇴원 ✓
수술, 중환자 심폐소생술 수혈
요양(욕창 관리, 영양 관리, 약물 관리, 감염 관리) ✓
전원 ✓
고객사후관리/마케팅 ✓
진료의 연속성 고려

지원 체제	경영 및 조직운영		인적자원 관리	
	안전한 시설 및 환경 관리	의료정보 관리	의료 윤리경영	

※ 말기환자의 진료의 경우, 물리적 서비스 제공뿐만 아니라 정신적 영역까지 서비를 제공해야 하며 환자의 사후 관리까지 관리되어야 할 필수적 요소이다.

주요 체크사항

1. 말기환자진료에 대한 규정에는 다음을 포함할 수 있다.
   - 말기환자 대상에 대한 정의
   - 말기환자진료에 참여하는 직원 교육
   - 증상 치료에 환자 또는 보호자 설명 및 참여
   - 환자 또는 보호자에게 정신·사회적 지지
   - 호스피스 완화의료팀 구성 및 역할 등

2. 말기환자진료에 참여하는 직원에게 말기환자의 요구를 이해하고 편안함과 존엄성을 배려하여 대처할 수 있도록 교육(예: 죽음에 대한 인식, 요구를 효율적으로 해소하는 방법, 효과적인 의사소통, 주의사항 등)을 제공한다.

3. 약물 관리

범주	조사 기준
[보관]	5.1 의료기관의 모든 장소에서 약물을 적절하고 안전하게 보관한다.
[조제]	5.2 안전하고 청결한 조제 절차가 있고, 이를 준수한다.
[투약]	5.3 안전한 약물투여에 대한 규정이 있고, 직원들은 이를 준수한다.

✛ 보관

조사 기준	5.1 의료기관의 모든 장소에서 약물을 적절하고 안전하게 보관한다.
조사 목적	약제부서뿐만 아니라 의료기관의 모든 장소에서 약물을 적절하고 안전하게 보관한다.

	조사항목 (S, P, O)	조사 방법	유형	조사 결과
1	약물을 안전하게 보관하는 규정이 있다. (S)	DR	A	☐ ☐ 유 무
2	모든 약물은 규정에 따라 라벨링하여 보관한다. (P)	ST	B	☐ ☐ ☐ 상 중 하
3	모든 약물의 보관 상태를 정기적으로 감사한다. (P)	ST	B	☐ ☐ ☐ 상 중 하
4	약품의 회수 및 철회약품 절차를 준수한다. (P)	ST	B	☐ ☐ ☐ 상 중 하
5	규정에 따라 주의를 요하는 약물을 보관한다. (P)	ST	B	☐ ☐ ☐ 상 중 하
6	응급약물의 보관 및 보충사항을 점검한다. (P)	ST	B	☐ ☐ ☐ 상 중 하

'약물 안전 보관에 관한 규정'의 목적은 의약품에 대한 선정, 구매, 보관, 처방, 조제, 투약 및 모니터링의 전 과정을 적절하게 관리함으로써 환자에게 안전한 약물요법을 수행할 수 있도록 하기 위하여 약물사용 각 단계별로 적절한 업무지침을 마련함에 있다. 약물 관리란 약품의 선정 단계부터 환자에게 투여된 후의 모니터링까지 약품과 관련된 모든 업무를 뜻한다. 약물보관에 대한 규정은 약무위원회에서 검토 관리하고, 약무위원회의 조직 및 운영은 별도의 약무위원회 규정에 따르며 연 1회 약무위원회에서 재검토하여 수정, 보완한다.

'의약품을 선정'할 때, 신규의약품의 사용은 약무위원회에서 검토하며, 세부적인 업무지침은 의약품 선정지침에 따른다. 신규의약품으로 채택된 의약품들은 처방의약품 목록으로 관리하며, 의약품 정보 제공

[그림 5-31] 약물 관리 모니터링

STEP 1	의약품 선정 및 구매	• 신규의약품 – 약무위원회 검토 • 선정되지 않은 의약품 – 긴급 도입 관리 지침
STEP 2	의약품 안전보관	• 의약품 안전보관 지침에 따라 보관
STEP 3	처방 및 지시	• 처방 작성 및 발행 지침, 구두 지시, p.r.n. 지침 등
STEP 4	조제	• 조제 지침 • 산제 조제 지침
STEP 5	투약 및 부작용 보고	• 투약 지침 • 수행기록 • 약물 부작용 보고 시스템

지침에 따라 관련정보를 제공한다. 선정되지 않은 의약품을 처방해야 할 필요성이 있을 경우에는 긴급 도입 의약품 관리 지침에 따라 처방 및 사용이 가능하도록 한다. 의약품 공급이 중단되었거나 재고가 부족한 의약품이 발생하였을 때는 품절의약품 관리 지침, 재고 미보유 의약품 관리 지침 등에 따라 조치한다. 약무위원회에서 구매약품 리스트가 결정되면 담당부서에서 구매절차에 따라 구매한다.

'입고된 의약품의 안전보관'을 위해서 의약품 안전보관 지침에서 정한 적절한 보관 조건에 따라 약품창고, 조제실, 병동 등 약품을 보관하는 모든 부서에서 의약품이 안전하게 보관되어야 한다. 환자들이 가져온 의약품의 경우 〈입원 시 지참약 관리 지침〉에 따라 확인하고 관리한다. 보관 시 특별히 주의를 요하는 의약품에 대해서는 별도의 고위험의약품 관리 지침 및 고주의성의약품 관리 지침에 따른다. 비품약 및 응급의약품은 별도의 비품약 관리 지침 및 응급의약품 관리 지침에 의해 관리한다. 모든 약물은 각 약물의 제조회사에서 제시하는 보관방법을 기준으로 적절하고 안전하게 보관하도록 하며 약물의 보관온도는 실온보관 1~30℃, 냉장보관 2~8℃, 냉동보관 −5℃ 이하로 유지되도록 한다. 약제의 보관온도는 제품설명서 기준에 적합하게 유지되도록 한다. 약제과의 약품보관 장소는 약제과 직원에 의해 보안이 가능하도록 관리하며 약품보관실과 조제실 보관약품 및 병동의 비치 약품은 약품명, 유효기간, 경고문 등을 부착하여 보관한다. 각 병동 및 외래부서는 비품약제의 도난이나 분실을 확인하기 위해 비품약제를 지침에 따라 '월 1회 점검'한다. 모든 약물은 정확하게 약품명, 성분명, 함량, 보관방법(냉장, 차광여부), 경고문, 기타 등을 명시하여 '라벨링'하며 정해진 약장이나 장소에 보관하고 고위험군 약품은 다른 약물과 분리하여 뚜껑이 있는 용기에 담아 고위험군 약품 표시를 하여 보관하며, 고농축 전해질은 반드시 희석 후 사용이라는 경고문을 보관 장소에 부착한다.

법적 효력을 가진 기관 혹은 제약회사의 철회요청을 통해 철회된 불량의 약품의 처리는 별도의 회수 및 '철회의약품 관리 지침'에 따라 신속하게 시행한다. 원내에서 결함이 있는 약제가 사용되지 않도록 철회약품관리절차에 따라 해당 약물을 회수 처리한다. 약품관리담당자는 식약처, 병원협회, 제약회사를 통해 회수가 공지되면 도매상을 통해 '회수 공문'과 '회수 확인서'를 공문으로 받고 해당 약물을 처방 받은 외래 및 퇴원 환자의 요청이 있을 경우 반품 처리한다.

해당 약물을 가지고 있는 부서의 모든 수량을 회수하여 회수 확인서에 수량과 Lot No. 등을 기재하여 도매상에 반품 처리한 후 철회약품 관리 절차에 따라 시행일 이후 입고 및 처방되지 않음을 확인하여 철회약품관리기록부에 해당 내용을 기록한다. 또한 원내 약품코드 사용 중단을 요청하여 처방이 불가능하도록 하고, 해당약품의 철회 관련 사항 및 대체약을 게시판에 올린다. 만약 의약품 사용 중 불량이 발견된 경우 발견자는 의약품불량/파손보고서를 작성하여 약품과 함께 약제과에 보고하고, 약품관리담당자는 불량의약품을 도매상에 반품시키며 필요한 경우 품질검사를 제약회사에 의뢰한다.

유사외관, 유사발음, 유사약품코드의 약품은 '고주의성 약품'으로 약국 내 약장에 별도 표시한다. 고주의성 약품 목록에 속한 약제는 보관 시 라벨에 표시하고 투약 오류가 일어나지 않도록 관리하며 고주의성 약품 목록을 주기적으로 검토, 수정하여 관리한다. 특히 마약류는 관련 국내 법규와 지침에 따라 보관·관리 한다. 다른 의약품과 구별하여 별도 보관하고 이중 잠금장치가 있는 철제금고에 보관하며, 향정신성의약품은 잠금장치가 설치된 장소에 보관한다. 잔여·반품·파손 등 폐기마약도 이중 잠금장치가 있는 철제금고에 보관한다. 이중 잠금장치란 한 개의 문에 번호키와 열쇠 또는 열쇠가 두개인 것도 가능하며 보관장은 이동이 불가능하도록 고정되어 있어야 한다. 마약류 중 냉장보관해야 하는 마약류(아티반 등)도 있으니 이에 대한 지침도 마련해야 한다.

또한 고위험군 약품은 오·투약되지 않도록 사용지침에 따라 따로 구분하여 관리한다. 병원에 따라 다르나 고위험군 약품의 종류로는 항암제류, 고농도전해질류(NaCl-40 inj., KCl-40 inj., Phosten inj.), 헤파린 주사제, 인슐린 주사류가 있다. 주사용 고농도전해질은 비품약물로 보관하지 않는 것을 기본원칙으로 하며, 부서의 임상적 특성상 부서 내 비치가 부득이 필요한 경우, 고위험 약품 표시를 하여 다른 주사제와 분리해 보관한다.

응급 의약품은 항상 신속하고 안전하게 사용하기 위하여 지속적으로 검토·관리 하며 약제과에서는 연 단위로 응급키트 구비 부서와 응급의약품 목록을 검토·수정한다. 또한 응급키트에 구비되어야 할 약품 목록 지침에 따라 라벨하여 채운 후 봉인 스티커를 붙여 봉인 날짜를 기입해 관리한다. 응급키트 관리부서는 응급 시 응급키트의 약물을 사용한 후 응급키트의 사용약물을 응급상황 종료 후 신속히 재구비하여 봉인한다. 또한 응급키트약물의 도난과 분실을 예방하기 위하여 봉인라벨을 부착하며 라벨로 응급키트의 사용여부를 판단할 수 있도록 한다. 사용하지 않은 봉인 라벨은 해당 부서의 책임자가 보관, 관리 한다. 응급키트 약물의 미개봉 여부를 확인할 수 있는 표지 및 목록, 수량의 일치여부와 유효기간 관리는 약제과와 해당 부서의 책임자에게 책임이 있으며, 해당 부서 월 단위, 약제과는 연 단위로 감사를 시행한다.

처방 및 지시는 〈처방작성 및 발행지침〉, 〈구두 지시지침〉, 〈p.r.n. 약품 관리 지침〉, 〈마약류 관리 지침〉, 〈처방검토지침〉, 〈투약관리지침〉등 관련지침에 따른다. 약물을 '처방'할 때는 의약품명, 투여용량, 투여 방법, 입원 전 복용한 지참약 등의 정보를 포함한다. 효과적이고 안전한 약물요법을 위해 환자에게 처방된 의약품과 관련된 정보제공과 함께 복약 상담을 시행하며, 이는 별도의 〈복약상담지침〉에 따른다. 일반적인 의약품의 조제는 관련 〈조제지침 및 산제조제지침〉에 따라 조제한다. 의약품의 조제 및 투약에 관련된 직원의 자격은 각 직원들이 작성한 직무기술서를 바탕으로 관리한다.

입원환자의 경우 조제된 의약품을 병동별 투약칸을 통해 전달하고, 간호사는 투약 지침에 따라 투여한 후 수행기록을 남긴다. 반면에 외래환자의 경우는 조제 완료된 약을 환자의 투약번호와 환자명, 환자 등록번호를 확인한 후 환자에게 투약한다. 간호사는 입원 시 환자가 입원하기 전에 복용하던 의약품을 확인하고, 환자로부터 인계받아 관리한다. 지참약은 별도의 〈입원 시 지참약 관리 지침〉에 따라 관리한다.

또한 '약물 부작용' 발생 시 약물 부작용 보고시스템을 통해 담당부서에 보고하고 모든 의료진은 약물 부작용 관리업무에 협조하며 약물 부작용 모니터링 지침에 따라 관리한다.

[표 5-9] 유사발음(sound-alike) 의약품 예시

성분명(상품명)	상품명(성분명)
아미오다론, amiodarone (Cordarone)	아미로정 5mg (amiloride)
아지스로마이신, azithromycin (Zithromax)	아지도민캡슐 100mg (zidovudine)
베라프로스트, beraprost (Berasil)	베리플라스트-피콤비셋트 1㎖ (beriplast P)
클로바잠, clobazam (Sentil)	클로자릴정 100mg (clozapine)
두타스테리드, dutasteride (Avodart)	듀파스톤정 10mg (dydrogesterone)
에날라프릴, enalapril (Enaprin)	에나폰정 10mg (amitriptyline)
에스시탈로프람, escitalopram (Lexapro)	에스트로펨정 1mg (estradiol hemihydrate)
페노피브레이트, fenofibrate (Lipidil Supra) 페노테롤, fenoterol (Berotec)	페노프론캅셀 200mg (fenoprofen)
베탁소롤, betaxolol (Kerlone)	베타록정 100mg (metoprolol)
미도드린, midodrine (Midron)	미니린정 0.1mg (desmopressin)
토레미펜, toremifene	토렘정 5mg (torasemide)
발라시클로버, valaciclovir	발싸이트정 450mg (valganciclovir)

[표 5-10] 상품명간 유사발음 의약품 예시

상품명(성분명)	
푸로스판시럽(dried ivy leaf ext.)	후로스판액(phloroglucin)
코판시럽 1mcg/㎖ (clenbuterol HCl)	코푸시럽(dihydrocodein 100mg 외)
자디텐정 1mg (ketotifen fumarate)	자니딥정 10mg (lercanidipine HCl)
다이아막스정 250mg (acetazolamide)	다이아벡스정 1,000mg (metformin)
트란데이트정 100mg (labetalol 100mg)	트리테이스정 5mg (ramipril 5mg)
글루코바이정 50mg (acarbose)	글루코반스정 500/2.5mg (metformin HCl/glibenclamide)
테프라정 40mg (propranolol)	케프라정 500mg (levetiracetam)
발싸이트정 450mg (valganciclovir)	발트렉스정 500mg (valcivlovir HCl)
노바스크정 5mg (amlodipine)	유니바스크정 7.5mg (moexipril)
아사콜디알정 400mg (mesalazine)	아서틸정(perindopril tert-butylamine)
아반다메트정 4mg/500mg (rosiglitazone/metformin)	아반디아정 4mg (rosiglitazone)
엠에스콘틴서방정 30mg (morphine sulfate)	옥시콘틴서방정 10mg (oxycodone HCl)
알케란정 2mg (melphalan)	알키록산정 50mg (cyclophosphamide)
라믹탈정 100mg (lamotrigine)	라미실정 125mg (terbinafine)
레나젤정(sevelamer HCl)	레날민정(Vit. B,C complex)
리바로정 2mg (pitavastatin 2mg)	리베라정(alibendol 100mg)
타리겐정 370mg (talniflumate 370mg)	타리온정 10mg (bepostatine 10mg)
프리토정 40mg (telmisartan 40mg)	리피토정 10mg (atorvastatin 10mg)
판크론(Pancron(R))	판토록정(pantoprazole)
미드론정 2.5mg (midodrine HCl 2.5mg)	미니린정 0.2mg (desmopressin 0.2mg)

[표 5-11] 의약품 사용 오류의 원인

의사 전달	구두 의사전달 실수	
	서면 의사전달 실수	• 읽기 어려운 필체 • 약어(처방에서 부절적하게 혹은 부정확하게 사용된 약어) • 용량 단위 기재 누락 • 소수점 기재(예: 10.00→1000으로 잘못 해독) • 잘못 읽거나 읽지 않아서 생기는 실수
	잘못된 처방 해석	
명칭 혼돈	상품명/성분명 혼돈	• 접두어/접미어 혼돈(예: 상품명/성분명의 접두어, 접미어로 숫자를 기재하면 용법 혹은 함량 표시로 오인 가능) • 다른 상품명/성분명과 유사한 발음으로 인한 혼돈 • 다른 상품명/성분명과 유사한 약 모양으로 인한 혼돈
라벨	회사에서 출고된 제품이 담긴 용기의 라벨	• 다른 회사 제품과 유사한 모양 • 동일회사 제품의 타 제품과 유사한 모양 • 부정확하고 불충분한 모양 • 현란한 회사 상징이나 로고
	약국에서 조제 시에 사용한 용기의 라벨	• 잘못된 지시라벨 • 불충분한 지시라벨(보조라벨의 부족을 포함) • 잘못된 혹은 정확하지 않은 약명, 약 용량, 환자명 기재
	제품설명서	• 부정확하고 불충분한 지시
	전자, 혹은 서면 참고 자료	• 부정확하거나 알아보기 힘들고 모순된 정보 제공 • 날짜를 생략하거나 유효기간 경과 혹은 사용할 수 없는 제품
	광고	• 제품 홍보를 위한 상업적 과대광고
사람에 의한 오인	지식 또는 기술의 결여	
	업무수행 착오	
	용량이나 투여 속도 계산 착오	
	컴퓨터 에러	• 컴퓨터 작동자 실수로 인한 잘못 • 데이터베이스 내의 부정확한 프로그램 • 부적절한 스크리닝(알러지나 상호작용 등)

사람에 의한 오인	재고, 출고, 카트 충진 시 오류	
	조제 준비 시 오류	• 처방전달 과정의 실수
		• 잘못된 희석액
		• 희석액 용량 오류
		• 최종 제품을 만들기 위한 주성분 추가 시 용량 오류
	부절적한 필사	
	과도한 업무 등으로 인한 스트레스	
	피로/수면 부족	
	필요한 약물이 준비되지 않음	
포장과 디자인	부적당한 포장과 디자인	
	제형(정제/캡슐제) 혼돈	• 다른 회사 제품과 색깔, 모양, 크기 등의 유사함으로 인한 혼돈
		• 동일 회사 함량 다른 제품의 색깔, 모양, 크기 등의 유사함으로 인한 혼돈
	장치	• 기구선택 오류(예: 인슐린주사용 시린지 대신 일반주사용 시린지 선택)
		• 어댑터(주사용/경장용), 자동분포기, 자동분쇄기, 자동조제 시스템 등의 오류
		• 경구용 측량기(시린지, 컵, 스푼 등), Infusion(PCA, Infusion pump 등), Infusion(PCA, Infusion Pump 등)의 오류

[표 5-12] 투약 오류의 종류

종류	정의
처방 오류	잘못된 약물의 선택(적응증, 금기, 알려진 알레르기나 약물 요법, 기타 다른 요인 등), 용량, 제형, 함량, 투여경로, 농도, 투여속도 및 읽기 어려운 처방 등
투약 누락 오류	다음 투약시간 전에 처방된 약물을 투여하지 않은 오류(단, 환자 거부로 투여되지 않은 경우는 제외)
투약 시간 오류	정해진 약물 투여시간을 제대로 지키지 못한 오류
투여가 승인되지 않은 약물 투여 오류	처방권자로부터 투여가 승인되지 않은 약물 투여 오류
부적절한 용량 오류	처방된 용량보다 더 많거나 더 적게 투여되거나 중복 투여되는 오류
잘못된 제형 오류	처방된 제형과 다른 제형을 투여하는 오류
잘못된 약물 준비 오류	약물 투여 전 부적절하게 약물이 준비된 오류
잘못된 투약 기술 오류	약물을 투여하는 과정 또는 기술이 부적당한 오류
질이 저하된 약물 투여 오류	유효기간 경과 약물 투여 또는 외형상 온전하지 못하거나 역가가 떨어진 약물 투여 오류
모니터링 오류	환자에게 적절한 식이요법(regimen)이나 예상되는 문제점 등을 고려하지 않고 사용하거나, 환자의 임상적 데이터에 근거한 적절한 평가 없이 사용한 오류(약-약/약-음식/약-질환 간의 상호작용 또는 알레르기, 금기 약물 등 포함)
복약 오류	처방된 약물 요법에 따르지 않는 환자의 부적절한 행동 오류
기타 약물요법 오류	상기 언급된 사항에 속하지 않는 모든 오류

[그림 5-32] 프로세스상에서 발생 가능한 이슈피트 — 약물 관리

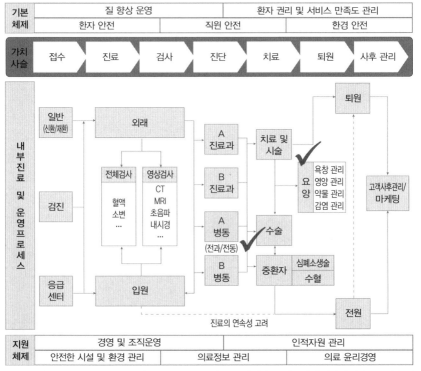

기본	질 향상 운영		환자 권리 및 서비스 만족도 관리	
체제	환자 안전	직원 안전	환경 안전	

지원	경영 및 조직운영		인적자원 관리	
체제	안전한 시설 및 환경 관리	의료정보 관리	의료 윤리경영	

※ 약물 관리의 경우, 병원에서 환자에게 제공하는 약물의 보관 및 처방, 조제 투여와 관련된 영역으로 약의 제공 시 환자 확인 등의 초기평가는 물론이고 환자의 접점에서 안전에 대한 관리가 지속적으로 되어야 한다.

주요 체크사항

1. 약물 관리규정은 보관(5.1), 처방(1.1.1), 조제(5.2), 투여(5.3)의 단계를 통합하여 수립할 수 있으며, 약물보관은 다음과 같은 내용을 포함할 수 있다.
   - 약물의 보관방법
   - 약물의 라벨링 방법
   - 장소에 따른 약물 보관상태의 정기적 감사
   - 고위험 약물의 보관
   - 입원 시 지참약 관리방법 등

2. 약물보관방법
   - 약물을 안전하게 보관하기 위해 규정에 따라 라벨링을 시행하며, 고농축 전해질의 경우에는 "반드시 희석 후 사용" 등의 경고문을 부착한다. 라벨에는 약물명 또는 성분명, 유효기간 등이 포함될 수 있다. 고주의 약물이란 오류 또는 적신호 사건 발생 비율이 높은 약물, 위해결과를 초래할 수 있는 위험이 보다 높은 약물 그리고 유사형상 및 유사발음 약물을 말한다. 고주의 약물목록은 세계보건기구(WHO)나 약물안전연구소 등의 기관에서 제공된다. 약물 안전문제 중 빈번한 것은 의도하지 않은 농축전해질의 투여이다. 이를 줄이기 위한 가장 효과적인 방법은 이에 대한 교육을 받거나 환자진료구역에 농축전해질을 비치하지 않는 내규 등을 마련하는 것이다.

3. 의료기관은 규정에 따라 정기적으로 약품보관 장소, 조제장소 및 약물 사용부서(예: 병동(중환자실 포함), 주사실 등)에서의 약물보관 상태를 점검한다.

4. 철회약품이란, 안전상의 이유 등으로 행정당국에 의해 사용이 철회된 약품을 의미한다. 의료기관은 공급업체 또는 정부부처의 철회요청을 받은 약품을 관리하는 절차를 마련한다. 이러한 절차에는 회수공문 접수, 보유량 회수 및 반품 처리, 철회약품 관리기록부 작성, 해당 의약품 코드삭제 및 원내공지, 필요시 해당 약물을 처방 받은 환자의 약품에 대한 반품처리 등이 포함될 수 있다.

5. 의료기관의 규정에 따라 해당 부서(예: 조제장소, 약품보관장소, 병동(중환자실 포함) 등)에서는 보관상 주의를 요하는 약물을 안전하게 보관한다. 보관상 주의를 요하는 약물은 차광 및 냉장보관 약물, 고위험 약물, 비상용 마약, 유사외관(look-alike), 유사발음(sound-alike), 유사약품코드 등으로 인해 투약 오류 가능성이 높은 약물 등을 포함할 수 있다.

6. 의료기관의 규정에 따라 해당 부서(예: 병동(중환자실 포함))에서는 응급키트의 응급약품 목록 및 약품의 보관상태를 적절하게 관리한다. 관리가 필요한 내용에는 목록과 수량의 일치여부, 유효기간 관리여부, 미개봉 여부를 확인할 수 있는 표지 또는 체크리스트 등을 이용한 점검 등이 포함될 수 있다.

+ 조제절차

조사 기준	5.2 안전하고 청결한 조제절차가 있고, 이를 준수한다.
조사 목적	환자의 안전을 위하여 안전하고 청결한 환경에서 약물을 준비 및 조제하여야 한다.

	조사항목 (S, P, O)	조사 방법	유형	조사 결과
1	안전하고 청결한 약물준비 및 조제 절차가 있다. (S)	DR	A	☐ ☐ 유 무
2	약물조제 전에 처방전 감사를 수행한다. (P)	ST	B	☐ ☐ ☐ 상 중 하
3	낙상 위험도 평가결과에 따라 고위험 환자에 대한 낙상 예방활동을 수행한다. (P)	ST	A	☐ ☐ 유 무

'조제절차'란 의사의 처방에 의해 환자에게 투약하기 위해 준비하는 약사의 안전하고 청결한 조제를 위해 필요한 지침을 의미하고 '안전하고 청결한 조제절차'의 목적은 안전하고 청결한 환경에서 정해진 절차에 따라 신속하고 정확하게 약 처방 조제를 할 수 있도록 조제 과정을 표준화하여 투약 오류와 병원감염을 예방하기 위함이다.

조제절차 지침은 관련법령에 의거하며 약사의 관리, 책임하에 조제가 이루어져야 한다. 조제실의 경우 관계자 외 외부인 출입을 제한하고, 내부는 위생적이고 청결이 유지될 수 있도록 관리한다. 약사는 근무 시 흰색가운을 착용하고 업무 시작과 업무 종료 시에 환경을 점검하며 정기적으로 대청소를 실시한다.

조제장비의 경우 정제포장기(반자동포장기, ATC 기계)는 기기 매뉴얼에

《약사법》 제2조
"조제"란 일정한 처방에 따라서 두 가지 이상의 의약품을 배합하거나 한 가지 의약품을 그대로 일정한 분량으로 나누어서 특정한 용법에 따라 특정인의 특정된 질병을 치료하거나 예방하는 등의 목적으로 사용하도록 약제를 만드는 것을 말한다.

《약사법》 제23조(의약품조제)
약사 및 한약사가 아니면 의약품을 조제할 수 없다. 그러나 입원환자와 주사제에 대해서는 의사 또는 치과의사는 직접 조제 가능하다.

따라 정상 작동될 수 있도록 관리하고 기기 오작동 및 고장 시 담당자는 정비업체에 AS를 신청하고 수동 조제한다.

산제 포장 시 집진장치를 켠 상태에서 분쇄 및 분포하고 산제 분포기는 약품 변경 시마다 집진기를 이용한 청소를 실시한다. 트레이와 삼각대는 주 1회 업무 종료 후 분리하여 청소하고 기기상태 이상 시 즉시 조치한다.

약국의 의약품 냉장고는 약품의 적절한 보관을 위하여 약물보관 지침에 따라 관리한다. 그리고 업무의 마감 시 조제에 사용된 기구 및 물품을 소독액으로 닦아 건조시키며 약품은 제자리에 잘 정돈하여 다음에 사용 시 지장이 없도록 한다. 또한 항상 마약류 보관고의 잠금 상태를 확인하고 창문 및 출입문을 잠근다.

이러한 조제절차를 위하여 가장 먼저 안전한 '조제를 위한 교육'이 우선되어야 한다. 안전하고 표준화된 조제 업무를 수행하기 위하여 약사는 조제지침, 마약류 관리, 의약정보에 관한 교육(상호작용, 병용금기 등), 신약 교육, 고위험 의약품 관리, 고주의성 의약품 관리, 잘못된 투약 예방 대책 그리고 기기 사용 및 관리 등의 여러 가지 교육을 받는다.

'조제 전 처방전 감사' 시에는 처방약의 적절성, 약물의 용법·용량, 투여경로, 처방일수, 약물의 중복 여부, 약물과 약물 간·약물과 음식물간의 상호작용, 실제 또는 잠재적인 알러지, 과민반응의 가능성, 병용 금기사항 및 배합 변화, 체중 및 검사 결과 수치에 따른 용량의 적절성 등의 내용을 검토한다. 약사는 처방된 내용에 의문사항이 있을 때는 반드시 처방의사에게 문의하여 처방내용을 확인한 후 조제하며, 문의와 동시에 반드시 문의일지에 이를 기록하여 내용을 공유해야 한다.

모든 '약물조제 업무'는 약사가 항상 수행하며 조제실 내의 청결 유지와 정리, 정돈 등 환경 위생에 유의하며 신체, 가운 등의 청결을 유지하고 특히, 조제 전후에 손 씻기를 철저히 한다. 손 위생 절차를 시행한 후, 조제 기구를 소독하고 조제 시에는 안전 및 청결을 위해 방진마스크를 착용한다. 약물은 상품명, 성분명, 용량 및 유효기간이 기입된 원병을 사용하거나, 소분된 약물을 사용할 때에는 약품명과 유

[그림 5-33] 안전한 조제를 위한 절차

STEP 1	STEP 2	STEP 3	STEP 4	STEP 5
조제 교육	처방전 검사	위생 및 약품 관리	조제	조제 후 감사

효기간 및 보관 시 주의사항이 기재된 라벨이 부착된 약병의 의약품을 사용하여야 한다. ATC카세트에 약물을 충전하는 경우에는 라벨을 확인하여 오류발생을 방지하여야 한다.

약사는 처방의사, 간호사 상호 간에 의사소통을 원활하게 하여 전달과정에서의 혼란이 없게 한다. 고주의성 및 고위험의약품 등 약물 사용 과오의 위험이 있는 약물은 주의를 요하는 경고 라벨을 부착하여 관리해야 한다. 조제 시에는 제형별로 가장 적합한 조제 장비와 기구를 사용하고 조제된 약포 또는 봉투에는 환자명, 등록번호(또는 투약번호), 약품명, 용법·용량, 조제일자를 한 번 더 확인하여 조제 오류를 방지한다.

마약류 조제 시에는 마약류관리지침에 따라 실시하며 마약류(향정신성 약물 포함)는 조제 시에는 조제대에 비치 가능하지만 조제가 끝나면 곧바로 마약보관고에 넣는다.

'조제 후 감사'를 위해 모든 조제약은 처방전에 따라 약품조제가 정확하게 이루어졌는지를 확인하고 의문점이나 정정을 요하는 사항 여부를 투약 전에 반드시 감사를 통해 확인하며, 감사한 약사는 반드시 처방전에 서명을 한다. 특히 약 처방 내용이 유사한 환자들의 경우 약품이 바뀌지 않도록 반드시 환자명과 조제약을 확인하고 약포지에 인쇄된 환자명과 처방전의 환자명이 동일한지 확인한다. 특히 고주의성 의약품의 경우 조제된 약을 철저히 재확인하여 조제 오류를 예방하고 만약 조제 후 감사에서 발견된 조제 과오가 있을 시에는 투약 오류 일지에 기록하여 공유한다.

'조제약의 유효기간 관리'를 위해 원내 조제약의 유효기간은 1개월로 하며, 외용제, 시럽제 및 주사제는 약품에 기재된 유효기간을 확인하고 준수한다. 입원환자의 원내 조제약은 환자의 상태 변화 등으로 처방이 변경 되는 경우에 해당 부서는 전산으로 반납 등록을 하고 반납 약물은 원형을 훼손하지 않은 상태로 담당부서에 반납한다(단, 액제, 산제는 예외로 한다).

담당부서에서는 반납목록과 반납약물을 받아 확인 후 정확하게 분리하여 일반적 약물 보관 규정에 의거하여 보관 사용한다. 하지만, 외래환자의 원내 조제약은 원칙적으로 반납이 불가하다(〈처방의약품 반납 관련 처리방법에 관한 보건복지부 고시〉 2000-73호).

[그림 5-34] 프로세스상에서 발생 가능한 이슈파트 – 조제절차

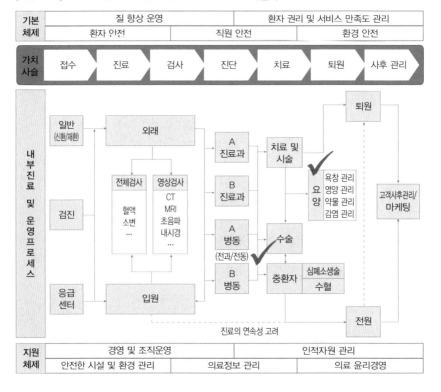

기본 체제	질 향상 운영		환자 권리 및 서비스 만족도 관리	
	환자 안전	직원 안전	환경 안전	

가치사슬: 접수 → 진료 → 검사 → 진단 → 치료 → 퇴원 → 사후 관리

지원 체제	경영 및 조직운영		인적자원 관리	
	안전한 시설 및 환경 관리	의료정보 관리	의료 윤리경영	

주요 체크사항

1) 약물준비 및 조제 절차에는 다음과 같은 내용을 포함할 수 있다.
- 약물조제 전 처방에 대한 감사 절차
- 위생관리: 손 위생, 필요시 장갑 착용, 조제대 및 조제기기 청결 등
- 약물보관: 조제 전·후의 보관 등

2) 안전한 약물조제를 위해 처방에 대한 조제 전 감사를 시행한다. 조제 전 감사의 내용에는 약물, 용량, 빈도 및 투약경로의 적절성, 중복처방, 알러지, 상호작용 및 병용 금기사항, 처방이 부정확한 경우 처방의사에게 확인하는 절차 등을 포함할 수 있다.

✚ 투약

조사 기준	5.3 안전한 약물투여에 대한 규정이 있고, 직원들은 이를 준수한다.
조사 목적	의료기관은 안전한 약물투여를 위해 직원 교육, 투약설명, 약물의 보관, 투여, 부작용 발생 시 대처방안을 수립하여야 한다. 특히 고위험 약물, 입원 시 지참약은 별도로 관리하여야 한다.

	조사항목 (S, P, O)	조사 방법	유형	조사 결과
1	약물투여 관련 규정이 있다. (S)	DR	A	☐ ☐ 유 무
2	약물투여 시 환자, 약물명, 투여경로, 용량, 투여 시간을 확인한다. (P)	ST	B	☐ ☐ ☐ 상 중 하
3	고위험 약물 투여 시 주의사항 및 부작용 발생 시 대처방안을 직원이 알고 있다. (P)	ST	B	☐ ☐ ☐ 상 중 하
4	고위험 약물은 규정에 따라 다른 약물과 분리보관하고, 사용 후 즉시 폐기한다. (P)	ST	B	☐ ☐ ☐ 상 중 하
5	규정에 따라 입원 시 지참약을 투여한다. (P)	ST	B	☐ ☐ ☐ 상 중 하
6	규정에 따른 투약설명을 수행한다. (P)	ST	B	☐ ☐ ☐ 상 중 하

'약물투여 관련 규정'은 투약과 약품 관리에 관한 사항을 규정함으로써 환자에게 안전하고 정확한 투약을 제공함을 목적으로 한다. 정확한 약물의 투여를 위해 의사, 간호사, 약사 및 기타 병원에서 약물투여 자격을 부여한 자는 표준화된 투여 과정을 준수하도록 한다. 약물투여가 허가된 직원은 병원에 근무하는 의사·약사·간호사이고, 해

당 부서에 근무하는 담당자가 투여를 시행한다. 모든 담당직원은 이와 관련된 직무 교육을 이수하여야 한다.

의료법상 의사, 간호사, 약사만 투약이 가능하다. 그러나 대부분의 요양병원에는 인력구조상 간호조무사가 다양한 부서에서 간호인력으로서 간호사의 업무수행을 보조하고 있다.

간호조무사는 관련 법에 의거 간호사의 관리 감독하에 그 업무를 보조할 수 있고 따라서 투약 업무도 포함될 수 있다. 2007년도 대법원 판례("간호조무사가 간호보조 업무에 종사하는 경우에는 간호기록부를 비치, 작성해야 할 의무가 있다")를 보면 간호조무사의 투약 수행시 기록도 남겨야 함을 알 수 있다. 따라서 요양병원에서 간호조무사가 투약업무를 수행하는 경우 투약업무를 안전하게 수행할 수 있도록 복약지도를 반드시 실시하여야 하며 지침과 절차를 마련하여 관리하여야 할 것이다.

관련 법규 참고

《의료법》제27조 제1항, 《의료법》제80조 제2항, 《간호조무사 및 의료유사업자에 관한 규칙》제2조 제1항

'약물투여 시 유의사항'으로는 먼저 투약 전 안전한 처방 규정에 따라 모든 투여는 의사의 처방에 따라야 한다. 투약 준비시 유의사항은 '투약의 5 Right(Drug, Patient, Dose, Route, Time)'를 정확하게 준수하며, 투약하는 약물에는 환자명, 등록번호, 약물명, 투여경로, 용량, 투

여시간(예: 1일 2회 주사 – 10시, 22시) 등이 포함된 라벨을 부착한다. 간호사는 근무조별로 처방과 약물을 확인 해 처방대로 약이 투여되도록 점검 절차를 거치며 환자에게 투약의 목적과 효과, 용법, 부작용 등 주의사항을 설명한다. 후에 약물의 투여효과를 확인하며 부작용 발현 시에는 담당의사에게 보고한다. 또한 투약 후 투약사항을 투약 서명란에 기록하며 투약을 하지 않은 경우에는 그 사유를 기록한다.

약물을 투여할 때에는 '환자 확인'을 두 가지 이상의 환자정보, 즉 환자 이름, 등록번호를 확인하고, 처방약물과 환자를 반드시 확인하여 '투약의 5 Right'를 준수한다. 입원 및 외래환자 중 의료기관에서 정한 약물(항응고제, 항혈전제 등)을 복용하는 경우에 투여약물의 침전물 유무, 변색여부, 부유물 유무 등 이상 여부까지 확인이 완료되면, 투약에 대하여 약사에 의한 복약상담 또는 업무와 관련된 충분한 교육을 받은 의료인 의약품의 주의사항 및 부작용 등을 설명한다.

'투약 관련 의료진 간 정확한 의사소통 절차에서의 유의사항'은 구두 또는 전화 처방, p.r.n. 처방, 해독이 어려운 부정확한 처방 등 각 상황별로 있으며, 구두 또는 전화 처방 시에는 구두 처방지침에 따른다. p.r.n. 처방은 p.r.n. 약품관리지침과 약품 목록을 비치하고 참조하고

[그림 5-35] 안전한 투약을 위한 절차

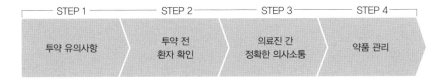

P.r.n. 처방 약품의 투약은 간호사가 판단하여 수행하되 투약 조건과 투약 횟수를 준수하고 주의 깊게 사용한다. 마지막으로 해독이 어려운 부정확한 처방일 경우에는 처방의 의미가 명확하지 않거나 해독이 어려운 경우, 유사코드나 유사이름 약물인 경우 간호사는 '5 Right'에 준하여 처방의사에게 물어 확인해야 한다.

'약품관리'는 모든 약물에 약물명(성분명), 유효기간 및 필요시 경고문이 라벨링이 있어야 하며, 모든 약물은 유효기간이 지나지 않도록 관리한다. 냉장보관이 필요한 약은 2~8℃가 유지되는 냉장고에 보관한다. 차광이 필요한 약은 차광 봉투에 담아두거나 어두운 장소에 보관한다. 퇴원 환자의 중지된 약은 반납되어야 한다. 비품약은 약품 목록이 있으며 목록의 개수만큼 보유한다. 비품약은 유효기간이 지나지 않도록 관리하고, 외관유사, 유사발음, 유사약품코드 등 고주의성의약품은 분리 보관하여 관리한다. 응급약품관리는 응급약의 약품 목록이 있고, 목록의 개수만큼 보유한다. 응급약은 유효기간이 지나지 않도록 관리하고 응급약이 담긴 키트(또는 Cart)는 미개봉 여부 확인표시를 한다. 마약은 이중 잠금장치로 보관하여 관리하고 지정된 마약관리 책임자 이름을 게시한다. 마약대장은 정확히 기록하고 마약류 저장시설 점검부를 확인·점검 후 기록한다.

'고위험 약물 관리(헤파린, 고농도전해질)'를 위해 고위험 약물은 별도의 보관용기에 분리 보관하여 관리한다. 헤파린 투약 전 'aPTT 결과'를 확인하고 환자의 출혈 경향 발생 가능성을 교육하고 관찰한다. 이후, 헤파린이 과량 투여된 경우 의사에게 알리고 해독제로 프로타민

(protamine)을 의사의 처방에 따라 투여한다. 개봉한 헤파린은 약품명, 유효기간, 개봉일자를 포함하여 라벨링하여 관리한다. 특히 항암제류, 고농도전해질류, 헤파린 주사제, 인슐린 주사류 등과 같은 고위험 약물은 보관 시 유효기간을 표시하고 다른 약물과 분리보관하며 고위험 경고문 부착한다.

또한 개봉한 약제의 경우 약품명, 유효기간, 개봉일자를 포함하여 라벨링 처리를 한다. 예를 들어 '고농도전해질의 원액 투여'는 절대 금기이며 반드시 희석하여 투여해야 하며 고농도전해질에 약물명(성분명), 유효기간 및 '반드시 희석 후 사용'이라는 경고문을 라벨링 해야한다. 고농축 전해질은 투여 시 [표 5-13]의 주의사항을 숙지하여 투여한다.

[표 5-13] 고농도전해질 투여 시 주의사항

구 분	K 40	Na 40	MGSO 4 50%
1amp(20㎖)당 함량	KCL 3g K+ 1,560㎎(40mEq)	NaCl로 2.34g Na- 920㎎(40mEq)	MGSO4 10g Mg2+1,560㎎(80mEq)
사용주의	단독 사용 불가하며 반드시 희석하여 사용		
희석 및 최대 희석농도	성인 희석 range	체내 수분과 전해질 부족에 따라 필요량을 적정수액에 희석해 사용	10~20% 이하로 희석
	말초정맥용 80mEq/L 중심정맥 200mEq/L		
투여속도	〈 10~20mEq/hr	〈 1mEq/kg/hr	〈 150㎎/min
최대용량	100~300mEq/day	100~150mEq/day	250㎎/kg(in 4hr)
투여방법	IV infusion		
투여 후 관찰	투여 부위 발적 시 투여속도, 투여량, 혈중 Na, K 농도 모니터링		
보관	별도 장소에 타 약품과 분리하여 보관		

고위험약품 및 고농도전해질의 폐기는 원치적으로 사용하고 남은 약의 즉시 폐기를 따른다. 헤파린, 인슐린 등 다용량 제제(MULTI-DOSE)의 경우에는 의료기관의 규정에 따른다.

지참약 관리는 〈입원 시 지참약 관리 지침〉에 따르고, 퇴원약 관리는 퇴원시에 복약안내문을 첨부하여 투약에 대한 교육을 한다.

간호사는 환자 입원 시 지참약 소지 여부 확인하여 지참약 투약 시에 담당의사는 지참약의 지속 투여 여부에 대한 결정 후 투여가 필요한 경우에는 지참약 처방을 하고 지참약을 계속 투여가 결정된 환자의 경우 간호사는 지참약을 적절히 보관하여 처방에 따라 투약을 시행한다. 환자나 보호자에 의해 자가 투약이 이루어지는 경우는 환자나 보호자에게 자가 투약 방법을 교육한다.

의료진은 환자가 내원 시점에 복용하고 있는 지참약의 존재 여부를 파악하여 병원의 치료 과정 중 지속적으로 복용할 필요가 있는지 혹은 치료에 방해가 될 가능성이 있어 복용을 중단해야 할 필요가 있는지를 판단하여 환자에게 공지한다. 만약 입원 당시 의료진에게 보고하지 않은 지참약을 환자가 임의로 복용하는 경우 그리고 담당의사가 재원기간 중 복용 여부를 아직 결정하지 않았거나 복용을 중지하도록 결정한 지참약을 처방 없이 계속 복용하는 경우에는 원내투약 금지시킨다.

[표 5-14] 해파린 투여 시 주의사항

구분	Heparin 5000iu
1 vial당 함량	25,000 IU/5㎖
사용주의	단독 사용 불가하며 반드시 희석하여 사용
희석농도	표준 희석농도에 맞추어 표준 희석액을 만들어 사용한다.
투여법	IV infusion 또는 SC
투여 후 관찰	출혈 경향 등 부작용 발현 여부를 관찰한다. 과량 투여 시 황산프로타민을 헤파린 1,000units에 Potamine Sulfate 1~1.5MI(10~15㎎)로, 1회에 5㎖(50㎎) 미만을 5% 포도당 용액 또는 생리식염 용액에 희석해 10분 이상 천천히 정맥투여 한다.
보관	별도 장소에 타약품과 분리 보관하고 개봉 후에는 냉장 보관하며 유효기간은 4주로 정한다.

[표 5-15] 고농도전해질의 보관 방법 및 유효기간

약품	개봉여부	보관	유효기간
Heparin	전	실온 또는 냉장	vial 기재일자 확인 개봉 후 4주
Heparin	후	냉장	vial 기재일자 확인 개봉 후 4주
Insulin	전	냉장	vial 기재일자 확인 개봉 후 4주
Insulin	후	실온 또는 냉장	vial 기재일자 확인 개봉 후 4주
Lidocaine	전	실온 또는 냉장	vial 기재일자 확인 개봉 후 4주
Lidocaine	후	실온 또는 냉장	vial 기재일자 확인 개봉 후 4주

[그림 5-36] 프로세스상에서 발생 가능한 이슈파트 - 약물 투약

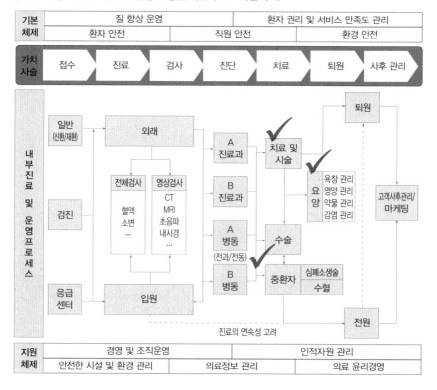

기본 체제	질 향상 운영		환자 권리 및 서비스 만족도 관리
	환자 안전	직원 안전	환경 안전

가치 사슬: 접수 → 진료 → 검사 → 진단 → 치료 → 퇴원 → 사후 관리

지원 체제	경영 및 조직운영		인적자원 관리
	안전한 시설 및 환경 관리	의료정보 관리	의료 윤리경영

주요 체크사항

1. 약물을 안전하게 투여하기 위해 약물투여 규정에는 다음과 같은 내용을 포함할 수 있다.
   - 약물투여 직원의 자격
   - 안전한 약물투여 과정, 기록
   - 입원 시 지참약 관리 절차
   - 투약설명 절차
   - 필요시 투여 후 관찰
   - 고위험 약물 관리 등

2. 투약 전에 두 가지 이상의 환자정보를 통해 환자를 확인하고, 투약의 5가지 기본원칙을 준수한다. 이를 위해 투약준비 시 규정에 따라 라벨을 부착할 수 있다. 5 Right는 정확한 환자, 정확한 약물, 정확한 용량, 정확한 시간, 정확한 투여경로이다. 라벨에는 환자명, 등록번호, 약물명, 투여경로, 용량, 투여시간 등이 포함될 수 있다.

3. 고위험 약물의 특성에 따른 주의사항 및 부작용 발생 시 대처방안을 직원들이 숙지하고 있다.

4. 약물투여 규정에 따라 고위험 약물을 안전하게 관리한다. 관련 규정에는 다음과 같은 내용을 포함할 수 있다.
   - 정의 및 약물목록: 의료기관에서 자체적으로 결정
   - 보관방법
     - 유효기간 표시
     - 다른 약물과 분리보관
     - 고위험 경고문 부착(예: 고농축전해질 제제 보관장소에는 "반드시 희석 후 사용"이라는 경고문)
     - 개봉한 약제의 경우 약품명, 유효기간, 개봉일자를 포함하여 라벨링
   - 사용방법
     - 투여 및 투여 후 주의관찰 사항
     - 고농축전해질의 경우 투여경로에 따른 약물농도 제한

- 폐기방법
  - 원칙적으로 사용하고 남은 약은 즉시 폐기
  - 헤파린, 인슐린 등 다용량제제(Multi-dose)의 경우에는 의료기관의 규정에 따름

5. 환자가 입원 전에 복용하던 약물을 소지하고 있는 경우에는 정해진 절차에 따라 안전하게 투여한다. 관련 절차에는 다음과 같은 내용을 포함할 수 있다.
   - 지참약 확인절차: 환자 입원 시 지참약 소지 여부 확인 및 담당의사에게 보고
   - 지참약 정보공유: 약품식별 의뢰 및 식별결과 등록(예: 약품명, 용량, 투여경로, 투여시간 등)
   - 지참약 투여과정: 담당의사 처방에 따라 투여 및 기록
   - 환자 및 보호자 교육: 입원 중 의료진의 처방에 따르도록 설명하고, 지참약 복용을 허용하지 않는 기관의 경우에는 환자가 자의로 지참약을 복용하지 않도록 관리

6. 약물투여 규정에 따라 투약설명을 수행한다. 관련 규정에는 다음과 같은 내용을 포함할 수 있다.
   - 설명대상: 입원 및 외래환자 중 의료기관에서 정한 약물(예: 항응고제, 항혈전제 등)을 복용하는 경우
   - 설명내용: 효능, 용법, 주의사항 및 부작용 등
   - 설명시행: 약사에 의한 복약상담, 또는 업무와 관련된 충분한 교육을 받은 의료인이 수행

4. 환자 권리 존중 및 보호

범주	조사기준
[환자 권리 존중]	6.1.1 환자의 권리와 책임을 존중하고 보호한다.
	6.1.2 취약환자의 권리와 안전을 보장한다.
[불만고충처리]	6.2 환자 또는 보호자의 고충사항을 처리할 수 있는 체계가 있으며, 이를 적절하게 운영한다.
[동의서]	6.3 환자 또는 보호자에게 진료목적으로 동의서를 받는 체계가 있으며, 이를 적절하게 운영한다.

✚ 환자 권리 – 환자 권리 존중 및 보호

조사 기준	6.1.1 환자의 권리와 책임을 존중하고 보호한다.
조사 목적	의료기관은 환자가 진료를 받는 모든 과정에서 환자 권리와 책임을 존중하고 보호한다.

	조사항목 (S, P, O)	조사 방법	유형	조사 결과
1	환자의 권리와 책임에 대한 규정이 있다. (S)	DR	A	☐ ☐ 유 무
2	환자의 권리와 책임을 직원들이 알고 있다. (P)	IT	B	☐ ☐ ☐ 상 중 하
3	환자 또는 보호자에게 환자의 권리와 책임에 대해 안내한다. (P)	IT	B	☐ ☐ ☐ 상 중 하
4	환자의 신체노출을 보호한다. (P)	IT	B	☐ ☐ ☐ 상 중 하
5	환자의 진료정보를 보호한다. (P)	IT	B	☐ ☐ ☐ 상 중 하
6	[필수] 환자 권리 존중을 위해 입원실 적정 면적을 준수한다. (S)	IT	A	☐ ☐ 유 무
7	환자편의를 위한 시설을 구비하고 있다. (S)	IT	A	☐ ☐ 유 무

의료기관은 《의료법》 제4조 제3항에 따라 《의료법 시행규칙》 제1조의2(환자권리 등의 게시) 별표1 내용을 의료기관의 접수창구나 대기실 등 환자 또는 환자의 보호자가 쉽게 볼 수 있는 장소에 게시해야 한다.

'환자의 권리와 책임에 대한 규정'은 의료기관을 이용하는 환자의 권리와 의무를 명문화함으로써 환자에게 보장되는 권리의 범위와 한계를 구체적으로 제시하여 환자 개인과 병원에 종사하는 모든 직원이 권리를 보장하게 하는 것이다. 또한 이에 따르는 책임과 의무 또한 명확히 인식함으로써 그 권리의 보장이 이루어지게 하는 데 그 목적이 있다.

'환자의 권리'란, 환자는 인격적인 대우와 최선의 진료와 간호를 받을 권리가 있으며, 환자는 질병의 진단, 치료계획, 결과, 예후에 대한 설명을 듣고 알 권리가 있다. 그리고 본인에게 이루어지는 의료 행위에 대한 설명을 듣고 시행여부를 선택할 자기결정 권리, 진료와 관련된 모든 사생활의 비밀을 보호받을 권리 그리고 만약 의료서비스 관련 분쟁이 발생한 경우, 환자는 한국의료분쟁조정중재원 등에 상담 및 조정 신청을 할 수 있다.

'환자의 책임과 의무'로 환자는 자신의 건강 관련 정보를 의료인에게 정확히 알리고, 의료인의 치료계획을 신뢰하고 존중하며, 의료기관의 치료계획을 준수할 책임, 의료기관의 진료에 필요한 치료계획 불응 시 발생한 결과에 대한 책임, 입원 중에 병원 내 규정을 준수할 책임, 환자는 병원직원 및 다른 환자를 존중할 책임, 진료를 제공 받을 시 병원과 체결된 재정적 의무에 대한 책임이 있다. 또한 환자는 진료 전에 본인의 신분을 밝혀야 하고, 다른 사람의 명의로 진료를 받는 등 거짓이나 부정한 방법으로 진료를 받지 않는다.

입원환자는 병동 입실시 담당 간호사가 모든 입원환자에게 입원생활 안내문을 이용하여 '환자 권리와 책임'에 대한 내용을 제공하며 환자나 가족이 원할 경우 누구나 알 수 있도록 한다. 또한 외래 환자는 '환자 권리와 책임'에 대한 다양한 방법의 원내게시를 통해 환자 권리와 책임에 대해 알 수 있도록 안내한다. 또한 환자의 권리와 책임을 존중하고 보호하기 위해 간호 단위 책임자가 신규직원과 재직직원에게 교육을 실시하고 모든 직원은 환자의 권리와 책임에 대하여 숙지하고 있어야 하며, 병원마다 다르나 신규직원 교육 시 의무적으로 환자의 권리와 의무에 대해 적어도 1년에 1회 이상 교육받아야 한다.

병원의 모든 직원은 환자의 권리가 침해받지 않도록 최선의 노력을 다해야 하며 환자의 권리 침해가 이루어지는 부분에 대해서는 적극적으로 개선해야 한다. 병원은 환자의 권리보호를 위한 환자와 직원의 모든 행위에 대하여 지원 및 육성하여야 할 의무가 있으며, 환자의 권리보호를 위한 행위에 어떠한 불이익이나 제재가 따라서는 안 된다. 또한 직원 규정에는 병원을 방문하는 환자에게 환자 권리에 대한 정보를 제공하고 설명하는 규정과 환자의 권리에 대한 요구에 능동적으로 응하는 규정, 외래 각 과와 입원 병동에는 '환자의 권리와 책임'을 게시하는 규정이 있어야 하며 환자 모두가 이를 통해 알 수 있도록 해야 한다.

환자 권리와 책임에 대한 설명의 예로 환자 입원수속 시 원무과 직원이 병원 생활안내문 설명 시 1차로, 그리고 병동의 간호사가 병동생활안내문 설명 시 2차로 환자 권리와 책임에 대해 설명할 수 있다. 또한 직원은 환자의 입원 시나 입원기간 동안 면담을 통하여 사생활 보호 요구에 대해 파악하고 워크시트에 기록하여 의료진과 공유하되 비밀이 누설되지 않도록 한다. 질병의 진단, 치료계획, 결과, 예후, 치료와 개인에 대한 정보 모두는 사후까지 비밀로 유지하며 환자의 의학적 상태, 진단, 예후, 치료와 개인에 대한 정보에 대한 정보 모두는 사후까지 비밀로 유지한다.

즉 환자의 신원이 파악될 수 있는 모든 기록은 반드시 보호하며 정보가 노출되는 것은 환자의 명백한 동의나 특별히 규정한 경우에만 이뤄지며 환자의 가족 및 제3자가 의무기록에 대해서 복사본을 요구할 경우에만《의료법》제21조에 의거하여 요구되는 필수 서류를 갖춘 후 발급을 허용한다. 환자의 개인 및 진료정보 보호를 위해 환자의 진료정보와 관련된 내용은 타인에게 누설하지 않으며, 공개적인 장소에서 환자의 신상 정보나 진료 내용과 관련하여 대화를 나누지 않는다. 또한 환자의 개인 신상 정보가 모니터 상에서 노출되어선 안 되며, 환자의 개인정보 및 진료정보는 공개 장소 역시 공개 장소에 노출되지 않게 한다. 개인정보신상이 노출되어 있는 각종 서류는 일체 파쇄하여 폐기한다. 진료·검사·처치 시에는 개인의 사생활 존중을 위해 문을 닫는다. 필요시 커튼이나 스크린을 이용하여 신체노출을 보호한다. 그리고 진료실 내에 다른 환자의 대기를 금지시키도록 한다.

환자의 권리 존중을 위해 입원실 적정면적(1인실 6.3㎡/인, 2인실 이상 4.3㎡/인)을 준수한다. 입원실 적정면적 준수는 환자권리 존중 외에 환자 안전사고 발생을 예방하기 위해서도 매우 중요하다. 침상과 침상 사이가 좁을 경우 환자 이동 시 손상을 입을 수 있으며 특히 휠체어 이동에 불편을 초래하게 된다.

병원은 환자 편의를 위한 시설을 구비해야 한다. 특히 장기입원환자가 많은 요양병원의 경우에는 더욱 필요하다.《의료법 시행규칙》제34조 별표3에도 '요양병원은 거동이 불편한 환자가 장기간 입원 시 불편함이 없도록 식당, 휴게실, 욕실 및 화장실 등 편의시설을 갖추어야 한다'라고 기재되어 있다. 병원 구조상 별도의 식당이나 휴게실을 마련하지 못하는 경우에도 거동 불편한 환자를 위하여 병실 복도 사이사이에 의자를 설치하여 쉴 수 있는 공간을 마련해야 한다.

[그림 5-37] 프로세스상에서 발생 가능한 이슈파트 – 환자의 권리와 책임

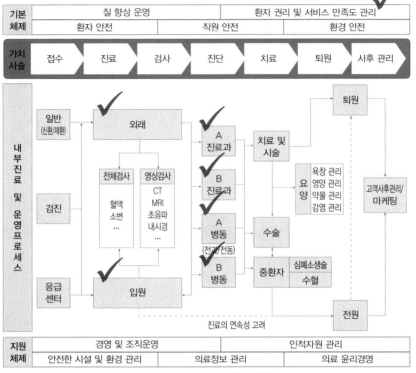

기본	질 향상 운영		환자 권리 및 서비스 만족도 관리 ✓	
체제	환자 안전	직원 안전		환경 안전

가치사슬: 접수 → 진료 → 검사 → 진단 → 치료 → 퇴원 → 사후 관리

내부진료 및 운영프로세스

- 일반 (신환/재환)
- 검진
- 응급센터
- 외래 ✓
- 전체검사 / 영상검사
  - 혈액 소변 ...
  - CT MRI 초음파 내시경 ...
- 입원 ✓
- A 진료과 ✓
- B 진료과 ✓
- A 병동 ✓ (전과/전동)
- B 병동
- 치료 및 시술
- 요양: 욕창 관리 / 영양 관리 / 약물 관리 / 감염 관리
- 수술
- 중환자 / 심폐소생술 수혈
- 퇴원
- 고객사후관리/ 마케팅
- 전원

진료의 연속성 고려

지원	경영 및 조직운영		인적자원 관리	
체제	안전한 시설 및 환경 관리	의료정보 관리		의료 윤리경영

※ 환자권리존중은 전 직원 필수항목으로 병원 전체에서 이루어져야 한다.

주요 체크사항

1. 환자의 권리와 책임에 대한 규정에는 다음과 같은 내용을 포함할 수 있다.
   - 진료과정 참여: 본인의 질병에 대한 설명을 들을 권리, 본인이 받게 되는 치료, 검사, 수술, 입원 등의 의료행위에 대한 설명을 듣고 시행여부를 선택할 권리, 계획된 진료를 받지 않거나 진료가 시작된 이후 이를 중단하거나, 대안적 진료에 대한 설명을 들을 권리
   - 개인 및 진료정보 보호: 법적으로 허용된 사람 외에는 본인의 의무기록 열람을 금지하여 진료상의 비밀을 보장받을 권리 등
   - 환자의 책임: 치료계획 준수, 치료계획 불응 시 발생한 결과에 대한 책임, 진료를 받지 않거나 중단에 따른 결과와 책임, 원내규정 준수, 의료기관 직원 및 다른 환자에 대한 존중, 의료기관과 체결된 재정적 의무에 대한 책임
   - 입원실 및 편의시설 지원
     - 입원실 면적 확보: 《의료법 시행규칙》 제34조 관련 별표4 참고
     - 편의시설: 《의료법 시행규칙》 제34조 관련 별표3 참고

✦ 환자 권리 – 취약환자

조사 기준	6.1.2 취약환자의 권리와 안전을 보장한다.
조사 목적	의료기관은 취약환자를 정의하고, 해당 환자의 권리를 보호하기 위한 절차를 수립한다. 직원들은 취약환자에 대한 의료기관의 책임을 이해하고 있어야 한다.

	조사항목 (S, P, O)	조사 방법	유형	조사 결과
1	취약환자의 권리를 보호하기 위한 규정이 있다. (S)	DR	A	☐ ☐ 유 무
2	학대 및 폭력 피해자를 위한 보고 및 지원체계를 직원들이 알고 있다. (P)	IT	B	☐ ☐ ☐ 상 중 하
3	장애환자의 편의를 위한 지원체계를 직원들이 알고 있다. (P)	IT	B	☐ ☐ ☐ 상 중 하

'취약환자의 권리와 안전의 보호'는 사회적으로 위험에 노출되어 있는 학대(노인 등) 및 폭력(성폭력, 가정폭력 등) 피해자, 장애환자 등이 병원 내원 시 발생할 수 있는 문제를 최소화하고, 예방할 수 있는 절차와 체계를 확립하여 해당 환자의 권리를 보호하기 위함이다. '취약환자'란 노인 학대 및 폭력 피해자(성·가정), 장애환자 등으로 정의할 수 있으며, 해당 병원에서 취약환자 대상을 정하면 된다.

'학대와 폭력 피해자를 위한 보고 및 지원체계'는 다음과 같이 피해자로 판단되는 경우 직원은 즉시 그 사실을 담당부서에 연락한다. 담당부서 직원은 노인학대 및 폭력 등으로 판단되는 경우 그 내용을 부서장에게 보고한다. 부서장은 노출된 위험의 정도에 따라 각 담당부서와 연계하고 부서장은 보고된 내용을 검토하여 신속한 조치와 대응을 하도록 한다. 관계기관 및 수사기관에 신고를 할 수도 있다. 만약 치료가 필요하다면 해당분야 전문의료인에게 진료를 의뢰한다. 환자에게 전문적인 상담이나 서비스 지원이 필요하다면 전문서비스 및 관련 기관과의 연계서비스를 제공한다.

[그림 5-38] 학대와 폭력 피해자를 위한 보고 및 지원체계

학대·폭력 피해자 발견(성폭력 피해자, 051-507-1170) 원스톱 지원센터

⬇

학대 및 피해 환자에 대한 응급치료 및 의학적 검사와 증거채취 및 치료

⬇

사례접수
주간에는 사회복지사가 사례접수를 담당하며, 야간에는 원무과 담당자가 담당
(야간업무 시, 유관부서에 신고 및 추후처리 후 익일 주간부서 연락)

⬇

신고 및 행정절차 진행

⬇

해당 전문기관 파견조사 시 관련사항 협조 및 증빙자료 제출
(법원 또는 수사기관에서 소견서, 진단서 요청 시)

'장애환자의 편의를 위한 지원체계'로는 장애인들의 병원 내원 시 이동과 시설이용의 편리를 도모하고, 장애로 인한 불완전을 최소화 또는 제거하기 위한 기구(점자 블럭, 핸드 레일, 휠체어 등)와 시설(장애인 전용 주차장, 장애인 전용 화장실, 장애인용 승강기) 등을 설치한다. 장애인 편의시설

이라 함은 장애인 등이 생활을 영위함에 있어 이동과 시설이용의 편리를 도모하고 정보에의 접근을 용이하게 하기 위한 시설과 설비를 말한다. 예를 들어 병원을 이용하는 청각장애인 환자와의 원활한 의사소통을 돕기 위하여 사회복지사를 통하여 전문 수화통역센터와 연계하여, 청각장애인 진료 시에 수화 통역센터 직원이 진료에 동행될 수 있는 시스템을 마련하여 청각장애인이 큰 불편함이 없도록 한다.

시각장애인을 위한 장치로는 점자블록(점형 및 선형블록), 음향유도장치(음향신호기, 음성안내기), 점자안내판(점자표지판, 촉지도)의 색이나 크기 조정 등이 있다. 점자블록의 색깔은 주로 황색 계통을 사용한다. 황색은 대부분의 저시력인들이 쉽게 식별할 수 있는 색깔이며, 정안인들에게는 주의, 경고의 뜻으로 주로 사용되는 색이다.

병원의 취약환자 관리 담당부서는 부서원들을 대상으로 '취약환자 보호'와 '학대와 폭력피해자를 위한 보고 및 지원체계'에 관한 교육을 주기적으로 실시하고 전 직원에게도 연 1회 이상 교육을 실시하여 취약환자 편의를 위해 노력해야 한다. 장애인은 본래 신체적, 사회적으로 생활하기 어려운 실정에 처해 있다. 각종 건물과 시설들을 이용하는 데 필요한 편의시설이 제대로 갖추어 있지 않아 장애인들이 활동에 큰 불편을 겪고 있는 실정이다. 장애인들도 사회적 요구에 대한 평등을 보장받아야 한다. 인간의 가장 기본적인 권리인 이동의 자유, 접근의 자유를 보장해 줄 수 있는 환경 개선이 그들의 생계 유지와 더불어 중요한 문제임을 인식하고 이들을 위한 시설의 확충을 위해 병원은 노력해야 할 것이다. 그러기 위해서는 일정한 장소나 건물에 국한되지 않고 일상생활의 모든 공간과 시설에 상호 연계성을 가지고, 법의 범위를 넘어 융통성 있게 실현되어야 할 것이며, 장애인의 범주를 넘어 전 국민의 인권회복 차원에서 다루어야 할 것이다.

[그림 5-39] 프로세스상에서 발생 가능한 이슈파트 - 취약환자 권리보호

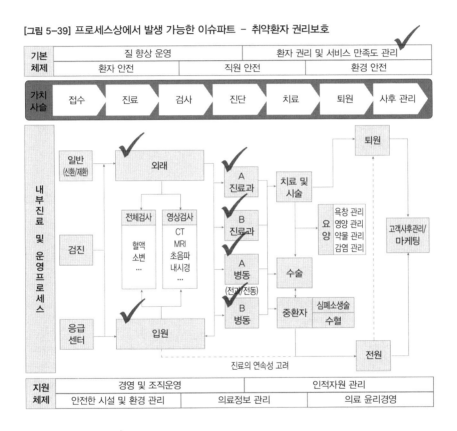

주요 체크사항

1. 취약환자의 권리를 보호하기 위한 규정에는 다음과 같은 내용을 포함할 수 있다.
    - 취약환자에는 노인학대 피해자, 장애환자 등이 포함될 수 있으며, 해당 의료기관에서 취약환자 대상을 정의한다.
    - 노인학대 피해자를 위한 보고 및 지원체계
    - 장애환자의 편의를 위한 지원체계
    - 직원, 환자 또는 보호자교육 등

2. 노인학대 피해자를 위한 보고 및 지원체계는 다음을 포함할 수 있다.
    - 노인학대란, 노인에 대하여 신체적·정신적·정서적·성적 폭력 및 경제적 착취 또는 가혹 행위를 하거나 유기 또는 방임을 하는 것을 말한다.《노인복지법》제1조의2
    - 지원체계: 관련법에 근거한 외부보고《노인복지법》제39조의6, 정신 및 심리상담, 유기관 연계, 사회사업연계, 필수검사 및 신체검진 등

3. 장애환자의 편의를 위하여 필요한 사항(예: 장애인용 화장실, 장애인 전용 주차구역 등)을 지원하고, 이를 직원들이 숙지하고 있다.

4. 참고사항
    - '노인학대피해자'란 노인에 대하여 신체적·정신적·정서적·성적폭력 및 경제적 착취 또는 가혹행위를 하거나 유기 또는 방임을 받은 노인이라 정의할 수 있다. ─《노인복지법》제1조
    - '성폭력 피해자'란 상대방의 동의 없이 강제적으로 성적 행위를 하거나, 성적 행위를 하도록 강요, 위압하는 행위 및 성행위를 유발시키는 선정적 언어로 유인하는 행위로 인해 신체적 정신적 피해를 받은 자를 이른다. ─《성폭력 방지 및 피해자 보호 등에 관한 법률》제2조
    - '가정폭력 피해자'란 가정폭력으로 인하여 직접적으로 피해를 입은 자를 말한다. ─《가정폭력범죄의 처벌 등에 관한 특례법》제2조
    - '장애환자'란 신체장애와 정신 장애를 비롯해 여러 이유로 일상적인 활동에 제약을 받는 사람으로 장애진단을 받은 환자를 말한다. ─《장애인복지법》제2조

✦ 불만고충처리

조사 기준	6.2 환자 또는 보호자의 고충사항을 처리할 수 있는 체계가 있으며, 이를 적절하게 운영한다.
조사 목적	의료기관은 환자의 진료과정 중에 발생하는 환자 또는 보호자의 문제, 불만, 고충사항을 처리하기 위한 절차를 수립하고, 접수방법을 환자 또는 가족에게 안내한다. 접수된 불만 및 고충사항은 절차에 따라 신속히 처리한다.

	조사항목 (S, P, O)	조사 방법	유형	조사 결과
1	환자 또는 보호자의 불만 및 고충처리 절차가 있다. (S)	DR	A	☐ ☐ 유 무
2	환자 또는 보호자에게 불만 및 고충처리 절차를 안내한다. (P)	ST	B	☐ ☐ ☐ 상 중 하
3	환자 또는 보호자의 불만 및 고충사항을 처리한다. (P)	ST	A	☐ ☐ 유 무
4	[시범] 환자 또는 보호자의 불만 및 고충유형을 분석하여 보고한다. (P)	ST	A	☐ ☐ 유 무

'환자나 보호자의 불만 및 고충 처리 절차'는 진료과정 중에 발생하는 고객의 불만·건의사항 등에 관한 처리절차 등을 규정함으로써, 지속적인 시설 및 서비스 개선 활동을 통해 고객 만족도 향상과 편의를 도모하기 위함이며 병원은 고객에게 불만·건의사항 등에 대한 처리절차를 안내해 접수된 불만·건의사항에 대한 유형 분석을 통해 개선활동을 시행한다.

병원은 환자 및 보호자가 불만 및 고충처리를 할 수 있도록 안내를 할 의무가 있으며 병동, 외래 등 불만 및 고충처리 절차에 대한 안내문을 부착하여 정보를 제공한다. 접수를 하는 방법은 병원마다 다양하나 일반적으로 고객의 소리함, 병원 홈페이지, 전화, 방문 등의 방법을 취할 수 있다. 불만 및 고충사항과 관련하여, 환자 및 내원객이 이용할 수 있도록 다음 [표 5-16]과 같이, 안내 홍보문을 비치하고 절차에 대한 안내를 한다.

[표 5-16] 불만 및 고충처리 접수경로 예시

접수경로	세부사항
전 화	고객상담전화:
	전화방문:
인 터 넷	홈페이지(http://www.0000.00.00) 고객의 소리
방 문	고충처리상담실
고 객 의 소 리 함	구분:
	설치장소:
	수량:

[표 5-17] 민원 총괄 및 유형별 주무부서 예시

민원유형	주무부서	비고
민원(진정·친절·불친절·기타) 총괄		
진료부 관련 문의사항		
입원생활 관련 문의사항		
접수·수납 관련 문의사항		
홈페이지 관련 문의사항		

[표 5-18] 부서별 불만고충 주무부서 예시

구분	주무부서	비고
진료부(간호부 제외)		
간호부 소속		
행정부		

[그림 5-40] 불만사항 접수 및 처리

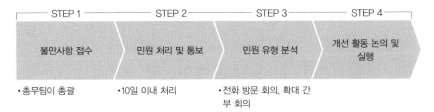

STEP 1	STEP 2	STEP 3	STEP 4
불만사항 접수	민원 처리 및 통보	민원 유형 분석	개선 활동 논의 및 실행

•총무팀이 총괄 •10일 이내 처리 •전화 방문 회의, 확대 간부 회의

불만·건의사항 접수 및 총괄관리부서는 총무팀(혹은 원무팀, 적정진료센터 등)이며, 접수대장은 접수경로(전화, 인터넷, 방문, 고객의 소리함)에 따라 분류하여 취합한다. 접수대장은 민원인의 인적사항, 사례 접수일, 관련 부서, 처리일 등을 기재하여 서면으로 보관한다. 불만·건의사항 접수 시 민원인에게 처리기준, 처리절차, 처리소요 예상기간 등을 안내하여야 한다.

해당 부서는 접수된 고충민원에 대하여 주무부서로의 회신(민원인에게 회신)과 참조(관련 부서 업무에 참조)로 구분하여 지체 없이 통보하여 처리한다. 총괄관리부서는 접수 및 처리상황을 수시로 점검하여 업무처리가 지체되는 일이 없도록 독려한다. 주무부서에서는 정당한 사유가 있는 경우를 제외하고는 처리결과를 10일 이내에 민원인에게 통지한다. 해당 불만 및 건의사항, 고객에 대한 처리결과 통지는 인터넷, 전화, 우편 등 적절한 방법으로 할 수 있다. 민원처리가 장기간 지체될 경우, 총괄관리부서의 장은 처리상황을 확인하고 신속한 개선활동이 이루어질 수 있도록 독려한다.

민원 처리 후, 환자의 불만 및 고충유형을 분석하며 이에 따라 개선활동을 시행한다. 개선활동 시행 결과를 분석하고, 평가를 실시하며 이를 병원장에게 보고한다.

총괄관리부서는 처리결과와 처리날짜를 접수대장에 기록하고, 친절명단은 친절위원회로, 불친절명단은 해당 부서로 통보한다.

'확대간부회의'에서 보고된 고객의 불만 및 건의사항을 각 부서장은 부서의 직원에게 교육하고 관련 업무수행 시 반영될 수 있도록 한다.

총괄관리부서는 접수 후 주무부서들에 의해 처리된 민원들에 대하여 전화방문 회의를 개최하여 각 부서장들의 의견을 수렴한다. 행정부서장은 매월 확대간부회의를 통해 민원유형, 요지 등을 병원장에게 보고한다.

총괄관리부서는 민원처리와 관련하여 민원인에게 부당한 일이 발생되지 않도록 정보보호를 철저히 한다.

관리부서의 민원사항이 여러 부서와 관련되는 사안 등 해결하기 어려운 경우에는 각 부서와 협의하여 해결 방법을 모색하거나 주요 관리부서에 통지하여 해결을 요청할 수 있다.

[그림 5-41] 프로세스상에서 발생 가능한 이슈파트 – 고충처리

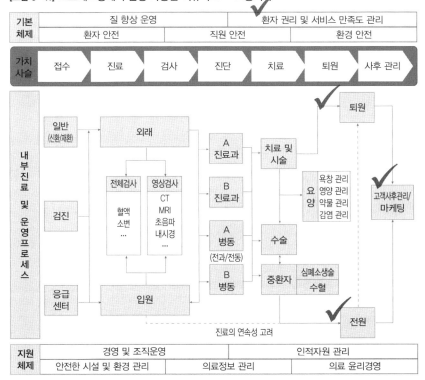

기본	질 향상 운영		환자 권리 및 서비스 만족도 관리	
체제	환자 안전	직원 안전	환경 안전	

가치 사슬: 접수 → 진료 → 검사 → 진단 → 치료 → 퇴원 → 사후 관리

지원	경영 및 조직운영		인적자원 관리	
체제	안전한 시설 및 환경 관리	의료정보 관리	의료 윤리경영	

주요 체크사항

1. 환자 또는 보호자의 불만 및 고충처리 절차에는 안내, 접수, 처리, 환류(feedback) 등을 포함할 수 있다.

2. 환자 또는 보호자에게 불만 및 고충사항의 접수방법(예: 전화, 인터넷, 직원 면담, 건의함 등)과 접수장소 등을 안내한다.

3. 절차에 따라 접수된 불만 및 고충사항을 처리하고, 처리결과는 절차에 따라 해당 환자 또는 보호자에게 회신할 수 있다.

+ 동의서

조사 기준	6.3 환자 또는 보호자에게 진료목적으로 동의서를 받는 체계가 있으며, 이를 적절히 운영한다.
조사 목적	의료기관은 진료목적으로 수술 및 마취, 고위험 시술, 혈액제제, 고위험 약물 사용 등을 시행하는 경우 동의서를 받는 체계를 갖추고 적절히 운영한다.

	조사항목 (S, P, O)	조사 방법	유형	조사 결과
1	진료동의서에 대한 규정이 있다. (S)	DR	A	☐ ☐ 유 무
2	규정에 따라 동의서를 받는다(P)	IT	B	☐ ☐ ☐ 상 중 하
3	환자 또는 보호자에게 진료결정에 참여할 수 있는 적합한 정보를 제공한다. (P)	IT	B	☐ ☐ ☐ 상 중 하

'진료동의서의 목적'은 제안된 치료나 시술을 시행하기 전 정해진 과정에 따라 동의서를 받아 환자와 가족의 알 권리와 자기 결정권을 보호하고, 의료기관과 의료진의 책임을 명확히 함으로써 불필요한 의료분쟁을 피하며 적절한 진료를 제공하기 위함이다.

동의서에 포함되어야 하는 내용으로는 환자 상태 및 특이사항, 예정된 의료행위의 종류, 목적 및 필요성, 방법, 회복과 관련하여 발생할 수 있는 문제, 예정된 의료행위 이외의 시행 가능한 대안 및 시행되지 않았을 때의 결과, 설명의사의 서명, 환자의 서명 및 또는 동의권자의 자필서명, 환자 이외의 동의권자가 서명을 하는 경우 합당한 사유, 동의서 작성일 등이 있다.

동의서는 계획된 치료나 시술의 시행 전, 억제대 사용 전에 담당 의료진이나 시술자가 환자 및 가족으로부터 동의서를 받으나 응급상황의 경우는 사전 동의 받음을 예외로 할 수 있다. 동의서는 환자 본인 또는 동의인의 자격이 있는 대리인이 동의서에 서명하며, 설명한 의료진 또는 시술자의 성명을 기록하고 서명하여 보관한다. 만약 환자 이외의 법정대리인에게 동의를 구하는 경우에는 반드시 그 사유를 동의서에 기록한다.

의료행위는 환자의 동의에 의하여 적법한 행위가 되며, 의료진은 환자의 동의를 얻기 위하여 먼저 의료행위를 설명하여야 할 의무가 있으며 동의인의 자격은 원칙적으로 환자 본인으로 한다. 다만, 환자가 의사결정을 하기 힘든 신체적·정신적 장애가 있는 경우, 20세 미만의 미성년인 경우, 동의서에 포함된 내용을 설명했을 경우 환자의 심신에 중대한 영향을 미칠 것이 우려되는 경우, 환자 본인이 동의를 본인 이외의 특정인에게 위임할 경우 해당하는 경우에는 환자 본인이 아닌 보호자나 법정 대리인이 동의인이 될 수 있다.

'특수동의서'는 마취와 중등 이상의 진정을 시행하는 경우와 기타 수혈, 마취, 수술, 항암 화학요법을 시행하는 경우에 작성하며 '일반동의서' 일반적인 검사, 치료 및 진료에 관한 동의와 의료진 간 의료정보 공유에 관한 동의를 다룬다.

단, '일반동의서'를 제외한 동의서에는 환자의 인적사항(이름, 성별, 나이, 등록번호, 주소), 병명/진단명, 치료명(수술명, 검사명, 시술명 등), 시행예정일 및 예정시간, 치료 과정 중 발생할 수 있는 이점과 문제점, 치료 후 발생 가능한 합병증 및 후유증, 치료를 하지 않을 경우의 예후, 설명의사의 서명, 환자나 대리인의 서명 등의 내용이 포함된다.

[그림 5-42] 동의서 종류와 동의서를 받는 이유

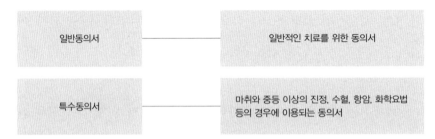

일반동의서	일반적인 치료를 위한 동의서
특수동의서	마취와 중등 이상의 진정, 수혈, 항암, 화학요법 등의 경우에 이용되는 동의서

※ 동의서를 받는 이유: 환자의 동의가 있어야만 의료행위가 적법한 행위가 된다. 이에 따라 환자의 직접 승인이 필요하며, 나이, 환자 상태에 의해 불가할 경우 보호자가 대신 동의할 수 있음

[그림 5-43] 프로세스상에서 발생 가능한 이슈파트 – 동의서

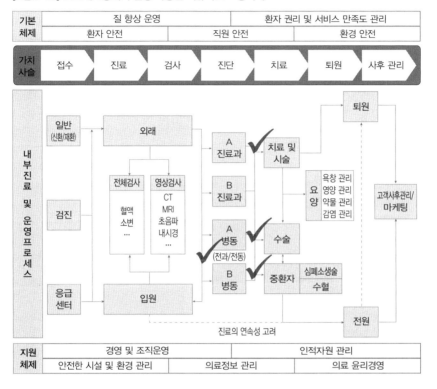

주요 체크사항

1. 동의서에 포함되어야 하는 내용
    - 환자 상태 또는 특이사항
    - 예정된 의료행위의 종류, 목적 및 필요성, 방법
    - 회복과 관련하여 발생할 수 있는 문제
    - 예정된 의료행위 이외의 시행 가능한 대안 및 해당 의료행위가 시행되지 않았을 때의 결과
    - 설명의사의 서명
    - 환자의 서명 및/또는 동의권자의 자필 서명
    - 환자 이외의 동의권자가 서명을 하는 경우 합당한 이유
    - 동의서 작성일 등
    ※ 동의서 서식 참고: 공정거래위원회에서 제시한 「수술(시술·검사·마취·의식하진정) 동의서 표준약관」

2. 동의서 작성 시기
    - 동의가 필요한 의료행위를 시행하기 이전에 사전 동의를 받는 것이 원칙
        - 응급상황의 경우에는 응급의료에 관한 법률에 근거하여 예외 규정 마련
    - 환자에게 직접 설명하는 것이 원칙
    - 보호자 또는 법정대리인이 동의권자가 될 수 있는 경우: 환자가 의사결정을 하기 힘든 신체적 정신적 장애가 있는 경우, 미성년자의 경우, 동의서에 포함된 내용을 설명했을 시 환자의 심신에 중대한 영향을 미칠 것이 우려되는 경우, 환자 본인이 특정인에게 동의권을 위임하는 경우 등
    - 환자 이외의 법정대리인에게 동의를 구하는 경우에는 반드시 그 사유를 동의서에 기록

3. 동의서는 환자 또는 보호자가 진료결정에 참여하는 방법으로, 동의를 요구하는 의료행위 전에 계획된 의료행위와 관련된 정보들을 환자 또는 보호자에게 자세하게 설명하여야 한다. 설명되어야 하는 구체적인 정보에는 다음과 같은 내용을 포함할 수 있다.
    - 환자 상태
    - 제안된 치료

- 시행 가능한 치료 대안
- 잠재적 치료효과 및 단점
- 회복과 관련하여 발생할 수 있는 문제들
- 해당 치료를 받지 않을 경우 발생 가능한 결과 등

4. 환자가 진료에 참여하는 중요한 방법 중의 하나가 동의서를 제공하는 것이다. 동의하기 위해서는 환자가 계획된 진료에 대한 자세한 설명을 들어야 한다. 이때 다음의 정보가 포함된다.
- 환자 상태
- 제안된 치료
- 치료를 제공하는 의료진의 이름
- 잠재적 이점과 단점
- 가능한 대안
- 성공 가능성
- 회복과 관련된 가능한 문제들
- 치료를 받지 않을 경우 가능한 결과

PART 3

요양병원의 인증 - Ⅱ
[진료지원체계]

| 제6장 |

요양병원의 진료지원체계

요양병원의 '진료지원체계'는 크게 '경영 및 조직운영', '인적자원 관리'로 구분된다.

'경영 및 조직운영'은 의료기관이 본래 설립의 목적에 부합하고 합리적이고 효율적인 경영시스템을 갖추고 더불어 지역사회 및 환자들이 요구하는 사회적 책임까지 성실히 이행하고 있는지를 판단한다. 의료기관은 다양한 내·외부 이해관계자를 통해 장기적 발전 목표인 미션과 비전을 수립하고 이를 전 직원이 공유하여 전략 실행력을 확보할 수 있는 경영여건을 조성해야 한다. 규정을 통한 경영으로 다각적인 의사소통을 실천하고 이를 통해 합리적 의사결정이 가능하도록 해야 한다. 이를 통해 시스템적 경영으로 의료기관의 운영 내실화를 다져야 한다.

'인적자원 관리'는 의료기관의 주요자원인 의료인, 의료기사, 직원의 역량을 최대한으로 발휘시키고 또한 개발하여 환자에게 보다 양질의 의료서비스를 제공할 수 있어야 한다. 일관성 있는 인적자원 관리를 위하여 규정 중심의 운영과 효과적인 인사정보 시스템을 갖추고 있어야 한다. 의료기관의 경영 전략에 연계된 인사 전략과 이를 지원하는 인사제도를 수립하여 조직몰입을 통한 높은 성과를 창출하는 것이 인적자원 관리의 핵심목적이다. 이를 위해 채용·직종 및 직무·평가·승진·교육·경력·보상의 인사 전 영역을 포괄하는 관리 규정과 시스템을 갖추어야 한다.

의료기관은 '의료 윤리경영'을 실천해야 하는 비영리법인으로서 지역사회 발전에 높은 기여를 하고 있다. 지역의 저소득층, 취약계층들은 의료와 부가서비스에 대한 높은 요구를 가지고 있으며 의료기관은 이러한 요구를 성실히 이행할 사회적 의무를 가진다. 사회적 의무의 성실한 수행을 위해서 의료기관은 의료사회복지체계를 통해 효과적인 사회적 요구해결 과정을 가져야 한다.

1. 경영 및 조직운영

범주	조사 기준
[조직운영]	7.1 의료기관의 최고책임자는 조직의 미션을 승인하고 공표함으로써 기관의 운영방향을 공유한다.
[경영관리]	7.2 최고책임자는 합리적 의사결정을 하고, 체계적인 계획 하에 의료기관을 운영한다.
[의료 윤리경영]	7.3 의료사회복지체계를 통해 의료서비스에 대한 요구도를 충족시키고, 이를 지원한다.

✦ 조직운영

조사 기준	7.1 의료기관의 최고책임자는 조직의 미션을 승인하고 공표함으로써 기관의 운영방향을 공유한다
조사 목적	최고책임자는 의료기관의 장기적인 발전을 위한 조직의 미션을 결정하여야 하며, 이러한 미션을 달성하기 위한 노력이 필요하다. 또한 미션을 전 직원이 공유할 수 있도록 공표함으로써 의료기관의 발전 및 운영방침에 동참할 수 있는 여건을 조성하여야 한다.

	조사항목 (S, P, O)	조사 방법	유형	조사 결과
1	조직의 미션이 있다. (S)	LI	A	☐ ☐ 유　무
2	조직의 미션을 전 직원에게 공지한다. (S)	LI	A	☐ ☐ 유　무
3	직원들은 조직의 미션이 공지되었는지 알고 있고, 그 내용을 이해하고 있다. (P)	IT	B	☐ ☐ ☐ 상　중　하

　의료기관도 하나의 조직이기 때문에 명확한 조직의 경영 목표가 필요하다. 의료기관의 경영관리는 조직의 장기적 발전과 전 직원이 전략에 몰입함으로써 중장기 경영 목표를 달성하는 것에 조직운영의 목적이 있다. 다양한 구성원의 미래를 등대와 같이 단일한 방향으로 밝혀줄 경영 목표의 유무는 조직의 성장에 큰 역할을 할 것이다.

　경영 목표는 크게 기관설립 목적, 미션, 비전, 경영 전략으로 구분할 수 있으며 뒤로 갈수록 단기 및 세부적 과제로 볼 수 있다.

　의료기관의 최고책임자는 조직의 경영 목표를 승인하고 공표하여 기관의 운영방향을 공유해야 한다. 조직의 목표로 의료기관의 설립 목표를 최우선적으로 정립해야 하며, 그 뒤에 5~7년 후의 구체적인 의료기관의 미래상을 비전이란 이름으로 수립해야 한다. 비전은 내·외부 환경과 병원과의 관계에 대한 이해를 바탕으로 의료기관이 나아가야 할 미래의 모습이다. 따라서 경영 전략을 수립하고 모든 조직의 역량을 집중해 전략을 실천하기 위해서는 비전에 대한 공유가 필수적이다.

경영 전략을 수립하기 위해서는 몇 가지 단계를 거쳐야 한다.

첫 번째 단계는 의료기관의 사업구조를 파악하는 것이다. 사업구조를 분석함으로써 의료기관의 사업모델을 정립하고, 가치사슬(Value Chain) 구조를 파악해 병원이 어떤 과정을 거쳐 가치를 창출하고 고객에게 전달하는지 알기 위해서다. 의료기관의 사업구조를 파악하기 위한 자료로는 병원의 세부 조직도, 부서별 업무 분장표, 사업/업무 보고서, 위임전결 규정 등을 통해 의료기관의 사업에 대한 정보를 얻고, 이 정보를 사업모델이나 가치사슬도와 같은 형태로 구조화시킬 수 있다. 사업구조 분석의 핵심 결과물은 사업모델과 가치사슬도(Value chain map)이며 분석자는 이것을 작성할 때, 의료기관이 어떤 방식으로 사업을 수행하고 있으며, 이러한 방식이 왜 가치 있는지 명확하게 구조화해야 한다.

두 번째는 외부 환경 및 내부 역량을 분석하는 단계다. 외부 환경 분석은 의료기관을 둘러싸고 있는 경쟁자, 공급자, 고객, 이해 관계자, 대체재 등을 분석해 기회와 위협요인을 파악하고 이들 요인이 병원에 미치는 영향이 무엇인지 알아낼 수 있다.

외부 환경을 분석하기 위한 주요 수단으로는 기회와 위협 분석, 매트릭스 분석, 포지션 분석, 신규 시장과 서비스 탐색 분석 등이 있다. 경쟁자, 경쟁 서비스 등을 파악하기 위해 시장과 업계 동향 정보를 수집해 고객, 경쟁자, 이해 관계자 등 각 분석 단위별로 기회와 위협 요인을 분석하고 시사점을 도출해야 한다.

의료기관이 제공하는 서비스가 시장에서 어떤 평가를 받는지 포지션을 분석해야 하며, 이때 각 서비스의 상대적인 의미가 무엇인지를 파악하기 위해 매트릭스 분석을 해야 한다. 분석의 주요 결과는 의료기관이 속한 전체 산업의 가치사슬도, 기회/위협 분석표, 매트릭스표, 포지션도, 신규 시장과 서비스의 강·약점 등이다. 이러한 분석 결과들을 서로 연계시켜 의료기관의 외부 환경이 새로운 가치를 창출하는 데 어떤 의미를 지니는지 파악해야 한다.

[그림 6-1] 미션, 비전, 경영 전략, 전략목표, 전략과제의 관계

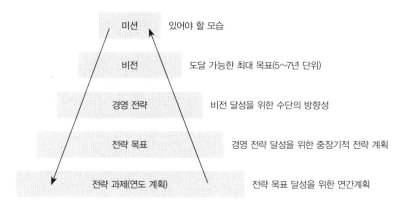

미션	있어야 할 모습
비전	도달 가능한 최대 목표(5~7년 단위)
경영 전략	비전 달성을 위한 수단의 방향성
전략 목표	경영 전략 달성을 위한 중장기적 전략 계획
전략 과제(연도 계획)	전략 목표 달성을 위한 연간계획

또한 의료기관이 지닌 내부역량을 통해 고객만족과 의료가치를 전달하는 데 있어 경쟁기관에 비해 어떤 역량을 더 가지고 있는지 파악해야 한다. 내부 역량을 파악하기 위해서는 재무상태, 인적 자원의 질, 고객, 경쟁기관과 의료 서비스 비교, 업무처리 절차 등을 분석해야 한다. 이때 필요한 자료는 의료기관 재무제표, 인적자원 자료, 고객 관련 자료, 의료서비스 관련 자료, 업무처리 절차, 임직원 설문지 등이 있다. 내부역량을 효과적으로 분석하기 위해서는 이 자료들을 종합해 활용해야 한다. 이를 통해 고객에게 전달되는 가치가 어디서 나온 것인지, 또 의료기관이 어떤 역량을 갖추어야 하는지 알 수 있다.

내부역량 분석 결과로 얻을 수 있는 것은 재무 역량, 인적 역량, 고객 역량, 의료서비스 역량, 운영 역량 등이 있으며 이러한 결과가 의미를 가지려면 경쟁 병원보다 고객에게 더 많은 가치를 전달하기 위해 보유하고 있는 역량이 무엇인지 알아야 한다.

이제 본격적으로 의료기관의 비전과 경영 전략을 만드는 단계다. 내·외부 환경 분석 결과를 이용해 미래와 현실적 제약요인을 모두 고려한 다음, 실천 가능하고 직원들이 동의할 수 있는 비전과 비전 달성을 지원하기 위한 세부 목표인 경영 전략을 설정하는 것이 목적이다. 비전과 경영 전략을 수립하기 위해서는 몇 가지 과정이 필요하다. 먼저 비전을 포지셔닝하고, 이를 압축할 수 있는 핵심어를 선택해 여러 개의 비전 문구를 만든다. 이렇게 만든 비전 문구 중 의견수렴 과정을 거쳐 비전과 비전체계도를 만든다.

경영 전략은 내·외부 환경 분석자료를 이용하고, 임직원의 워크샵

과정을 통해 균형 성과관리 시스템(BSC, Balanced Scorecard: 주요 성과지 표로는 재무 관점, 고객 관점, 내부 프로세스 관점, 학습과 성장 관점이 있음 – 편집자 주) 관점의 경영 전략 체계도를 만든다. 비전과 경영 전략을 세우기 위해서는 자료 조사와 통찰력 있는 분석이 매우 중요하다. 하지만 가장 중요한 것은 비전과 경영 전략을 직접 실천할 직원들과의 공감대 형성이다. 이를 위해 분석자는 직원들이 토의할 수 있는 기초 자료를 객관적이고 일관성 있게 만들어야 한다. 비전과 경영 전략 수립을 위해서는 워크숍 등의 과정을 거치며 이를 통해서 직원들 스스로 비전 문구, 비전체계도, 경영 전략 체계도를 만들고 이를 깊이 있게 토의함으로써 비전을 실천하기 위한 마음의 준비를 하게 된다. 더불어 지속적으로 직원과 이해관계자들의 의견이 비전과 경영 전략에 반영될 수 있도록 위원회를 통한 사후 관리체계를 구축함이 요구된다. 수립된 비

[그림 6-2] 경영 전략 수립과정

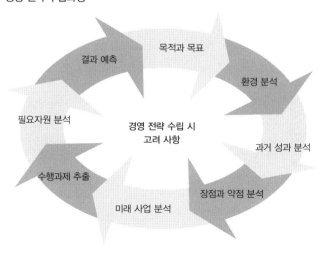

전과 경영 전략의 실제적 달성을 위해서는 재무, 고객, 프로세스, 교육 등의 부분별로 담당자 및 부서를 지정하여 해당 경영 전략을 지속적으로 모니터링하고 주기적으로 성과를 측정, 보고, 목표수정 등의 환류체계를 유지해야 한다. 또한 모든 직원들에게 시무식 및 각종 행사에서 지속적으로 비전과 경영 전략을 노출시키고, 컴퓨터 바탕화면 혹은 화면보호기를 제작하는 등 지속적 공유 및 전파활동을 수행하는 것이 무엇보다 중요하다.

[그림 6-3] 미션, 비전, 경영 전략 체계

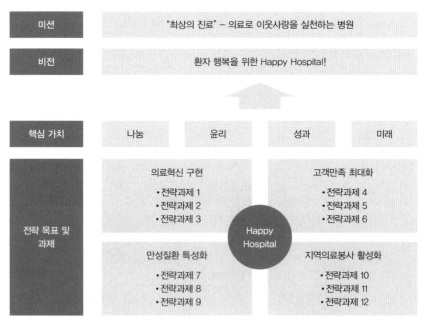

[그림 6-4] 프로세스상에서 발생 가능한 이슈파트 – 조직운영

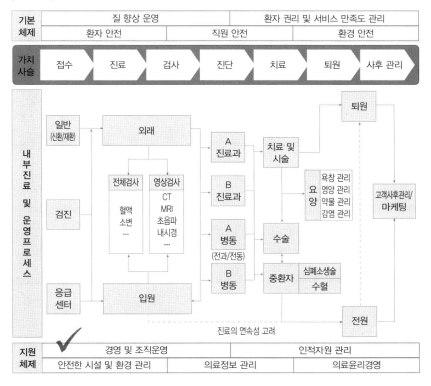

주요 체크사항

1. 조직의 미션(사명)은 병원의 설립이념에 기반한 것으로 병원의 존재사명과 같으며 비전은 달성하고자 하는 중장기적 목표, 미래지향점이므로 이와 같은 비전을 수립시에는 전 직원이 참여하여 수립 및 개정 등의 과정을 거치는 것이 필요하다. 이와 같은 방식의 비전 수립은 전 직원의 몰입도를 증진시킬 뿐만 아니라 전략지향적 조직문화 형성에 긍정적으로 작용한다.

2. 의료기관의 미션 및 비전은 전 직원에게 공지되어야 하며, 공지방법에는 문서를 통한 전달, 인터넷 및 내부전산망을 이용한 공지, 미션 선포식과 같은 행사 시행 등을 포함할 수 있다.

3. 비전을 공유하기 위한 활동
   - 지속적인 교육
   - 비전선포식 개최
   - 병원 동선 내 현수막 거치 및 병원 전산망 이용 홍보

+ 경영관리

조사 기준	7.2 최고책임자는 합리적 의사결정을 하고, 체계적인 계획하에 의료기관을 운영한다.
조사 목적	의료기관은 운영규정이 있어야 하며, 이를 충실하게 이행함으로써 책임경영을 위해 노력하여야 한다. 또한 신속한 의사결정을 위해 의사결정 조직을 구성하여 정기적으로 운영하고, 의사결정이 이루어지는 과정에서 중간관리자가 참여하도록 하여야 한다.

	조사항목 (S, P, O)	조사 방법	유형	조사 결과
1	전반적인 의료기관 운영에 관한 규정이 있다. (S)	DR	A	☐ ☐ 유 무
2	운영규정은 규정의 검토 및 승인에 관한 절차를 포함한다. (S)	LI	A	☐ ☐ 유 무
3	의사결정조직을 구성하고, 정기적으로 운영한다. (P)	LI	B	☐ ☐ ☐ 상 중 하

　의료기관은 《의료법》 등 관련 법령을 준용하여 운영하되 관계 법령에 규정되어 있지 않은 내용은 병원 내 규정을 만들어 운영할 수 있다. 병원은 운영에 관한 체계적 규정이 있어야 하며 이를 충실히 이행함으로써 책임경영을 위해 노력하여야 한다. 신속한 의사결정을 위해 의사결정조직(운영위원회 등)을 구성하여 정기적으로 운영하고 의사결정이 이루어지는 과정에서 중간관리자도 참여하도록 하여야 한다. 병원 운영에 관한 규정에는 운영전략과 관리계획, 운영과 관련된 정책과 절차, 규정 제정 및 개정, 검토, 승인절차, 교육 프로그램 등을 포함한다.

　최고 의사결정조직인 운영위원회에서는 병원의 운영전략을 연도별

장기발전 사업계획을 수립하고 이를 수행하기 위해 운영위원회 산하 제위원회를 설치할 수 있다. 제위원회(예: 규정관리위원회, 약사위원회, 감염관리위원회, 안전관리위원회, 적정진료위원회, 질향상위원회, 문서관리위원회, 인사관리위원회 등)에서는 제위원회 규정에 따라 정기적 또는 수시로 회의를 소집하여 중요한 현안들을 처리한다.

운영위원회 및 제위원회는 위원장과 간사, 위원들로 구성할 수 있으며 각 위원회의 장은 의사결정권을 가진 사람으로 구성하는게 좋다. 위원회는 위원의 역할 및 위원의 임기, 위원회의 회의 절차 및 주기 등도 정한다. 그리고 의결방법과 의결할 수 있는 사항들도 미리 규정으로 정하여 위원회에서 의결된 사항을 집행하도록 한다.

병원 운영에 대한 규정은 체계적 구조를 가져야 하며 이를 위해 규정에 관한 위원회(규정관리위원회)를 구성해야 한다. 위원회는 규정의 제정, 개정, 폐지, 시행 및 관리, 위원회에 관한 사항을 정의함으로써 규정을 통한 적정 운영관리 추진을 하기 위한 목적이 있다. 또한 규정을 통해 의사결정 조직을 구성하고 정기적으로 운영함으로써 합리적인 의사결정 및 병원 발전을 추구해야 한다.

규정의 효력은 별도의 정함이 없는 한 그 시행일에 발생하며 시행일을 별도로 명시하지 않은 경우 공포된 날로부터 효력이 발생한다. 정관 및 법령에 저촉되는 규정은 그 저촉부분에 한하여 효력을 상실해야 하며, 규정 간의 효력은 규정, 규칙, 내규, 지침 순으로 우선한다. 동일 순위 규정 중 상호 저촉부분은 최근에 시행된 규정이 우선하도록 한다.

[그림 6-5] 요양병원의 운영규정 체계

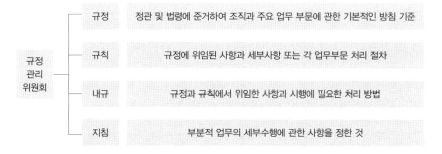

규정은 목적, 용어의 정의, 적용범위, 효력 등을 나타내는 '총칙', 각 조문의 명칭, 규정의 주요내용을 나타내는 '본칙', 시행일자, 경과조치를 나타내는 '부칙'의 형태로 제정하며, 규정의 항목구분은 장, 절, 조, 항 및 호의 순으로 하며, 이는 필요에 따라 폐지 혹은 생략이 가능하다. 규정의 사용문자는 한글을 원칙으로 하며 한자와 영어 등의 외국문자를 병용할 수 있다. 규정에는 규정 번호, 담당부서, 승인책임자, 제정일, 개정일, 검토 주기, 관련 규정을 표시해야 한다.

규정의 제정 및 개폐에 관한 입안은 해당 규정의 담당부서장이 하며, 필요에 따라 업무분장에 상관없이 주관부서장을 정하여 입안할 수 있으며, 업무분장이 불분명할 경우 주관부서장이 입안부서를 지정할 수 있다. 규정을 입안할 경우에는 규정입안서를 제출하며 개정안의 경우는 원안과의 신구조문대비표를 추가하여 제출한다.

규정입안서가 제출되면 주관부서장은 접수내용을 토대로 규정입안의 필요성, 정관 및 법령의 저촉 여부, 타 규정과의 관련사항 검토 및 중복 여부 확인, 용어 및 규격의 적정 여부, 실무 적용가능성 등을 검토하여 조정하여 규정검토서를 제출한다. 규정검토서가 제출되면 소관부서장 및 관련 부서장의 합의 후 주관부서장이 내부 결재를 득하여 확정한다. 규칙 이상의 경우는 규정관리위원회의 내부 심의를 거쳐서 확정한다.

규정의 제정·개폐·운용 등의 관리사항은 일반적으로 개정소요가 없더라도 2년마다 규정을 검토하여 주관부서에 보고하며, 상위 규정이 개정되어 하위 규정에 변동이 있을 시 수정입안을 해야 한다. 규정이 폐지되는 경우 주관부서는 폐지 전 규정을 문서로 보관해야 한다. 만약 규정 해석상의 이견이 발생 시 주관부서장의 해석에 따르며, 중요사항의 경우 병원장의 결재를 받아 주관부서장이 해석한다. 규정이 제정 혹은 개정된 경우에는 의료기관의 장 명의로 공포하고 규정관리대장에 등재하여 관리한다. 또한 관련 내부구성원들이 열람할 수 있도록 적법한 절차를 통해 규정 공개를 실시해야 한다.

규정의 제정·개정·폐지·운용사항을 심의하기 위하여 규정관리위원회를 운영하며, 위원장은 주요 경영진 중 한 명을 당연직으로 하고 위원은 의료기관의 사정에 맞게 조정한다. 간사는 위원 중에서 위원장이 지명한다. 당연직 위원의 임기는 해당 보직 종료 시로 하며, 위촉위원은 2년으로 하되 연임 혹은 중임할 수 있다. 또한 단 회에 전체 위원의 절반을 초과해 교체해서는 안 된다. 위원 중 일부를 중간관리자로 선임하여 의료기관의 이슈에 다양한 의견이 포함될 수 있도록 노력해야 한다. 규정관리위원회는 의료기관 규정관리의 기본방침을 정하고 관련 규정, 규칙, 내규의 제정, 개정, 폐지, 운용사항을 심의한다.

[그림 6-6] 규정관리 절차

STEP 1	규정 입안	• 규정의 제정 및 개폐 – 담당부서장의 입안 – 업무분장이 불명확한 경우는 주관부서장이 입안 – 정입안서와 신구대피표 제출
STEP 2	규정 검도	• 입안의 검토 및 조정 – 주관부서장은 입안 필요성, 정관 및 법령 저촉 여부, 타 규정과의 관계 확인 – 중복, 용어 및 규격 적정성, 적용가능성 검토
STEP 3	부서 합의	• 입안 검토 내용 합의 – 소관부서장 및 관련 부서장의 합의 – 주관부서장의 내부 결재
STEP 4	규정관리위원회 심의	• 규칙 이상의 경우 규정관리위원회 심의 – 전사 단위 적용이 요구되는 규정과 규칙은 규정관리위원회에서 내부 심의를 거쳐야 함
STEP 5	규정 관리	• 2년 단위 사후 검토 – 규정 담당부서는 2년마다 규정을 검토 – 존속·개정·폐기 여부 결정

[그림 6-7] 프로세스상에서 발생 가능한 이슈파트 – 경영관리

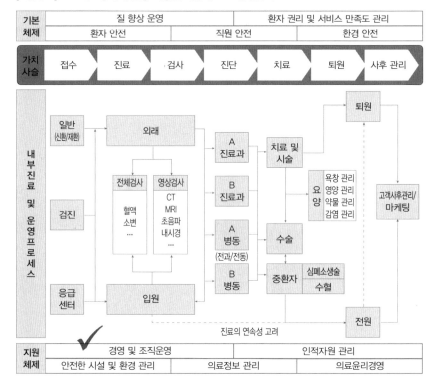

기본	질 향상 운영		환자 권리 및 서비스 만족도 관리	
체제	환자 안전	직원 안전	환경 안전	

지원	경영 및 조직운영		인적자원 관리	
체제	안전한 시설 및 환경 관리	의료정보 관리	의료윤리경영	

주요 체크사항

1. 의료기관 운영에 관한 규정에는 다음 내용을 포함할 수 있다.
   - 운영(경영) 전략과 관리 계획
   - 운영과 관련된 정책과 절차: 직제, 복무, 인사, 위임전결, 보수 및 여비, 재무회계, 물품관리, 문서관리, 위원회 또는 회의체 운영 등
   - 규정의 검토 및 승인 절차
   - 의료기관의 교육에 관련된 전략과 프로그램, 프로그램의 질 모니터링 등

2. 의료기관의 운영을 위한 의사결정조직 및 의사결정을 전달하기 위한 조직(예: 운영위원회, 운영회의, 부서장회의 등)을 정기적으로 운영한다.

+ 의료 윤리경영

조사 기준	7.3 의료사회복지체계를 통해 의료서비스에 대한 요구도를 충족시키고, 이를 지원한다.
조사 목적	의료기관은 저소득층, 취약계층(노인학대 피해자 등), 노인환자 등을 대상으로 진료 비용 및 의료지원의 필요성을 상담하고 지원하는 의료사회복지체계를 수립하고, 이를 지원함으로써 의료 윤리경영을 실현하도록 한다.

	조사항목 (S, P, O)	조사 방법	유형	조사 결과
1	[시범] 의료사회복지체계가 있다. (S)	DR	A	☐ ☐ 유 무
2	[시범] 지원 필요성을 조사하여 필요한 경우 이를 지원한다. (P)	IT	B	☐ ☐ ☐ 상 중 하

　의료기관은 영리를 추구하지 않는 의료법인이나 개인이 세운 기관으로서 지역사회에 의료를 공급하고 사회적 책무를 적극 이행할 필요가 있다. 이를 위해 저소득층 및 노약자 등을 대상으로 질병치료, 건강증진을 위한 직·간접적 비용지원, 지역사회 연계한 프로그램 운영, 사회 복귀를 위한 적극적인 의료사회복지체계를 구축하는 데 의료 윤리경영의 목적이 있다. 이를 위해 사회적 약자 및 배려대상자인 환자와 가족 그리고 지역주민을 대상으로 입원상담, 의료비지원, 재활 및 치료지원, 심리상담, 사회복귀, 질병예방, 건강증진 등의 활동을 독자적 및 지역사회기관과 연계하여 의료지원기능을 실시해야 한다. 의료기관은 의료사회복지체계 구축을 통한 의료지원기능을 위해서는 상

담절차 및 경제적 지원방법을 마련해 놓아야 한다.

'상담절차'는 의뢰대상 확인, 의뢰, 초기상담, 상담진행, 종결로 이뤄진다. 의뢰대상은 경제적 문제를 가진 환자, 병원생활에 적응하지 못하는 환자, 사회복귀에 도움이 요구되는 환자, 사회적·정서적·신체적·인지적 문제를 가진 환자이며, 이들이 방문 및 전화로 상담을 접수하면 의료사회복지사의 상담을 주선해야 한다. 이를 통해 초기상담을 실시하고 환자의 문제를 해결하기 위한 계획수립 및 세부조사를 실시해야 한다. 환자에게 심리적, 사회적, 경제적인 도움이 되도록 상담진행을 통해 의료비 지원, 지역사회 자원 연결, 재활상담을 지속적으로 실시하며, 의료사회복지서비스를 제공으로 환자의 요구가 사라지면 종결 하며 지속적으로 모니터링 관리를 실시한다.

또한 경제적 지원방법은 필요한 환자를 대상으로 질환의 시급성과 중요성을 기반으로 우선순위 평가를 실시 후, 예상 치료비의 규모, 과거 상황을 종합적으로 고려하여 자체기금, 지자체의 긴급의료비 지원, 사회복지공동모금회 등의 외부지원 적합성을 도출하여 환자에게 해결책을 제시해야 한다.

[그림 6-8] 의료사회복지 상담절차

STEP 1	의뢰대상 확인	• 의뢰환자 유형 구분
		  – 경제적 문제
		  – 병원생활 부적응
		  – 사회복귀 도움 필요
		  – 기타 각종 문제

STEP 2	의뢰	• 상담 접수
		  – 방문
		  – 전화
		  – 인터넷 등

STEP 3	초기 상담	• 의료사회복지사 관여
		  – 문제 파악
		  – 상담 계획 수립
		  – 세부조사

STEP 4	상담 진행	• 솔루션 발급
		  – 의료비 지원
		  – 심리사회적, 지역사회 지원 연결
		  – 재활 서비스 제공

STEP 5	종결	• 환자의 요구 만족
		  – 복지 서비스에 대한 환자의 요구가 사라지면 종결
		  – 지속적 추적 관찰을 통한 모니터링 체계 구축

[그림 6-9] 프로세스상에서 발생 가능한 이슈파트 - 의료 윤리

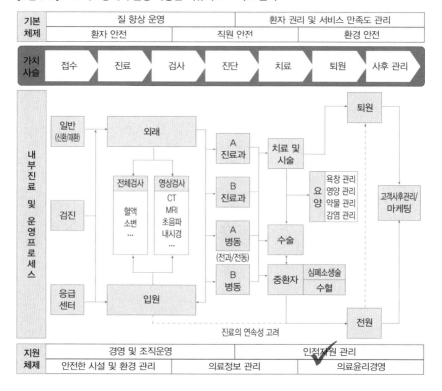

기본 체제	질 향상 운영		환자 권리 및 서비스 만족도 관리	
	환자 안전	직원 안전		환경 안전

가치
사슬: 접수 ▸ 진료 ▸ 검사 ▸ 진단 ▸ 치료 ▸ 퇴원 ▸ 사후 관리

지원 체제	경영 및 조직운영		인적자원 관리	
	안전한 시설 및 환경 관리	의료정보 관리		의료윤리경영

주요 체크사항

1. 의료사회복지체계에는 다음을 포함할 수 있다.
    - 환자 또는 보호자의 요구를 파악하고 지원하기 위한 상담 절차
        - 진료비 지원 및 외부후원
        - 지역사회자원과의 연계(예: 노인주거 및 노인의료복지시설, 재가노인 방문서비스, 여가 프로그램 등)
    - 사회공헌 실적(예: 노인복지시설 등 지역사회 의료지원)의 관리 등

2. 환자 또는 보호자 상담을 통하여 지원의 필요성을 검토하고 필요시 적절한 방법으로 지원(예: 진료비 지원 및 외부후원, 지역사회자원과의 연계 등)하거나 사회공헌 실적 등을 관리한다.

2. 인적자원 관리

범주	조사 기준
[인적자원 관리]	8.1 환자 안전과 질 향상을 위하여 인사관리 규정을 확보하고, 효율적인 인력 관리를 위해 인사정보를 관리한다.
[직원 교육]	8.2 의료기관은 직원의 직무능력과 지식을 발전시키기 위해 지속적인 훈련을 제공한다.

✦ 인적자원 관리

조사 기준	8.1 환자 안전과 질 향상을 위하여 인사관리 규정을 확보하고, 효율적인 인력 관리를 위해 인사정보를 관리한다.
조사 목적	의료기관은 기관의 미션(사명)과 비전을 달성하고 환자의 요구를 충족시키기 위해 인사관리 규정을 확보하고, 자격을 갖춘 적격한 의료인력을 갖춤으로써 환자의 진료 및 치료결과에 기여할 수 있도록 효율적인 인사정보 관리체계를 마련해야 한다.

	조사항목 (S, P, O)	조사 방법	유형	조사 결과
1	인사관리를 위한 규정이 있다. (S)	DR	A	☐ 유 ☐ 무
2	인사정보 관리체계가 있다. (S)	ST	A	☐ 유 ☐ 무
3	인사정보 관리체계를 통해 자격정보를 관리한다. (P)	ST	B	☐ 상 ☐ 중 ☐ 하
4	[시범] 인사정보를 정기적으로 업데이트한다. (P)	ST	B	☐ 상 ☐ 중 ☐ 하
5	규정에 따라 당직의료인을 배치한다. (P)	ST	B	☐ 상 ☐ 중 ☐ 하

인적자원관리란 조직의 목표를 달성하기 위해 인력을 체계적, 과학적으로 확보하고 유지하며, 개발 및 평가, 그리고 보상 등의 일련의 과정을 말한다.

직원 각자가 조직의 목표달성을 위해 얼마나 효과적으로 그리고 바람직하게 행동을 하느냐의 여부에 따라 인적자원관리가 얼마나 효율적으로 기능하고 있느냐가 판단될 수 있다.

조직의 목적을 달성하기 위해서는 먼저 유능한 인재를 얼마나 많이 확보하느냐가 관건이다. 또한 선발한 인재를 효과적으로 육성, 개발하는 것은 조직의 성패를 좌우하는 지표가 된다. 아울러 조직에 꼭 필요한 인재로 육성되었다 하더라도 오랫동안 적극적으로 근무를 할 수 있도록 근로조건이 개선되지 않으면 안 될 것이다.

현재 경쟁이 치열한 의료시장에서의 인적자원의 중요성은 더욱더 커지고 있으며 효율적인 관리 문제는 조직의 성공 여부를 좌우한다. 그러므로 직원을 인적자원으로 관리하고 조직 속의 직무와 연관지어 관리하는 업무가 매우 중요하다. 병원은 다른 조직에 비해 다양한 직종의 인력이 종사하고 있어 체계적인 인적자원 관리는 더욱 필요하다.

병원은 기관의 사명과 비전을 달성하고 환자의 요구를 충족시키기 위해 인사관리 규정을 정하고 자격을 갖춘 적격한 의료인력을 갖춤으로써 환자의 진료 및 치료결과에 기여할 수 있도록 효율적인 인사정보 관리체계를 갖추어야 한다.

의료기관의 질은 의료인력과 그들이 가진 전문역량 그리고 의료 인프라를 통해서 발휘될 수 있다. 이 중 의료인력은 인간이기에 명확한 지침이 없을 경우 관리의 어려움을 겪을 수 있는 특성을 지니고 있다. 의료기관이 제공하는 다양한 인사제도에서 적용 대상, 시기, 방법 및 절차 등에 관하여 규정화 관리가 실현되지 않는다면 비체계적으로 인적자원이 배분되어 조직의 비효율이 증가할 것이며 오히려 조직몰입도(Organizational commitment)를 감소시켜 전략실행력을 낮추는 원인으로 작용할 것이다. 이에 의료기관은 비전 달성을 위해서는 효과적인 의료인력 관리가 요구되며 이를 통해 적정 의료 질의 확보를 추구해야 하는 것에 인적자원 관리의 목적이 있다. 효과적인 의료인력 관리에 최우선 사항은 인적자원의 채용, 배치, 전보, 평가, 보상, 승진, 육성에 관한 모든 사항을 명문화하고 이를 체계적으로 관리하는 것이다. 인사관리를 잘하기 위해서는 기본적으로 직무분석과 설계를 제대로 해야 하지만 기능적인 측면에서 인사 관리의 시작은 채용이라고 할 수 있다. 조직이 원하는 인재를 뽑지 못한다면 조직의 운영실패로 이어질 가능성이 높기 때문일 것이다.

의료기관은 인사행정관리의 공정과 효율을 담보하기 위하여 인사규정을 정하여 이에 맞게 운영해야 한다. 인사정보에는 인적사항, 근무경력, 발령사항, 교육사항, 자격사항, 상벌사항, 인사평가 등에 관한 내용을 포함할 수 있다. 인사규정은 모든 임직원이 예외 없이 적용되어야 하며, 의료기관의 장이 관장하고 인사관리 주무부서에서 행해야 한다.

인사규정에는 직군, 직종, 직급, 임용, 임용권자, 인사발령, 신분보장 등의 사항을 정의하고 부문별로 적용 대상, 원칙, 시기, 방법 등에 대한 세부내용을 작성해야 한다. 직원을 의사직, 보건직, 일반직, 기능직 등의 직군으로 분류하고, 보건직과 같은 경우에는 간호직, 의료기사직, 병원행정직 등의 직종으로 구분하여 세부관리를 수행해야 한다. 또한 각 직군 및 직종별로 동일한 직무수준에 따라 직급을 부여하고, 필요에 따라서는 직급 및 직종별 정원을 설정하여 인력규모를 관리할 수도 있다.

임용은 채용, 승진, 승급, 보직, 전직, 휴직, 면직, 파면, 상벌 등을 말하며, 각 임용의 발생 시기, 기준, 방법, 제한 등을 규정에 명시할 필요가 있다. 채용의 경우 채용의 기준, 결원보충 방법, 채용 방법, 호봉 획정, 수습 임용, 결격 사유, 채용 구비서류 등을 필요에 따라 정의할 수 있다. 그리고 보직, 전보, 전직, 겸직, 직무대행의 경우 정의, 시기, 원칙, 기준 등을 필요에 따라 정의할 수 있다. 승급 및 승진의 경

[그림 6-10] 인적자원 관리의 구성

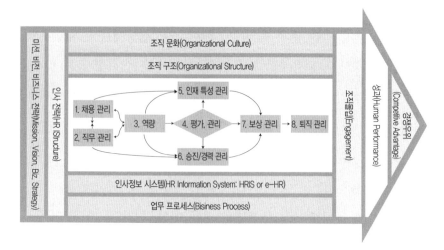

우 원칙, 시기, 제한, 승진 순위, 승진소요연수 등을 필요에 따라 정의할 수 있다. 또한 상벌의 경우 포상 및 징계의 형태, 종류, 제한, 추천과 심사, 시기 등을 필요에 따라 정의할 수 있다.

임용권은 의료기관의 대표자가 가지며, 인사발령은 직급을 사정하여 발령하고 승진의 경우에는 임명장을 수여하고 승급, 전보, 휴직, 기타 임용의 경우는 인사명령으로 갈음할 수 있다. 의료기관의 직원은 형의 선고, 징계처분 또는 기타 관계 법령 및 규정에서 정하는 정당한 사유에 의하지 않고서는 본인의 의사에 반하여 휴직, 면직, 기타 신분상의 불이익의 처분을 받지 않아야 한다.

병원은 인사정보 관리체계를 통해 직원들의 면허, 교육, 훈련 등의 자격정보를 관리해야 한다. 자격정보 관리를 위해 입사 시 의료인 및 의료기사 등의 자격 및 면허 확인은 보건복지부 홈페이지를 이용할 수 있다. 인사와 관련된 정보는 인사기록카드에 등록한다. 그리고 직원의 인사정보 변동 시에도 진위 여부를 확인한 후 인사기록카드에 등록한다. 의료인력의 경우 입사 및 퇴사자 발생 시 반드시 건강보험심사평가원에 등록되도록 하여야 한다.

직원의 면허, 교육, 훈련 사항은 인사정보에 정기적으로 갱신(업데이트)하여야 한다. 예를 들어 직원의 면허, 교육, 훈련정보 등과 같은 인사정보를 매년 12월에 문서화하고 갱신한다.

인사기록 정보에 대한 보안지침도 마련하여 인사기록카드의 접근자를 제한하거나 외부유출을 금지하도록 한다.

병원은 규정에 따라 당직의료인을 배치하여야 한다.

《의료법》 시행령 제18조(당직의료인)

① 법 제41조에 따라 각종 병원에 두어야 하는 당직의료인의 수는 입원환자 200명까지는 의사·치과의사 또는 한의사의 경우에는 1명, 간호사의 경우에는 2명을 두되, 입원환자 200명을 초과하는 200명마다 의사·치과의사 또는 한의사의 경우에는 1명, 간호사의 경우에는 2명을 추가한 인원 수로 한다.

② 제1항에도 불구하고 정신병원, 재활병원, 결핵병원 등은 입원환자를 진료하는 데에 지장이 없도록 해당 병원의 자체 기준에 따라 배치할 수 있다.

확인	조사결과
법을 준수한 경우(이때 의사는 상주의사를 말하며 응급호출의사는 해당되지 않음)	상
병상수 관계없이 상주의사 1인 이상(간호사 없어도 됨)이 있거나 간호사 1인 이상 근무하면서 응급호출 의사가 있는 경우	중
그 외의 모든 경우	하

[표 6-1] 의료기관에 두는 의료인의 정원(《의료법 시행규칙》 제38조 관련)

구분	종합병원	병원	치과병원	한방병원	요양병원	의원	치과의원	한의원
의사	연평균 1일 입원환자를 20명으로 나눈 수(이 경우 소수점은 올림). 외래환자 3명은 입원환자 1명으로 환산함	종합병원과 같음	추가하는 진료과목당 1명(법 제43조 제2항에 따라 의과 진료과목을 설치하는 경우)	추가하는 진료과목당 1명(법 제43조 제2항에 따라 의과 진료과목을 설치하는 경우)	연평균 1일 입원환자 40명마다 1명을 기준으로 함(한 의사를 포함하여 환산함). 외래환자 3명은 입원환자 1명으로 환산함	종 합 병원과 같음		
치과 의사	의사의 경우와 같음	추가하는 진료과목당 1명(법 제43조제3항에 따라 치과 진료과목을 설치하는 경우)	종합병원과 같음	추가하는 진료과목당 1명(법 제43조 제3항에 따라 치과 진료과목을 설치하는 경우)	추가하는 진료과목당 1명(법 제43조제3항에 따라 치과 진료과목을 설치하는 경우)		종 합 병원과 같음	
한의사	추가하는 진료과목당 1명(법 제43조 제1항에 따라 한의과 진료과목을 설치하는 경우)	추가하는 진료과목당 1명(법 제43조제1항에 따라 한의과 진료과목을 설치하는 경우)	추가하는 진료과목당 1명(법 제43조 제1항에 따라 한의과 진료과목을 설치하는 경우)	연평균 1일 입원환자를 20명으로 나눈 수(이 경우 소수점은 올림). 외래환자 3명은 입원환자 1명으로 환산함	연평균 1일 입원환자 40명마다 1명을 기준으로 함(의사를 포함하여 환산함). 외래환자 3명은 입원환자 1명으로 환산함			한 방 병원과 같음
조산사	산부인과에 배정된 간호사 정원의 3분의1 이상	종합병원과 같음(산부인과가 있는 경우에만 둠)		종합병원과 같음(법 제43조제2항에 따라 산부인과를 설치하는 경우)		병원과 같음		
간호사 (치과의료기관의 경우에는 치과위생사 또는 간호사)	연평균 1일 입원환자를 2.5명으로 나눈 수(이 경우 소수점은 올림). 외래환자 12명은 입원환자 1명으로 환산함	종합병원과 같음	종합병원과 같음	연평균 1일 입원환자를 5명으로 나눈 수(이 경우 소수점은 올림). 외래환자 12명은 입원환자 1명으로 환산함	연평균 1일 입원환자 6명마다 1명을 기준으로 함(다만, 간호조무사는 간호사 정원의 3분의 2 범위 내에서 둘 수 있음). 외래환자 12명은 입원환자 1명으로 환산함	종 합 병원과 같음	종 합 병원과 같음	한 방 병원과 같음

[표 6-2] 요양병원 인력확보수준에 따른 입원료 차등제(간호사)

등급 구분기준		가감기준		
		기본(환자수 대 간호사수)		추가가산
등급	환자수 대 간호인력수	18:1 미만	18:1 초과	
1등급	4.5:1 미만	60% 가산	15% 감산	간호사수 대비 간호인력수가 2/3 이상인 경우 2,000원 가산
2등급	4.5:1 이상 ~ 5:1 미만	50% 가산		
3등급	5:1 이상 ~ 5.5:1 미만	35% 가산		
4등급	5.5:1 이상 ~ 6:1 미만	20% 가산		
5등급	6:1 이상 ~ 6.5:1 미만	0		
6등급	6.5:1 이상 ~ 7.5:1 미만	20% 감산	30% 감산	
7등급	7.5:1 이상 ~ 9:1 미만	35% 감산	45% 감산	
8등급	9:1 이상	50% 감산	50% 감산	

[표 6-3] 요양병원 인력확보수준에 따른 입원료 차등제(의사)

등급 구분기준		가감 기준	
		의사 수 중 8개 과목 전문의 비율	
등급	환자 수 대 의사 수	50% 미만	50% 이상
1등급	35:1 이하	10% 가산	20% 가산
2등급	35:1 초과 ~ 40:1 이하	0	
3등급	40:1 초과 ~ 50:1 이하	15% 감산	
4등급	50:1 초과 ~ 60:1 이하	30% 감산	
5등급	60:1 초과	50% 감산	

[그림 6-11] 프로세스상에서 발생 가능한 이슈파트 - 인사관리

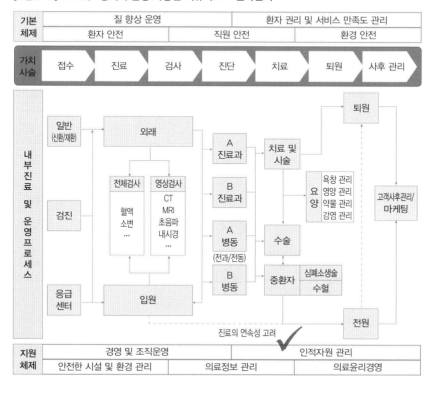

기본	질 향상 운영		환자 권리 및 서비스 만족도 관리	
체제	환자 안전	직원 안전	환경 안전	

가치사슬: 접수 → 진료 → 검사 → 진단 → 치료 → 퇴원 → 사후 관리

지원	경영 및 조직운영		인적자원 관리	
체제	안전한 시설 및 환경 관리	의료정보 관리	의료윤리경영	

진료의 연속성 고려

주요 체크사항

1. 인사관리규정은 합리적인 인력 관리가 이루어질 수 있도록 기관의 목표와
   운영방침에 맞게 구성되어야 하며, 인사계획, 직원의 모집 및 인력배치, 직원
   평가 및 승진, 직원의 교육훈련, 인사정보 관리 및 기타 인적자원 관리에 필
   요한 사항 등을 포함할 수 있다.
   (당직의료인 배치는《의료법 시행령》제18조 참고)

2. 의료기관은 직원들의 인사정보를 효율적으로 관리하기 위해 의료기관 상황
   에 적합한 관리체계(예: 인사정보 시스템, 인사기록 문서 등)를 수립한다. 인
   사정보에는 인적사항, 근무경력, 발령사항, 교육사항, 자격사항, 상벌사항,
   인사평가 등에 관한 내용을 포함할 수 있다.

3. 의료기관은 인사정보 관리체계를 통해 직원들의 자격정보(예: 면허, 교육, 훈
   련, 경험 등)를 관리한다.
   • 의료인
     – 의사:《의료법》제5조
     – 간호사:《의료법》제7조
   • 기타 의료인력
     – 약사:《약사법》제3조
     – 영양사:《국민영양 관리법》제15조
     – 의무기록사, 안경사:《의료기사 등에 관한 법률》제1조
     – 임상병리사, 방사선사, 물리치료사, 작업치료사, 치과기공사 및 치과위
       생사:《의료기사 등에 관한 법률》제2조
   • 간호조무사:《간호조무사 및 의료유사업자에 관한 규칙》제2조

✛ 직원 교육

조사 기준	8.2 의료기관은 직원의 직무능력과 지식을 발전시키기 위해 지속적인 훈련을 제공한다.
조사 목적	의료기관은 조직의 사명에 맞게 업무를 수행하고, 직무성과를 유지하기 위하여 신기술과 새로운 절차에 대한 훈련을 제공하기 위해 체계적인 교육시스템을 갖추고 적절히 운영하여야 하며, 직원의 자격유지 및 업무전문성 계발을 위해 다양한 교육 및 연구기회를 제공하여야 한다.

	조사항목 (S, P, O)	조사 방법	유형	조사 결과
1	신규직원 교육체계가 있다. (S)	ST	A	☐ 유 ☐ 무
2	신규직원에게 적절한 신규교육을 제공한다. (P)	ST	B	☐ 상 ☐ 중 ☐ 하
3	직원 교육체계가 있다. (S)	ST	A	☐ 유 ☐ 무
4	직원의 직무수행에 필요한 교육을 제공한다. (P)	ST	B	☐ 상 ☐ 중 ☐ 하

의료기관은 직원의 자질향상 및 직무역량 강화를 위하여 교육 및 훈련을 실시하며, 해당 교육 및 훈련을 공통 필수 교육, 부서별 직무교육, 신입직원 교육, 보수 교육, 기타 교육으로 구분하고 각 교육에 대한 방법, 대상, 절차를 규정으로 관리하고 규칙 및 내규를 통해 합리적으로 운영에 직원 교육의 목적이 있다. 또한 교육훈련의 과정 및 결과를 인사제도 중 평가, 승진, 보상 등에 반영하여 교육성과가 극대화될 수 있도록 환류체계를 갖추어야 한다.

'직원공통교육'은 의료기관의 구성원을 대상으로 실시하며 의료업무 수행에 있어 가장 기본적으로 이해해야 하는 사항을 교육하여 의료역량 강화와 의료서비스의 질 향상을 목표로 한다. 직원공통교육계획은 교육주제를 설정하고 각 주제별 주관부서, 책임자(정), 담당자(부), 시행일자 등을 설정하여 의료기관의 장 혹은 교육수련부서의 책임자 주관하에 수립 및 실시해야 한다. 또한 총무부서 및 교육수련부서에서는 해당교육이 원활히 진행될 수 있도록 교육지원체계를 구축하여 운영해야 한다.

직원공통교육계획은 병원 규정에 따라 3개월 단위로 수립하여 사전 공지하여 직원의 일정관리에 차질이 없어야 하며, 인터넷을 통한 교육 접수제도, e-HRD 프로그램을 통한 대리운영도 고려해 볼 수 있다. 교육계획을 토대로 교육을 실시하고 교육참가 여부, 교육평가 점수를 기준으로 평가체계를 도입하여 일정점수 미만의 경우 재교육, 우수자의 경우 인사상 혜택을 부여한다.

[그림 6-12] 교육훈련시스템의 구성

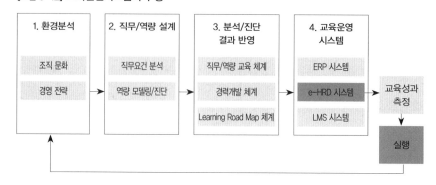

'신입직원 정기교육'은 새롭게 채용된 직원을 대상으로 의료기관의 미션과 비전을 포함한 전략체계, 조직문화 등에 대한 교육을 하며 신입직원의 경우 분기 혹은 반기별 1일의 교육을 실시해야 한다. 신입직원은 입사 후 최초 신입직원 교육이 있을 경우 반드시 참석하여야 하며 총무팀 혹은 교육담당부서에서 해당 교육 프로그램을 계획 및 운영해야 한다. 필수공통사항으로 진행하되 전문성이 필요한 내용은 담당부서와 상호 협의하여 각 영역별로 분담하여 교육을 실시할 수 있다. 이렇게 실시된 신입직원 교육은 계획서, 실시서를 별도 문서로 관리해야 한다. 또한 교육 후 교육이수자를 대상으로 의견을 수렴하여 지속적 교육의 개선을 추구해야 한다.

신입직원 기본업무교육은 각 부서별로 기본업무처리와 업무관련 전산프로그램 사용법 등을 학습하며, 임용 후 실시를 원칙으로 하나 부서별 사정에 따라 임용 전에도 실시할 수 있다. 신입직원의 직무에 따라 직종별로 분류하여 프로그램을 수립해야 하며, 계획 및 시행은 각 부서별 교육담당자를 통해 관리한다. 교육에 관한 내용은 업무지침서

[표 6-4] 직원공통교육계획표

연번	교육주제	주관부서	책임자	담당자	실시일자	교육 대상자
1	감염 관리					
2	질 관리					
3	환자 안전					
4	심폐소생술					
5	소방, 안전 관리					
6	서비스 향상 및 친절교육					

및 매뉴얼화하여 쉽게 배울 수 있게 해야 하며 사내강사 혹은 직무전 문가를 통해 교육을 실시해야 한다.

'의료인 및 의료기사 등에 대한 보수 교육, 학술대회, 연수교육'은 해 당 부서별 내규를 만들어 관리하고 이에 따라 공가처리, 지원금 및 교 육비를 지급한다. 부서장은 연간 보수 교육 계획서에 의거하여 예산을 수립하고 부서별 교육예산에 의거하여 해당 비용을 지급해야 한다. 행 정직원의 경우는 교육담당부서에서 경력개발계획(CDP)에 연계된 연간 교육계획 수립하고 이를 시행해야 한다. 교육담당부서는 연간 교육 계 획서에 의거하여 예산을 수립하고 지출해야 한다. 교육에 따른 공가처 리를 해야 하며 사유에 따라서는 출장교육을 실시할 수 있다.

교육평가의 반영에 따르는 교육 의무 이수시간 다음 [표 6-5]와 같 다. 교육 평가 반영을 할 때는 직원공통 교육은 반드시 참석해야 하며 기준 교육 시간 미달자의 경우 근무평정, 성과평정 등에서 감점을 실

[표 6-5] 과목별 의무이수시간 예시

연번	교육과목		교육대상	교육 시간	이수기간	비고
1	직원공통 교육 (의료)	감염 관리	전 직원	1h / 연	연도 내	
		질 관리		1h / 연	연도 내	
		환자 안전		1h / 연	연도 내	
		심폐소생술		1h / 연	연도 내	
2	직원공통교육 (서비스)	소방안전 관리		1h / 연	연도 내	
		서비스 향상 교육		1h / 연	연도 내	
		친절 교육		10h / 연	연도 내	
3	보수 교육		면허별 해당자	면허별 의무시간	연도 내	
4	신입직원 교육	정기 교육	신입사원	8h / 연	입사 후	
		기본업무 교육		8h / 연	입사 후	

시해야 한다. 또한 교육 후 평가에서 과락에 해당하는 일정점수 미만자도 평점에서 감점 혹은 재교육 실시 등의 교육 실시 및 평가부문 성과관리체계를 만들어야 한다(현재 인증 조사항목은 아님).

이러한 교육체계 아래 병원은 인증과 관련해 신규 및 재직직원에 대한 필수교육과 기타 직무교육 및 병원 운영상 반드시 이수해야 하는 필수교육, 자격 및 면허유지를 위한 필수교육 등을 이수해야 한다.

인증 관련 필수교육으로는 심폐소생술, 질 향상과 환자 안전, 환자의 권리와 책임, 감염 관리, 소방안전 등이 있으며 이는 신규 및 재직직원 모두 이수해야 한다. 교육의 주기는 심폐소생술은 2년에 1회 이상 실시하며 의료직, 의료기사직, 약무직, 환자이송직 등 환자와 직접 접촉하는 직원들이 해당한다. 그 외의 교육은 전직원이 매년 1회 이상 이수해야 한다. 대부분의 요양병원은 수시모집이 많아 정기적으로 교육시기를 운영하기가 다소 어려울 수 있으나 병원 사정에 맞게 계획을 수립하여 운영하여야 할 것이다(예: 12월에 실시). 병원은 교육 규정에 따라 연간 교육을 계획해야 하며 계획 수립에는 교육의 대상, 주제, 강사, 시간, 장소, 예산 등을 포함하고 협력병원과도 연계하여 교육을 시행할 수 있다.

요양병원 특성상 말기환자에 대한 특성화교육 실시와 간호인력 구조에 따른 약물교육도 수행해야 한다. 의료법상 의사, 간호사, 약사에 의해 투약이 가능하지만 다수의 요양병원에서는 간호조무사가 투약 업무를 하지 않으면 안 되는 실정이다. 간호조무사는 간호사의 관리 감독하에 업무를 보조할 수 있고 따라서 투약 업무도 가능하기 때문에 간호조무사에 대한 약물교육이 반드시 이루어져야 한다. 인증기준 5.3(안전한 약물투여) '규정에 따라 투약설명을 수행한다'에서 설명시행은 약사에 의한 복약상담 또는 업무와 관련된 충분한 교육을 받은 의료인이 수행하도록 되어 있기 때문이다.

《남녀고용평등과 일·가정 양립 지원에 관한 법률》제12조(직장 내 성희롱의 금지), 동법 제13조(직장 내 성희롱 예방교육)에 따라 병원은 성희롱 예방교육을 연 1회 이상 실시하여야 한다. 그리고 병원은《산업안전보건법》제5조에 의거하여 직원에게 안전보건교육을 하여야 한다. (인증기준 1.2 직원안전 참고)

그 외에도 직원이 필수적으로 이수해야 하는 교육으로는 면허 및 자격유지를 위한 직종별 보수교육이 있다. 의료인 면허신고를 위한 보수교육은 병원의 인력 관리를 위해서도 반드시 충족해야 하는 교육임을 잊어서는 안 된다.

요양병원은 특히 말기환자 관리나 약물교육 외의 직무교육으로 질식 사고 등에 대비한 응급처치 교육과 요양병원 수가시스템 교육 등도 포함하여 안전한 병원임은 물론 경영관리 측면도 충분히 고려하여 교육과정 체계를 수립하여야 할 것이다.

직원의 교육 관리는 인사 관리와 통합해서 일원화시키는 것이 중요하며 직원의 교육이수 현황은 교육총괄담당자뿐만이 아니라 각 부서의 장도 부서원의 교육상황을 알고 있어야 하며 대장으로 관리되어야 한다. 각 부서의 장은 부서원의 기타 교육 이수사항들도 누락됨이 없이 병원의 인적자원관리 규정에 따라 인사정보에 반영되도록 해야 한다.

[그림 6-13] 프로세스상에서 발생 가능한 이슈파트- 교육규정

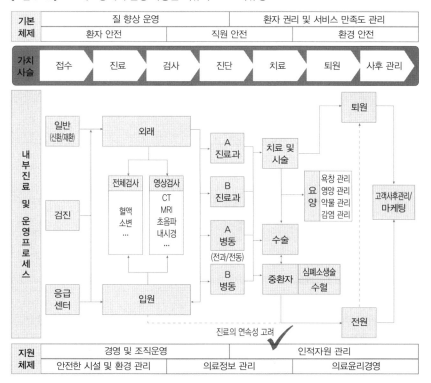

기본	질 향상 운영		환자 권리 및 서비스 만족도 관리	
체제	환자 안전	직원 안전		환경 안전

가치
사슬: 접수 → 진료 → 검사 → 진단 → 치료 → 퇴원 → 사후 관리

내부진료 및 운영프로세스

일반(신환/재환) → 외래
검진
응급센터

전체검사 | 영상검사
혈액 소변 ... | CT MRI 초음파 내시경 ...
입원

A 진료과
B 진료과
A 병동 (전과/전동)
B 병동

치료 및 시술
수술
중환자 | 심폐소생술 / 수혈

퇴원
요양 | 욕창 관리 / 영양 관리 / 약물 관리 / 감염 관리
전원

고객사후관리/ 마케팅

진료의 연속성 고려 ✓

지원	경영 및 조직운영		인적자원 관리	
체제	안전한 시설 및 환경 관리	의료정보 관리		의료윤리경영

주요 체크사항

1. 의료기관은 규정에 신규직원을 위한 교육과정을 마련한다. 교육은 집체 또는 일대일의 형태로 진행 가능하며, 화상, 사이버, 회람, 협력병원의 교육과정 연계 등의 방법을 활용할 수 있다.
   - 필수 교육
   - 환자의 권리와 책임, 질 향상과 환자 안전, 소방안전, 감염 관리(모든 직원)
   - 심폐소생술(BLS): 의료직, 의료기사직, 약무직, 환자이송직 등 환자와 직접 접촉하는 부서의 근무자 등

2. 의료기관은 규정에 따라 연간 교육계획을 수립한다. 교육계획에는 교육대상, 교육주제 및 강사, 교육 시간 및 교육장소, 교육관련 예산, 협력병원의 교육과정 연계에 대한 계획 등이 포함될 수 있다.

3. 의료기관은 규정에 따라 직원들에게 직무수행에 필요한 교육을 시행한다.
   - 필수 교육
     - 교육 종류: 환자의 권리와 책임, 질 향상과 환자 안전, 소방안전, 감염 관리, 심폐소생술 등
     - 교육 주기: 연간 1회 이상 실시(단, 심폐소생술 교육은 2년에 1회 시행 가능)
   - 특성화 교육: 말기환자 관리 교육 등 특수한 직무에 필요한 교육

제7장

요 양 병 원 의 감 염 및 시 설 관 리 체 계

의료 관련 감염(병원 감염)이란 입원 당시에 없었던, 혹은 잠복하고 있지 않았던 감염이 입원기간 중 발생한 것으로, 환자뿐 아니라 병원에서 발생하는 직원들의 감염도 이에 포함된다. 의학의 발전과 함께 감염에 취약한 노령인구의 증가, 만성질환자의 증가, 항암제 및 면역억제제의 사용으로 인한 면역부전환자의 증가, 항생제 사용증가가 병원 감염의 증가와 밀접한 관계를 갖고 있으며 인공호흡기, 중심정맥관, 유치 도뇨관 등을 이용한 각종 침습적 의료처치 이용 확대로 인해 감염에 노출될 위험이 증가하는 것도 원인이 되고 있다.

병원 감염은 내인성 감염과 외인성 감염으로 나눌수 있는데, 내인성 감염은 환자 자신의 구강, 장 등에 정착하고 있는 세균에 의해서 유발되는 감염이며, 외인성 감염은 외부에 있는 균이 들어와서 발생되는 감염으로 여러 침습성 처치 또는 의료진의 손, 의료환경을 통해서 미생물이 침입하여 발생하는 감염이다. 병원감염의 주요 요인들은 의료진이나 다른 환자 접촉, 수술·창상치료·주사, 카테터·내시경 등 의료장치, 공기, 매개물(옷, 침구, 기구 등), 환자 자신의 내인성 감염 등이 알려져 있다. 병원 감염의 증가는 입원기간을 장기화하고 사망률을 증가시키며 인적·경제적 손실을 초래하고 다약제 내성균등 항생제 내성균의 확산을 야기함으로서 국민 건강에 큰 위협이 되고 있어 이를 감소시키기 위한 전략이 필요하다.

1980년대 실시한 미국 SENIC(Study on Efficacy of Nosocomial Infection Control) 연구에 의하면, 체계적인 병원 감염 발생감시, 감염 관리 교육, 감염 관리 전문인력 고용 등의 병원 감염 관리 활동으로 병원 감염률이 32%까지 감소하는 것으로 나타나 병원 감염 관리가 매우 중요함을 확인하였다(출처: 질병관리본부).

요양병원의 '프로세스/시설 관리'는 '요양병원의 감염 관리', '요양병원의 안전한 시설 및 환경 관리', '요양병원의 정보 관리'로 크게 구분된다.

요양병원은 의료기관으로 다양한 내외과적 처치를 실시하기에 필연적으로 감염성 질환의 전파가 용이한 구조를 가지고 있다. 또한 요양병원의 주 이용객인 노인층은 면역력이 낮으며 다양한 질병경험으로 많은 의료기관을 거쳐 오기에 다양한 바이러스에 노출되어 있는 특성이 있다.

'요양병원의 감염 관리' 부문은 진료 및 이를 지원하는 활동에서 감염 발생의 위험을 낮추기 위해 기구에 관한 종합적인 감염 관리 실시를 규정하고 있다. 더불어 감염 발생의 위험이 높은 주요 부서를 중심으로 철저한 감염 관리 활동을 통해 높은 의료 질을 확보해야 한다. 기구 관련 감염 관리에서는 기도 흡인, 유치도뇨관 삽입, 말초정맥관과 중심정맥관 확보 및 사용 과정을 핵심적 활동으로 정의하고 체계적인 감염방지를 위한 대안을 제시한다. 더불어 중앙공급실 운영과 멸균소독 과정에서 감염에 영향을 미치는 활동이 최소화되도록 유도하며 이를 위해 각 단계별로 주의 깊게 살펴보아야 하는 사항을 설명할 것이다.

'요양병원의 안전한 시설 및 환경 관리' 부문은 진료를 지원하는 다양한 지원 인프라들이 항상 일정한 수준의 품질로 운영이 가능하고 동시에 사고 발생을 방지하며, 사고 발생 시에는 안전을 확보하기 위한 과정으로 구성되어 있다. 병원은 단순히 진료 기능만 존재하는 공간이 아니다. 진료를 위해서 전기, 기계, 수도, 의료가스, 오·폐수 처리 시설 등이 광범위하게 필요하다. 이러한 설비들은 사람에게 전기 및 물리적 위해를 가할 수 있기에 전문기술을 통해 운영 및 유지·보수 되어야 한다. 이를 위해 분야별 시설 현황 파악, 담당자 및 관리자의 지정, 안전관리계획 수립 및 시행, 사고 발생 시 보고체계 구축, 안전 교육계획 수립 및 실시 등의 방법을 통해 시설안전 관리체계를 설명할 것이다.

의료 활동은 고도의 전문성이 발휘되기에 이를 체계적으로 문서 혹은 전산으로 기록하는 것이 필요하다. 만성 질환이 증가하는 추세에서 체계적인 의무기록의 관리는 건강증진에 필수적 요소가 되고 있으며, 의료 빅데이터를 가공하여 의미 있는 경영정보와 보건증진요소를 발견하는 것도 중요한 의료 활동으로 부각되고 있다. '요양병원의 정보관리'는 의료정보와 의무기록에 대한 규정을 수립하고 규정에 따라 해당 업무를 수행하는 방법에 대해 설명할 것이다.

1. 감염 관리

범주	조사 기준
[기구 관련 감염 관리]	9.1.1 의료 관련 감염 발생의 위험을 예방하기 위해 적절한 기구 관련 감염 관리 활동을 수행한다.
	9.1.2 적절한 기구의 세척, 소독, 멸균관리를 통해 의료 관련 감염 발생의 위험을 감소시키기 위해 노력한다.
[부서 감염 관리]	9.2.1 내시경실 및 인공신장실 환자의 의료 관련 감염 발생의 위험을 예방하기 위해 적절한 감염 관리 활동을 수행한다.
	9.2.2 적절한 세탁물 관리를 통해 의료 관련 감염 발생의 위험을 감소시키기 위해 노력한다.
	9.2.3 적절한 조리장 관리를 통해 의료 관련 감염 발생의 위험을 감소시키기 위해 노력한다.
	9.2.4 감염성 질환으로부터 환자 및 직원을 보호하기 위한 방어 및 격리 절차가 있다.

✚ 기구 관련 감염 관리 – 감염 발생 예방

조사 기준	9.1.1 의료 관련 감염 발생의 위험을 예방하기 위해 적절한 기구 관련 감염 관리 활동을 수행한다.
조사 목적	의료 관련 감염 발생의 위험을 예방하고 감소시키기 위하여 기구 관련 감염 관리 활동을 적절히 수행하여야 한다.

	조사항목 (S, P, O)	조사 방법	유형	조사 결과
1	기구 관련 감염 관리 규정이 있다. (S)	DR	A	☐ ☐ 유 무
2	규정에 따라 기도 흡인을 관리한다. (P)	IT	B	☐ ☐ ☐ 상 중 하

3	규정에 따라 방광 내 유치도뇨관을 관리한다. (P)	IT	B	☐ ☐ ☐ 상 중 하
4	규정에 따라 혈관 카테터를 관리한다. (P)	ST	B	☐ ☐ ☐ 상 중 하

'의료 관련 감염 예방 및 감염 발생의 감소를 위한 목적'으로 기구 관련 감염 관리의 규정을 두어야 한다. 특히 기도 흡인, 호흡장비, 방광 내 유치도뇨관, 말초정맥관(peripheral venous catheter), 중심정맥관 (central venous catheter) 관리 활동에서 방법과 기구·장비에 관한 관리사항 그리고 각 활동의 감염예방 및 관리활동에 관한 세부사항을 규정을 통해 관리해야 한다.

감염 관리 규정 수립 시 의료기관은 공인된 감염 관리 학회 및 질병관리본부 등에서 제시하고 있는 지침이나 권고사항을 고려하여 병원의 사정에 알맞는 규정을 수립하여야 한다.

'기도 흡인 감염예방 및 관리활동'을 위해서 기도 흡인 전과 후에는 반드시 손 위생 활동을 실시하고, 흡인을 할 때에는 일회용 장갑을 사용하며 흡인 뒤 다른 환자에게 기도흡인을 실시할 경우에도 장갑을 교환하고 손 위생 활동을 시행해야 한다. 흡인 시 사용하는 일회용 장갑은 반드시 의료폐기물 박스에 버리도록 한다(《폐기물 관리법》 제2조 제5호). 기도 흡인 시 멸균카테터는 1회 사용을 원칙으로 하고 1회 사용 후 폐기하며, 멸균 카테터는 구강용과 기관 절개 및 기관 내 삽관 튜브용으로 구분하여 관리한다. 흡인 시 필요에 의해 사용되는 증류

수(또는 생리식염수)는 흡인에 사용되는 Suction tip과 마찬가지로 증류수도 일회 사용을 원칙으로 한다. 1L 증류수 통에 Suction tip을 담가놓고 사용하는 것은 오히려 감염 예방활동을 방해하는 행위이다.

'호흡장비 감염예방 및 관리활동'을 위해서는 산소마스크, 비강캐뉼라, 앰부백·앰부마스크(Ambu-bag, Ambu-mask) 등은 환자마다 구분하여 개별사용하고, 단순산소공급기와 인공호흡기 가습용 증류수는 반드시 멸균 증류수를 사용해야 한다.

'방광 내 유치도뇨관 감염예방 및 관리활동'을 위한 유치도뇨관 관리는 매우 중요하다. 병원성 요로감염은 전체 원내 감염의 많은 부분을 차지하고 있는 병원 감염으로, 다수가 요로기구와 관련되어 발생하므로 요로카테터 삽입 및 유지 관리는 요로감염 예방에서 가장 중요한 부분을 차지한다. 그밖에도 요로카테터 삽입으로 인해 환자의 재원일이 길어지고, 의료비용이 증가되며, 항생제 사용이 증가할 수 있다. 따라서, 요로카테터는 환자에게 반드시 필요한 때에만 삽입해야 한다. 방광 내에 유치도뇨관 삽입 전과 후 그리고 도뇨관 조작 전

[그림 7-1] 주요 기구 관련 감염예방 및 관리활동

기도 흡인·호흡장비 감염 예방 및 관리활동	유치도뇨관 감염예방 및 관리활동	**주요 감염 예방 및 관리활동**
말초정맥관 감염 예방 및 관리활동	중심정맥관 감염예방 및 관리활동	• 손 위생 활동 및 일회용 폴리 장갑 착용 • 멸균된 의료기구 사용 • 오염과 비오염 지역을 구분하여 기구 관리 • 개별 기구는 환자마다 구분하여 사용 • 외과적 시술의 경우 무균술 시행 • 시술 실시 및 경과에 대한 철저한 기록 관리

과 후에는 손 위생 활동을 실시하며, 삽입과정에서는 멸균도구를 통한 무균술을 실시해야 한다.

소변백은 항상 방광보다 아래에 위치하게 하여 요로카테터를 통한 상행성(extraluminal route) 감염을 예방해야 한다. 도뇨관에서 소변백 끝까지가 모두 폐쇄되어 외부와의 질환 및 감염에 대한 전파가 없어야 한다. 소변백에 고인 소변을 비울 때에는 환자마다 개별로 청결한 수집용기를 준비하여 소변이 튀지 않도록 하고, 비멸균된 수집용기에 배액구가 닿지 않도록 한다. 이때 손 위생 시행과 장갑 착용하는 것을 빠뜨려서는 안 된다. 소변을 비운 후에는 투입구를 알코올솜으로 닦고, 배액관 포트에 끼운다. 배액관은 2/3 이상 차지 않도록 주기적으로 비워둔다. 그리고 배액관을 바닥에 닿도록 떨어뜨리지 말고, 침대 난간에 잘 고정해둔다.

도뇨관의 삽입일시 또는 교체일, 그리고 간호행위 등을 의무기록으로 남기며 유치도뇨관 삽입의 필요성이 소실되면 즉시 제거해야 한다.

방광 내 유치도뇨관을 통한 소변검체 채취 시 환자의 침상 옆에 물품을 준비하고 손 위생 후 멸균장갑을 착용하고 20cc 이하의 소량 검체가 필요한 경우는 도뇨관의 고무 부위 또는 채취포트를 포비돈-아이오딘 소독 후 멸균주사기로 무균 채취한다. 바늘 없이 사용할 수 있는 채취포트가 있는 카테터를 사용하면 더욱 좋을 것이다. 다량의 검체가 필요한 경우는 소변백의 소변을 무균상태에서 지정된 용기에 옮겨 담아 사용하며 반드시 검체를 채취하기 위하여 밀폐시스템을 개방해서는 안 된다. 현장에서 요실금 환자의 간호를 위한 대체 수단으로 요로카테터를 삽입하는 일은 없어야 한다. 요로카테터는 반드시 필요한 때에만 삽입하고, 카테터의 적절한 사용과 카테터 관련 요로감염을 예방하기 위한 지침을 마련하여 의료관련 감염 예방활동에 최선의 노력을 다하여야 한다.

의료기관에서 수액요법은 현대 의료의 중요한 치료방법이지만 여러 가지 합병증을 일으킬 수 있다. 수액요법의 합병증 중 혈류감염은 약 90%가 중심 정맥 카테터와 관련이 있으며, 중환자에게 흔히 발생하는 심각한 의료관련 감염이다(출처: 질병관리본부).

'말초정맥관 감염예방 및 관리활동'에서 말초정맥관 확보를 위해 카테터 삽입 전과 후 그리고 카테터 조작 전과 후에 손 위생 활동을 실시한다. 손 위생은 정맥 카테터 관련 부위의 오염을 예방하여 혈류감염을 감소시킨다. 말초정맥관 카테터 삽입 후에서 삽입일시를 기록하여 교환관리가 가능하게 해야 한다. 말초정맥관 교환주기는 성인 기준으로 72~96시간이지만 합병증 징후와 정맥 확보의 어려운 경우는 담당 의료인의 판단에 따라 교환주기를 늘릴 수 있다. 특별한 합병증 예견이 없으면 말초정맥관을 지속적으로 유지할 수 있다. 혈액제제 및 지질액제의 경우 바늘 및 수액 세트의 교환주기도 정하여 관리하도록 한다.

'중심정맥관 감염예방 및 관리활동'을 위해 중심정맥관 카테터 삽입에 따른 규정을 준수하며, 삽입 및 조작의 전과 후에는 손 위생 활동을 실시한다. 중심정맥관 카테터 삽입에는 광범위 멸균주의(Maximal barrier precaution)를 준수하고, 이를 위해 의료진은 시술 시 가운, 모자, 마스크, 장갑은 멸균상태를 유지해야 하며 대공포 및 소공포를 통해 최대한 멸균 영역을 크게 확보하는 것이 필요하다. 응급상황이라 하더라도 무균술을 지켜서 카테터를 삽입해야 한다. 카테터의 삽입을 위한 피부 소독은 다른 소독제와 비교하여 피부소독 효과가 좋은 것으로 알려진 0.5% 이상 농도의 클로르헥시딘(Chlorhexidine)을 사용하거나, 70% 알코올, 요오드 팅크제 혹은 아이오도퍼를 대체 소독제로 사용할 수 있으며, 소독제가 마른 후 카테터를 삽입하도록 한다.

그리고 중심정맥관 카테터 삽입 후에는 삽입일시를 기록하고 삽입 부위의 이상 여부(발적, 부종, 삼출물 등)를 매 근무 시마다 관찰하며 이상 발생 시 기록하여 보고해야 한다. 감염예방을 위해서 멸균 거즈를 통한 드레싱은 2일마다 시행하고 투명 필름 드레싱도 최소 7일에 1회 교체하며 육안을 통해 드레싱의 오염이 예상되면 바로 교체해야 한다. 드레싱 시행 후에는 시행일시를 기록하여 교환관리가 가능하게 해야 한다. 드레싱의 상태를 매일 관찰하고 육안을 통해 건조 및 부착상태를 확인 및 기록한다. 또한 중심정맥관의 삽입 필요가 소실되면 즉시 제거해야 한다.

매일 중심정맥카테터가 필요한지 확인하여 불필요한 카테터를 제거하는 것은 중심정맥카테터 관련 감염을 예방하기 위해 중요한 부분이다. 카테터 삽입기간이 길수록 카테터 관련 감염이 증가한다는 것은 이미 잘 알려진 사실이다.

위에 언급한 말초 및 중심정맥관 감염관리지침을 잘 준수한다면 유병률과 사망율이 상대적으로 높은 의료관련 혈류감염을 효과적으로 사전에 예방할 수 있을 것이다.

[그림 7-2] 프로세스상에서 발생 가능한 이슈파트 - 기구감염 관리

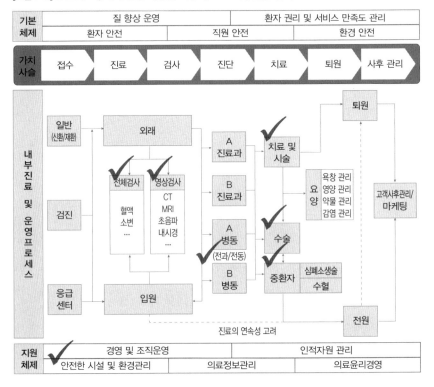

기본 체제	질 향상 운영		환자 권리 및 서비스 만족도 관리
	환자 안전	직원 안전	환경 안전

가치 사슬	접수	진료	검사	진단	치료	퇴원	사후 관리

지원 체제	경영 및 조직운영		인적자원 관리
	안전한 시설 및 환경관리	의료정보관리	의료윤리경영

주요 체크사항

1. 기구 관련 감염 관리 규정에는 다음과 같은 내용을 포함할 수 있다. 각 의료 기관은 공인된 감염관련 학회 및 질병관리본부 등에서 제시하는 지침을 참고하여 기관의 상황에 적합한 규정을 마련한다.
   - 기도 흡인방법 및 호흡장비 관리
   - 방광 내 유치도뇨관 감염 관리
   - 혈관 카테터 관리: 말초정맥관(peripheral venous catheter), 중심정맥관 (central venous catheter) 등

2. 의료 관련 감염예방을 위하여 규정에 따라 기도 흡인을 관리한다.
   - 관리방법: 기도 흡인 방법 준수, 호흡장비 관리

3. 의료 관련 감염예방을 위하여 규정에 따라 방광 내 유치도뇨관을 관리한다.
   - 관리방법: 소변백 위치, 유치도뇨관 및 소변백의 폐쇄상태 유지, 소변검체 의 무균적 채취 등

4. 의료 관련 감염예방을 위하여 규정에 따라 혈관 카테터를 관리한다.
   - 관리방법
     - 말초정맥관 삽입일시 기재, 삽입 부위 확인 등
     - 중심정맥관 삽입 부위 확인, 멸균드레싱 시행 및 상태기록 등

✦ 기구 관련 감염 관리 – 세척, 소독, 멸균 관리

조사 기준	9.1.2 적절한 기구의 세척, 소독, 멸균 관리를 통해 의료 관련 감염 발생의 위험을 감소시키기 위해 노력한다.
조사 목적	의료기관은 수술 및 시술기구의 적절한 세척, 소독, 멸균 관리를 통해 의료 관련 감염 발생 위험을 최소화하기 위해 노력하여야 한다.

	조사항목 (S, P, O)	조사 방법	유형	조사 결과
1	기구세척, 소독, 멸균 관리에 대한 감염 관리 규정이 있다. (S)	DR	A	☐ ☐ 유 무
2	규정에 따라 사용한 기구의 세척 및 소독을 수행한다. (P)	ST	B	☐ ☐ ☐ 상 중 하
3	[시범] 규정에 따라 멸균기를 정기적으로 관리한다. (P)	ST	B	☐ ☐ ☐ 상 중 하 ☐ 미해당
4	규정에 따라 멸균 및 소독물품을 관리한다. (P)	ST	B	☐ ☐ ☐ 상 중 하
5	규정에 따라 세척직원은 보호구를 착용한다. (P)	ST	B	☐ ☐ ☐ 상 중 하

'적절한 기구의 세척, 소독 및 멸균 관리 규정'을 통한 의료관련 감염관리 수행으로부터 감염 발생 위험을 최소화하는 것에 기구 관련 감염 관리의 목적이 있다. 관련 용어를 정리하면 아래와 같다.

세척(Cleaning): 대상물로부터 모든 이물질을 제거하는 과정으로 소독과 멸균의 가장 기초 단계이다. 일반적으로 물과 가계적인 마찰, 세제를 같이 사용한다.

소독(Disinfection): 생물체가 아닌 환경으로부터 세균의 아포를 제외한 미생물을 제거하는 과정이다.

소독 수준
- 높은 수준의 소독(high-level disinfection): 모든 미생물 사멸, 일부 아포 사멸
- 중간 수준의 소독(intermediate disinfection): 대부분의 세균, 일부 진균 및 바이러스 사멸. 결핵균 사멸, 아포(×)
- 낮은 수준의 소독(low-level disinfecion): 대부분의 세균, 일부 진균 및 바이러스 사멸, 결핵균 사멸 못함

멸균(Sterilization): 물리적 화학적 과정을 통하여 모든 미생물을 완전하게 제거하고 파괴시키는 것을 말하며 고압증기 멸균법, 가스멸균법 등을 이용한다.

고위험기구(critical instrument): 세균의 아포를 포함한 어떠한 미생물에라도 오염되었다면 감염의 위험이 매우 높은 기구로 무균상태의 조직 또는 혈관계에 삽입되는 것들로서 수술기구나 심도관, 요로 카테터, 이식물 및 무균적 체강내로 삽입되는 초음파 탐침(probe) 등이 여기에 속한다. (멸균/화학멸균제)

준위험기구(semicritical instrument): 점막이나 손상이 있는 피부에 접촉하는 물품으로 모든 미생물이 존재하지 않아야 하지만 일부 세균의 아포는 있을 수 있다. 손상이 없는 점막은 일반적으로 세균의 아포에는 저항력이 있지만 결핵균이나 바이러스 같은 다른 미생물에는 저항력이 없기 때문이다. 호흡치료기구와 마취기구, 일부 내시경, larnygoscope blade, esophageal manometry probes, anorectal manometry catheter, diaphragm fitting ring등이 이 범주에 포함된다(고온멸균, 습식저온살균, 화학멸균제, 높은 수준의 소독제).

비위험기구(noncritical instrument): 손상이 없는 피부와 접촉하며, 점막에는 사용하지 않는 품목으로 혈압 측정기, 변기, 목발, 침대 난간, 물 컵, 린넨, 음식 쟁반, 심전도 도구, 침상 테이블, 방사선 촬영용 가운, 병실 가구 등이 여기에 해당된다. 손상이 없는 피부 자체는 대부분의 미생물에 대하여 효과적인 방어벽으로 작용하므로 손상이 없는 피부와 접촉하는 기구들은 멸균이 필요하지 않다. 일반적으로 비위험기구에 의해 환자에게 감염이 전파될 위험은 거의 없지

> 만 의료진의 손을 오염시키거나 의료기구와의 접촉을 통해 이차감염을 발생시
> 킬 수 있다(결핵균에 살균력이 없는 환경소독제).

올바른 기구 관련 감염 관리지침 마련을 위해서는 먼저 공인된 감염 관리 지침을 참고해서 의료기관의 상황에 맞게 적합하게 수립하는 것이 중요하다. 수립된 기구 세척, 소독, 멸균에 대한 지침에 따라 관련 직원들은 동일하게 이해하고 수행하여야 한다. 만약 규정이나 절차 등을 수행하면서 수정 보완이 필요한 부분이 발생한다면 규정이나 지침 수립 시의 절차와 마찬가지로 병원 규정에 맞게 재 개정되어야 하고 관련 직원들이 일관되게 이해하고 수행하여야 한다. 이러한 기구 관련 감염 관리는 인증기준 1.2 직원안전 규정과도 관련 있다(주사침자상 등 업무상 재해, 감염성 질환에 노출된 직원 관리, 유해물질 관리 등). 이와 관련하여 기구 세척직원은 적절한 보호구(마스크, 장갑, 앞치마, 보안경 등)를 착용하여 감염 발생의 위험을 줄여야 한다. 기구 관련 감염 관리에서 중앙공급실 관리와 근무자 감염 관리 등도 필수적으로 다루어야 한다.

기구 관련 감염 관리는 기구를 세척, 소독, 멸균 관리 지침에 따라 관리하며, 기구 관련 감염 관리에서 필수 정의요소는 중앙공급실 관리, 멸균소독 관리, 멸균물품 관리, 멸균확인 체계, 환경 관리, 근무자 감염 관리 등이다.

'기구세척, 소독, 멸균 관리에 대한 감염 관리 규정'에 따르면 우선적으로 오염기구는 사용 후 가능한 빨리 흐르는 물에 헹구어 남아 있

는 오염물을 제거하는 1차 세척을 실시한 후, 살균소독제로 10분 이상 담근 뒤 헹구어 물기를 제거한다(살균소독제 침적시간은 제조사 권장 사항 준수). 사용한 기구 및 물품을 세척하기 위해 세척대로 옮기는 과정에 대한 지침이나 절차 마련도 중요하다. 사용한 기구 및 물품을 오염원으로 간주하고 그로 인한 교차감염의 위험을 방지하기 위해 사용한 기구 및 물품은 뚜껑이 있는 새지 않는 용기에 담아 안전하게 세척대로 옮겨져야 한다. 세척 도중 만일 날카로운 일회용 물품의 경우도 안전하게 분리 후 손상성 폐기물통에 폐기처분하고, 남은 용액이 있을 경우 엎질러지거나 다른 곳이 오염되지 않게 신속하게 처리한다. 모든 기구의 반납물은 오염된 것으로 간주해 뚜껑이 있는 트레이에 적재하여 뚜껑을 덮은 채로 반납해야 한다. 사용된 물품의 경우도 모든 단계

[그림 7-3] 기구 관련 감염 관리 체계

STEP 1	중앙공급실 감염 관리	• 오염물품 반납 및 접수 • 물품별 세척 • 일회용품의 재생
STEP 2	멸균소독 관리	• 고압증기 멸균 • E. O. gas 멸균
STEP 3	멸균물품 관리	
STEP 4	멸균 확인	• 청결 관리 • 오염물 구분 관리 • 물품 보관 관리
STEP 5	근무자 감염 관리	• 건강과 개인 위생 관리

에서 오염된 것으로 간주하고 규정에 맞는 보호 장비를 착용하고 취급해야 한다.

또한 각 부서는 중앙공급실에 멸균을 의뢰할 경우 모든 기구류를 세척한 뒤 건조된 상태로 반납창구에 접수한다(중앙공급실에 세척실이 없는 경우). 부서에서 의뢰한 반납물이 중앙공급실에 도착하면 반납창구에서는 고압증기 멸균용과 EO 가스 의뢰용으로 구분한다. 오염물품은 세척, 포장, 멸균과정을 거쳐야만 멸균지역으로 운반될 수 있다.

대다수의 요양병원은 중앙공급실을 보유하지 못하고 멸균기조차도 없는 경우가 종종 있다. 이러한 이유로 오염물품과 멸균물품을 혼재해서 적재하거나 사용한 기구의 반납과 불출이 같은 시간에 이루어지기도 한다. 의료기관 내에서는 사정이 여의치 않더라도 감염 관리 기준에서 벗어나지 않는 범위 내에서 병원 사정에 맞게 지침이나 절차를 마련해야만 한다.

오염된 것으로 간주된 기구는 미생물이 성장하는 배지가 될 수 있기에 빠른 시간 내에 세척을 실시해야 한다. 세척은 물이나 세제로 표면의 오물을 제거하는 과정으로 오염이나 미생물로부터 감염 및 전파의 위험을 감소시키는 활동이다. 세척과정에서 세제나 소독제는 인체에 유해한 영향을 미칠 수 있기에 작업자의 피부에 닿지 않도록 해야한다. 1차 세척에도 불구하고 제거되지 않는 물품은 별도 구분하여 세척실로 보낸다.

세척실에서는 육안으로 보이는 오염원을 제거하기 위해 보호구(방수 앞치마, 마스크, 장갑 등)를 착용하고 15~30℃의 흐르는 물에서 세척한다. 이후 싱크대 등에 약 45℃ 정도 따뜻한 물에 지정 농도의 세제를 희석한 뒤 오염된 것으로 추정되는 물품을 모두 분해하거나 열어서 세척을 실시하며, 고체 상태로 굳은 오물의 경우 부드러운 패드나 전용 제거세제를 사전에 사용할 수 있다. 세척 중 물방울이 튀지 않도록 싱크대 아래편에 놓고 솔 등을 통해 세밀히 세척하며 물품의 표면, 포트, 막은 더욱 신경 써서 세척한다. 민감한 기구류가 있을 수 있으므로 철수세미, 철솔, 연마제(홈스타) 등은 사용을 금지한다. 세척이 완료되면 흐르는 물에 여러 차례 헹군 뒤 물기를 제거하여 종류별로 구분 포장한다.

감염이 확실할 것으로 추정되는 물품은 기구 특성 및 오염원의 종류에 맞는 살균 소독제를 사용해야 한다. 보건복지부 고시 '의료기관 사용기구 및 물품소독지침'을 참고하여 기구의 특성(고위험기구critical items, 준위험기구semicritical items, 비위험기구noncritical items) 그리고 오염원(예를 들어 일반세균, 진균, 결핵균 등)이 무엇인지에 따라 소독제를 선정해야 한다. 소독제도 앞서 언급했지만 기구 및 균에 따라 높은 수준의 소독제, 중간 수준의 소독제(차아염소산나트륨 1,000ppm 이상), 낮은 수준 소독제(차아염소산나트륨 100ppm 이상)가 있다. 소독제는 원액을 사용해야 하는 소독제가 있는가 하면 희석해서 사용해도 되는 소독제가 있다. 원액 또는 희석된 소독제에 기구를 침적해놓는 경우 소독제의 종류에 따라 유효기간을 달리할 수 있으며 소독력의 저하도 염두에 두어야 한다. 요양병원에서는 흔히 Glutaraldehyde(Wydex, Cidex), Cidex OPA, Hicro S, Sterilox, Medilox, 차아염소산나트륨(4% 락스-40,000ppm, 5% 락스-50,000ppm) 등을 주로 사용한다.

소독제를 희석하여 사용할 때는 병원에서 정한 소독제 사용 지침에 따라 희석용액 교체일자 등을 기재하여 소독력이 저하된 소독액 사용을 지양하여야 한다. 또한 미사용하거나 준비과정에 있었던 물품도 오염된 것으로 간주하여 중앙공급실로 반납해야 한다.

일회용 물품의 경우 일회 사용을 원칙으로 하나 의료기관 사정상 부득이한 경우 세척, 소독, 멸균 과정에서 기능을 상실하거나 상태에 변형이 있는 것으로 판단될 경우 재생하지 않으며, 재생과정에서 독성이 생기거나 안정성과 성능에 저하를 일으킨다고 알려진 물품도 재생하지 않는다.

소독과 멸균에 있어 가장 중요한 것은 적절한 소독제의 종류와 멸균방법을 선택하는 것과 동시에 올바른 방법으로 사용하는 것이다. 세균의 아포까지 멸균할 수 있는 능력이 있는 소독제라도 올바른 방법대로 사용하지 않는다면 일반 세균조차 사멸되지 않고 오히려 오염이 파급될 수 있다.

병원에서 주로 사용하는 멸균방법은 고압증기, 가스, 건열, 과산화수소 가스 플라즈마 멸균법, 과초산과 같은 화학멸균제 등이 있다. 이 중 고압증기 멸균과 EO 가스 멸균이 가장 흔히 사용된다. 고압증기 멸균의 경우, 예를 들어 기구와 세트류, 거즈 및 린넨류 등의 멸균에서 온도는 132℃(270℉), 멸균시간은 25~45분 정도를 유지해야 한다. 고압증기 멸균기의 경우 압력이 높으면 물 분자가 주변 분자와의 인력이 증가되어 끓는점이 높아지게 되고, 이렇게 높은 온도의 수증기가 멸균의 역할을 수행한다. 멸균의 조건은 수증기의 압력, 온도, 시간에 따라 조절되며 온도와 압력이 높은 경우 멸균시간을 감소시킬 수 있다.

물품을 넣기 전 기록장치, 도어 개스킷, 챔버 드래인, 스크린, 챔버 내·외부, 밸브 등의 이상 여부를 점검하며 멸균 시작 전에 스팀, 재킷, 챔버의 압력이 정상인지를 확인한다. 우선 진공 고압증기 멸균기는 멸균 시작 전에 보이딕 검사(bowie dick test) 등을 실시하여 멸균기의 정상작동을 확인하여야 하며 빈 챔버에서의 멸균시간은 4분이 초과해서는 안 된다. 물품을 소독포에 싸고 멸균기 확인체계인 Chemical indicator를 소독포 겉면에 부착한 뒤 멸균기에 적재한다. Chemical indicator(CI)는 기구나 물품을 소독포에 포장하기 전에도 부착하여 기구 사용 전에도 멸균 확인여부를 알 수 있어야 한다. 멸균세팅압력, 온도, 시간을 확인한 뒤 멸균을 시작하며 각 과정을 주기적으로 확인한다. 고압증기 멸균이 종료된 후에는 기록지를 확인한 후 도어를 개방하며 증기는 물로 응축되지 않도록 서둘러 배출한다. 압력이 대기와 동일한 수준으로 내린 뒤 안전한 상태에서 물품을 회수한다. 회수된 물품에 부착된 멸균테이프(Indicator)의 색 변화로 멸균 여부를 확인하고 멸균물품들의 상태가 양호한지를 확인한다.

추가 적정멸균 여부를 확인하기 위하여 배양기를 통해 멸균 여부를 확인하며 배양기를 적정온도로 세팅한 뒤 온도를 식힌 테스트팩의 BI(Biological indicator)를 배양하고 3시간 뒤에 확인한다. 또한 제조사의 지침에 따라 일정주기를 기준으로 예방정비를 시행하며 1주일에 1회 Leak Test를 실시한다. 작동지침서는 사용기간 잘 보관하며 사용과 유지는 해당지침서에 따라 실시되어야 한다. 멸균기 설치 후 설치 검사를 위해 반드시 시범 가동한다. 기록지, 펜, 배수구, 챔버 내외부, 표면은 매일 청소 및 관리하고 압력 및 온도 게이지, 타이머, 각종 노브, 기록장치도 주기적인 계측을 통해 교정하여 정확한 수치와 조절이 가능하도록 유지 관리해야 한다. 예방정비는 해당 업무에 대한 자격을 갖춘 사람이 실시하며, 정비 및 수리 사항은 기록하여 문서로 관리한다(조사기준 1.3.2 의료기기 예방점검과 유지 관리활동과 관련).

생물학적 표지자(biological indicator)

해당 멸균방법에 대해 가장 내성이 강한 표준화된 미생물을 이용하여 멸균 유무를 확인하는 방법으로서 멸균방법에 따라 다른 균주가 사용된다. 생물학적 표지자는 FDA에서 승인 받은 상품화된 아포로 멸균기의 종류와 주기 등에 적합한 것을 사용한다.

멸균과정 동안 멸균기 내부에서 멸균이 잘 안 되는 곳에 Bacillus subtilis 혹은 Bacillus stearothermophilus spore와 같은 생물학적 표지자를 넣고 멸균한 후 배양하여 멸균여부를 확인한다. 생물학적 표지자의 사용은 매일 하는 것이 원칙이지만 최소 매주 진행하도록 미국 질병관리본부(CDC)에서는 제시하고 있다. 멸균물품은 가능하면 해당 멸균기의 생물학적 표지자의 배양결과가 음성으로 확인될 때까지 사용하지 않는다. 추가로 생물학적 표지자를 이용하여 멸균과정을 확인해야 하는 경우는 다음과 같다. 멸균기가 비어있는 상태에서 연속 2회 검사를 시행하여 2회 모두 멸균판정이 이루어졌을 때 멸균기를 가동시킨다.

BI의 배양 예시:
Auto-Reader는 매일 사용 전에 영점 조정을 해야 한다. 영점 조성에는 밀균기에서 꺼내 아직 배양하지 않은 B.I를 사용한다.

1. B.I의 캠을 눌러 봉한다.

2. Crusher 홀에 넣고 오른쪽으로 밀어서 앰플을 깬다.

3. 바닥에 두드려 포자 스트립을 충분히 적신 후 배양한다.

4. 멸균과정을 거치지 않은 B.I를 Control Indicator(양성 컨트롤)로 같이 배양한다.
   - 1~4시간 후 형광물질 판독으로 멸균확인한다.
   - Control Indicator 1~4시간 후 형광 물질로 판독하고 24~48시간 후 색판독 한다.
     - Control을 사용하는 이유는 정확한 배양조건과 포자의 생존능력 및 포자를 성장시키는 배양액의 능력을 확인하는 데 있다.
     - 멸균과정에 사용되지 않은 Attest Indicator를 사용한다.
     - Control로 사용 되는 Indicator는 반드시 멸균과정에 사용 된 Indicator와 같은 Lot의 제품이어야 한다.
     - 배양 시마다 매번 컨트롤(Control)을 사용하여야 한다.
     - Control Indicator(양성 컨트롤: 색이 변화한다. = 배양기 및 Indicator가 제대로 동작하고 있음을 나타낸다)
   - 결과 기록
     - Attest Log Book을 이용한 Monitoring
   - 폐기
     - 규정에 따라 Indicator를 폐기한다.

EO 가스 멸균(Ethylene Oxide sterilization)의 경우, EO 가스는 저온인 38℃(100℉)~55℃(130℉)에서 멸균되기에 고열이나 습도에 민감한 섬세한 물품이나 예리한 기구 등 고압증기 멸균이 불가능한 물품의 멸균에 사용한다. 35~75%의 습도가 필요한데, 습기가 주어지면 건조한 상태보다 아포가 쉽게 사멸한다. 상온에서 EO 가스는 무색이며 에테르와 비슷한 냄새를 가지고 흡인 시 암모니아를 마셨을 때와 비슷한

독성을 가진다. 액체로 보관되나 인화성이 있어 폭발이 야기되므로 불활성 기체인 일산화탄소 등을 혼합하여 사용한다.

순수 EO 가스는 증발력이 높아 옷 등으로 막아주면 피부 유해는 비교적 발생하지 않으나 일정부분 피부자극, 인체조직의 화상, 혈액 내 용혈작용의 부작용이 있고 내시경의 Fiber 손상이 일어날 수 있다. 모든 종류의 미생물에 효력을 가지고 특히 물품에 부식 및 손상을 주지 않는 장점으로 인해 널리 사용된다. 그러나 멸균처리에 장시간 노출이 필요하고 증기 멸균에 비해 비용이 많이 소모된다. 물품을 봉하고 멸균테이프를 부착하여 지정된 망에 넣는다. 지정된 포장지에 물품이나 기구를 넣을 때는 여유공간을 주어 포장지가 찢어지는 일이 없도록 한다. 멸균기의 EO 가스를 새 것으로 교체하고 멸균을 시작한다. 가열(heat), 천자(puncture), 폭기(aeration) 과정을 확인하고 멸균과정이 완료되어도 aeration을 위해 문을 열지 않고 8시간 환기 후 개방한다.

멸균기에서 꺼낸 뜨거운 멸균물품은 건조 후 식을 때까지 만지지 않으며, EO 가스 멸균에서는 aeration이 종료되지 않은 물품은 반드시 장갑 및 마스크 등의 개인 보호구를 착용한 후 꺼낸다. 멸균물품 관리 시 훼손에 유의해야 하고 훼손으로 추정될 경우는 오염물품으로 간주하고 재멸균해야 한다. 멸균 처리된 물품의 유효기간은 멸균 종류, 포장재료, 보관상태, 취급방법에 따라 규칙을 정하여 관리해야 하며 습기는 멸균된 물품 오염에 가장 큰 원인이기에 보관실 온도는 18~24℃, 상대습도는 35~70%를 유지해야 한다. 또한 사람을 통한 오염을 방지하기 위하여 출입자를 통제한다.

용기나 선반은 젖은 걸레로 먼지를 제거하여 항상 청결을 유지해야 하나, 청소 시 젖은 걸레가 멸균물품에 닿지 않도록 특별히 주의해야 한다. 청소할 때에는 물품에 지나치게 손대는 것을 피해야 하며, 물품을 제자리에 놓기 이전에 선반의 표면을 철저히 건조시켜야 한다. 선반 하단은 청소 시 튐 방지를 위해 플라스틱 혹은 금속 등으로 차단되어야 한다. 용기 및 이동카트는 살균세제를 사용하여 청결하게 유지한다. 포장지에 구멍이 난 경우, 포장지가 젖거나 물이 있는 경우, 물품이 바닥에 있는 경우, 멸균테이프가 떨어진 경우, 멸균 여부에 대한 의심이 있는 경우는 오염된 것으로 간주하고 멸균을 다시 실시해야 한다.

멸균물품 관리에서 중점적으로 확인해야 하는 사항은 멸균종료 후 물품의 건조 상태, 멸균테이프의 색상변화, 멸균테이프에 멸균일자, 유효기간, 멸균기 번호의 작성 여부, 멸균물품만을 적재하는 문이 있는 전용장 여부, 멸균물품의 선입선출, 보관소의 청결여부와 주기적 소독여부 등이다.

정확한 멸균 여부를 확인하기 위해 기계적·물리적 모니터링, 화학표지자를 이용하는 화학적 모니터링, 고도내성 미생물을 이용하는 생물학적 모니터링 등이 있다. 물리적 모니터링은 고압증기 멸균기에 내장된 계측기와 자동으로 수행되는 기록지에 자료를 검토하여 멸균조건이 만족되었는지 확인하고, 해당 기록은 병원 규정에 따라 최소 1년간 보관해야 한다. 멸균기에 문제가 발생하였다면 수리를 통해 멸균 여부가 확인되기 전까지는 사용해서는 안 된다. 또한 생물학적 모니터링은 해당 멸균방법에 가장 내성이 강한 표준화 미생물 균주를 이용한 방법으로 초기 설치 시와 정기 모니터링을 실시해야 한다.

정기 모니터링은 1주에 최소 3회 아포를 이용하여 멸균효과를 측정하는 것을 권고하며 소독기의 형태에 따라 사전에 규정된 아포를 사용한다. 고압증기 멸균기와 EO 가스 멸균기는 극호혈성미생물(Bacillus stearothermophilus)을 사용하고, 건열 멸균기는 고초균(Bacillus subtilis)을 통해 멸균효과를 측정한다. 인큐베이터(Incubator) 배양 시에는 1개는 시험용으로 멸균하고 다른 1개는 대조군으로 멸균하지 않고 배양하며, 고압증기 멸균기용은 55℃에서 3시간, EO 가스용은 37℃에서 4시간 배양한다. 배양 후 판독하며 판독한 지시제는 적출물통을 통해 처분한다.

정기검사에서 아포가 사멸되지 않은 경우 멸균기의 사용방법과 기능을 점검하고, 검사를 반복한다. 수술실과 감염 관리실에 해당 멸균기의 상태를 알리며 인체 내 삽입물의 경우는 수거하나, 그 외의 물품은 전량 수거할 필요는 없다. 반복 검사에서도 양성으로 나타날 경우 수술실과 감염 관리실을 통해 환자 안전 보고 프로그램을 가동하며, 사건 발생 보고서를 작성해야 한다. 기계적 결함으로 의심될 경우는 사용을 중지하고 전문 업체를 통해 점검과 수리를 의뢰해야 한다.

'환경 관리'의 경우 중앙공급실은 미생물의 전파가 없도록 청결을 유지해야 하며 해당 지역의 통행은 허락된 사람만 가능하고 외부인 출입 시에는 정해진 복장과 위생규칙을 지켜야 한다. 청결 지역과 오염지역의 도구 및 청소용품도 구분하여 사용해야 하며 각종 폐기물도 오염성물질과 비오염성물질로 구분하여 수집해야 한다. 오염성물질인 의료폐기물은 지정된 용기에 모은 후 정해진 절차에 따라 수거를 의뢰하고, 독성물질의 경우는 약국을 통해 폐기를 의뢰한다. 중앙공급실은 1일 1회 이상 진공청소를 실시하며 청소 및 작업대, 멸균장비는 1일 1회 이상 세척 소독을 실시한다. 선반, 벽, 천장, 각종 배기관 및 각종 부착물 등은 월 1회 이상 청소해야 한다. 수거를 의뢰하고, 독성 물질의 경우는 약국으로 폐기를 의뢰한다.

사용한 물품은 오염물품으로 간주하여 불결품 반납창구에서 반납한다. 멸균물품과 오염물품은 구분하며, 멸균물품은 멸균지역에서 보관하고 멸균물품 창구를 통해서만 불출해야 한다.

물품 보관 및 관리의 경우, 내부 창고에 보관되므로 포장 박스는 제거하고, 선반 하단에는 청소 시 오염물 전파를 막기 위해 일정 높이에 미달할 경우에는 튐 방지 기구를 설치해야 한다. 오염물품, 의료행위 및 개인활동 등을 통해 감염 및 감염의 우려가 있는 직원은 해당 부서 및 감염 관리실을 통해 보고한다. 해당 감염에 따라 정해진 치료와 병가 혹은 근무 재배치 등을 통해 환자 및 다른 근무자에게 질병의 전파를 막아야 한다. 개인의 건강과 위생을 확보하기 위해서 근무자는 개인위생에 관한 규정을 알고 있어야 하며, 혈액이나 체액 등을 통해 오염된 물품을 주기적으로 취급하는 근무자는 B형 간염 백신을 접종하고 업무에 임해야 한다.

중앙공급실 근무자는 규정된 복장(의류, 모자, 신발 등)을 착용하고 내부와 외부에서 사용하는 신발을 구분하여 관리해야 하며 복장이 젖거나 오염된다고 판단되면 즉시 새로운 복장으로 다시 착용해야 한다. 또한 오염된 기구를 취급하거나 세척할 때는 방수앞치마, 안면보호대, 고무장갑 등의 보호 장구를 착용한다.

✚ 부서 감염 관리 – 감염 관리

조사 기준	9.2.1 내시경실 및 인공신장실 환자의 의료 관련 감염 발생의 위험을 예방하기 위해 적절한 감염 관리 활동을 수행한다.
조사 목적	내시경실 및 인공신장실은 의료 관련 감염 발생의 위험을 예방하고 감소시키기 위한 주요 중점 영역으로, 규정에 따른 효율적인 감염 관리 활동을 수행하여야 한다.

	조사항목 (S, P, O)	조사 방법	유형	조사 결과
1	내시경실의 감염 관리 규정이 있다. (S)	DR	A	☐ ☐ ☐ 유　무 미해당
2	규정에 따라 내시경 소독 시행을 관리한다. (P)	ST	B	☐ ☐ ☐ 상　중　하 ☐ 미해당
3	규정에 따라 내시경 부속물을 관리한다. (P)	ST	B	☐ ☐ ☐ 상　중　하 ☐ 미해당
4	규정에 따라 내시경을 소독한 후 보관한다. (P)	ST	B	☐ ☐ ☐ 상　중　하 ☐ 미해당

5	인공신장실의 감염 관리 규정이 있다. (S)	DR	A	☐ ☐ ☐ 유 무 미해당
6	규정에 따라 투석액/물 배양검사를 관리한다. (P)	ST	B	☐ ☐ ☐ 상 중 하 ☐ 미해당

'부서 감염 관리'는 중환자실, 내시경실, 인공신장실 등의 경우에 고도의 감염 관리가 요구되는 장소로 의료기관에서 해당 장소에 대한 적절한 관리를 통해 의료 관련 감염을 예방 및 감소시키는 것에 목적이 있다.

[그림 7-4] 부서 감염 관리의 주요 활동

중환자실	인공신장실	중환자실
•병상 간 간격 •세면시설 •장소 •오염/청결 구역 구분 •방문객 및 대기실 관리	•환경 관리 •직원의 개인 위생 •혈액 투석 시 관리사항 •복막 투석 시 관리사항 •감염 환자의 관리	•소독 시행 •부속물 관리 •소독 후 보관 •환경 관리 및 기타사항

'중환자실 내 감염 예방 및 관리'는 기준 9.1 [기구 관련 감염 관리]의 기도 흡인 및 호흡장비 관리, 유치도뇨관 관리, 말초정맥관 관리, 중심정맥관 관리에 관한 부분을 규정으로 정하고 이를 시행해야 하며, 더불어 중환자실의 일반 환경 관리 부분도 추가적으로 규정화 및 시행의 과정이 필요하다. 기구 관련 감염 관리는 기준 9.1의 내용으로 갈음

하며, 본 부분에서는 일반 환경 관리에 관련된 부분만을 설명한다.

병상 간 간격은 중환자실에서 환자와 환자 사이에 충분한 간격을 유지하며 커튼이나 벽과 같은 물리적 차단시설이 있어야 한다. 세면시설은 물비누와 종이타월이 비치되어야 하며 각 침대마다 손 소독제가 구비되어 있어야 한다. 중환자실의 바닥은 매일 최소 2회 이상, 환자의 침상과 주변물품은 매일 1회 이상 소독제를 통한 청소가 요구되며, 청소 후 사용된 도구들은 세탁한 뒤 건조시켜 보관한다. 중환자실 청소의 경우 체크리스트를 작성하여 해당 사항의 준수 여부를 지속적으로 확인할 필요가 있다.

또한 중환자실에서 비교적 멸균상태에 가까운 곳을 '청결 지역(clean area)'로 지정하고 이곳에 깨끗한 린넨과 소독된 물품들을 보관해야 한다. 청결 지역 이외의 부분을 '오염 지역(dirty area)'로 구분하여 오염 및 사용한 물품을 보관하도록 한다. 중환자실 환자의 면회시간은 병원의 규정 및 규칙으로 정하고 해당시간을 준수해야 하며 면회자 중 질병의 전염 및 감염 가능성이 높은 고령자와 유소아는 면회를 금지시켜야 한다. 면회자는 출입 전과 후에 손 소독제를 통해 손 위생을 실시하고 지정된 실내화를 착용해야 한다. 중환자실 부근에 면회자용 대기실을 일정부분 정하여 운영해야 하며 대기실은 매일 청소를 실시해야 하며, 중환자실에 있는 보호자용 실내화 및 오염에 취약한 물품들은 매주 1회 100ppm 차아염소산 희석용액으로 세척을 실시해야 한다.

'인공신장실의 감염 예방 및 관리'를 위해 먼저 신부전에 따라 원활한 신장 기능이 불가능한 환자를 대상으로 혈액투석과 복막투석을 통해 체내의 노폐물과 수분 그리고 전해질 균형을 유지시키는 신 대체 요법을 실시한다. 신 대체 요법은 모두 심혈관계에 큰 영향을 미치며 캐뉼라를 통해 실시되므로 감염위험이 매우 높게 된다. 이에 해당시술에서는 전 과정에서 멸균적 방법이 실시되어야 한다. 혈액투석에서 유의해야 할 사항으로는 투석통로 관리, 투석액 혈행성 감염원 환자 기구관리 및 소독이다. 복막투석의 경우는 감염위험이 더욱 크기에 정확한 무균처리와 멸균용액의 사용이 필요하다. 투석에서는 도관 관련 감염(Exit site infection), 피하층감염(subcutaneous tunnel infection), 복막염(peritonitis), 균혈증(bacteremia), 간염(hepatitis) 등의 감염성 질환이 발생하기 쉽기에 이에 대한 철저한 준비가 필요하다.

인공신장실의 벽과 바닥은 매일 닦으며 침대, 의자, 의료장비 등은 정기적 세척을 실시한다. 린넨류와 멸균용품은 1회 사용 후 처분 혹은 멸균 후 재사용이 필요하고, 1회 용품이 아닌 경우에는 사용 전에 깨끗이 씻어 사용하고 접시와 기구류는 차아염소산 희석용액을 통해 상시적으로 소독해야 한다.

수도는 무릎으로 수량의 조절이 가능해야 하고 발조작을 통해 세제 사용이 가능한 조절기가 장치되어 있어야 한다. 일반적인 상황에서는 방문객을 제한하고 규정된 가운과 덧신을 신으며 냉난방 기구의 주기적 점검을 통해 공기를 통한 감염을 최소화해야 한다. 더불어 화장실의 경우 환자용과 직원용을 구분하여 설치하는 것이 필요하다.

손 위생을 철저히 실시하고 직원의 구강을 통한 감염을 방지하기 위하여 음식, 음료, 껌 등의 섭취를 금지한다. 투석 관련 활동에는 항상 일회용 장갑과 마스크를 착용하고 규정된 가운을 착용해야 한다. 일시적으로 인공신장실을 벗어날 때에도 덧가운 등을 통해 감염기회를 낮추는 노력을 해야 한다.

직원이 상처 혹은 부주의에 따른 주사 바늘에 찔리는 사고(Needle stick injury)는 감염 관리 규정을 통해 신속하고 적절한 조치를 받을 수 있게 해야 한다. 만약 혈액 등을 통한 오염이 있을 경우 차아염소산 희석액 등을 통해 즉시 소독작업을 실시해야 한다.

혈액투석 시에는 반드시 혈관통로의 확보가 필요하며 혈관통로는 일시적인 통로와 영구적인 통로를 개설할 수 있다. 일시적인 통로는 주로 내경정맥(Internal jugular vein), 대퇴정맥(Femoral vein), 쇄골하정맥(Subclavian vein) 등의 큰 정맥에 경피적 도관을 삽입하여 개설한다. 주로 내경정맥이 많이 사용되나 1주일 이내의 짧은 기간의 경우는 대퇴정맥이 사용되기도 한다. 도관을 삽입하기 전에는 황색포도상구균(S. aureus), 표피포도상구균(Staphylococcus epidermidis) 등의 피부상재균에 대한 감염방지를 위해서 손 위생 및 피부소독 실시가 요구된다.

시술 후 도관은 무균 밀착포로 보호하며 드레싱과 투석 후에는 새 무균 밀착포로 교체하며, 1주일에 3회 정도로 실시한다. 도관은 투석 이외의 목적으로 사용하지 않으며 기능 이상이 없을 경우 도관을 교체할 필요는 없다. 또한 도관 사용의 필요가 없어지면 즉시 세거해야 한다.

발열 등의 감염증상이나 균혈증(Bacteremia)이 의심되면 도관을 제거하고 혈액배양 검사와 카테터 팁의 반정량적 배양검사(SQC, semiquantitative culture)를 통해 정확한 원인을 찾으며, 도관 삽입 부위의 피부는 소독제를 이용하여 오염균을 제거해야 한다. 배양결과 균집락수(Conoly count)가 15개 이상인 경우는 카테터 감염(CAI, Catheter-associated infection)으로 정의하며, 카테터 팁의 반정량적 배양검사와 혈액 배양검사에서 동일 균이 증명된 경우는 카테터 균혈증(CAB, Catheter-associated bacteremia)로 증명한다.

영구적인 통로는 수개월에서 길게는 수년까지 사용할 수 있으며 사지 말단부의 동맥과 가까운 정맥을 피하에서 문합하는 동정맥루 조성술과 인조혈관튜브를 이용하는 동정맥 이식이 있다. 동정맥루 조성술은 잘 사용하지 않는 방향의 전완(Forearm) 및 상완(Humerus)에서 요골동맥(Radius artery)과 상부정맥(Cephalic vein)을 접합시키면 몇 개월 후 정맥 확장으로 혈관벽이 두꺼워져서 투석바늘의 반복삽입에도 견딜 수 있는 구조로 변화된다. 이럴 경우 자가 투석이 가능하게 되며 기능 불구가 생기는 것을 방지할 수 있다. 동정맥루나 동정맥 이식은 수술실에서 무균시술이 요구된다. 동정맥루는 비교적 감염으로부터 안전하나, 동정맥 이식의 경우 5~20%의 감염이 발생한다. 이에 수술 후 충분한 시간이 경과 후 혈관을 사용함으로써 감염 발생을 줄일 수 있다. 60% 에탄올과 10% 포비돈-아이오딘으로 피부소독 후 경피를 통한 투석바늘 삽입을 시도해야 한다.

자가 투석이나 보호자에 의한 투석의 경우는 환자와 보호자에게 철저한 교육이 필요하며 수영, 샤워 등은 담당의사의 지침에 따른다.

직원 중 만성 비후염, 반피성 피부염 등이 있는 직원은 질환의 완치기 있을 때까지 직접적으로 투석치료에 참가하는 것을 제한해야 한다.

투석기(Dialyzer)는 일회용으로 사용하며 투석기와 투석용액의 연결부분은 감염의 우려가 높기에 특히 주의를 요해야 한다. 체계적인 소독과 헹굼을 통해 5~7회의 재사용이 가능하다. 투석기 표면은 환자마다 소독제로 닦고 정맥압 분리기(Isolator)나 여과기(Filter)는 환자마다 교환 사용해야 한다. 투석액은 초산 및 구연산염 함유 성분(Acetate)과 중탄산염 함유 성분(Bicarbonate)이 있다. 초산함유 성분은 대사성 알칼리증 발생의 가능성이 있고, 중탄산염 함유 성분은 박테리아 오염의 가능성이 높기에 이에 대한 대비책을 마련해 놓아야 한다.

투석 시 환자의 혈액이 튀는 것에 대한 대비로 직원은 마스크와 보안경을 착용해야 하며 기구나 주위 환경에 혈액을 통한 오염이 발생하지 않도록 주의를 기울여야 한다. 또한 혈액 혹은 체액으로 인한 오염이 발생하면 즉시 오염물을 회수하고 청결한 것으로 교체해야 한다. 혈액이 떨어졌을 때 장갑을 착용한 후 즉시 중간 수준의 소독제나 100배 희석한 염소 소독제를 혈액 위에 부어둔 후 린넨이나 휴지 등을 이용하여 혈액을 덮어 스며들게 하여 닦아낸다. 오염된 부분을 모두 닦아낸 후 눈으로 보이는 혈액이 없을 때 다시 한번 새 린넨이나 타올 등을 이용하여 오염된 부위를 소독 및 닦아낸다(예: 스필키트[Spill kit] 사용).

투석을 마친 후에는 사용한 바늘과 환자의 혈액을 통한 감염을 주의해야 하며, 정리 작업에도 장갑과 방수 앞치마를 착용하고 감염성 폐기물에 대한 체계적 처분과정이 필요하다.

환자치료물품 소독이나 멸균 전에는 물과 세제, 또는 중성세제로 꼼꼼하게 세척한다. 눈에 보이는 유기물이나 무기염류를 적절한 세정제를 이용하여 제거한다. 오염물이 기구에 말라붙으면 세척이 어렵고, 소독이나 멸균과정이 비효과적이므로 사용 후 가능한 빨리 세척한다. 마찰을 이용한 손 세척, 초음파나 기계세척을 이용할 수 있다. 자동화된 기계세척 이용 시는 제조사의 권고사항을 따른다.

사용을 마친 기구는 분리 후 0.1% 차아염소산 희석용액(50배 희석, 유효염소 1,000ppm), 2% 글루타알데하이드(Glutaraldehyde) 등의 강력한 소독작용이 있는 소독제를 사용해야 한다. 혈액이 묻은 오염된 세탁물은 분홍색 비닐에 '오염주의'를 표시 후 밀봉하여 세탁 및 소독 처리하여 사용하고, 오염범위가 큰 경우는 방수용 주머니에 넣은 후 소각 처리해야 한다. 오염된 세탁물의 경우는 인공신장실 내에서 장기간 방치되지 않도록 주의를 기울여야 한다.

투석에 사용되는 물은 일반적인 물과는 분리되어 공급되어야 한다. 보험심사평가원에서는 혈액투석 서비스의 질 향상을 도모하고 평가결과를 공개함으로써 소비자의 합리적인 의료선택권을 증진시키고자 혈액투석실시기관에 대한 적정성 평가를 실시하고 있다. 적정성 평가 항목 중 구조적인 영역 부분 중 시설 측면에서 혈액투석액에 대한 수질검사(미생물배양검사(투석액 배양)), 내독소검사, 미세물질 검사(총 20여 가지)로 혈액투석액 적정성이 평가되고 있다. 투석에 사용되는 물은 체내에서 발열이 되는 물질(Pyrogen)의 감소를 위해 역삼투압이나 여과

후 공급해야 한다. 투석액과 물은 최소 한 달에 1회 이상 미생물 수를 계산하여 1㎖당 물은 100~200개, 투석액은 1,000~2,000개 이하로 유지되어야 한다. 투석액은 균과 중금속이 없는 멸균수여야 하고 욕조(Water bath) 사용 시에는 깨끗하고 소독된 욕조를 사용해야 한다.

복막투석 시에는 복막카테터(Peritoneal access catheter)가 사용된다. 복막카테터는 멸균된 것을 사용하고 삽입 부위의 피부 소독 후 무균술을 통해 실시해야 한다. 과거 삽입했던 부위, 상처 부위, 조루술(Ostomy) 부위와 같은 감염 가능성이 높은 곳에서 가능한 멀리 떨어진 곳에 시술해야 한다.

월 1회 이상으로 정기적으로 관류주입관(Transfer set, tubing)을 교환하며 교환과정에서는 무균술로 진행되어야 한다.

지속적 외래 복막투석(CAPD, Continuous ambulatory peritoneal dialysis) 과정에서는 카테터 삽입 당일 시술 전에 환자는 도관을 삽입할 피부 근처를 샤워와 소독을 통해 피부상재균을 줄인 상태에서 실시해야 한다. 카테터 삽입 후 1일 동안 항균제를 처방받아 복용하며 삽입 이후에는 해당 부위가 완전히 치유될 때까지 목욕을 제한해야 한다. 상처의 치유 후 목욕이 가능해지더라도 삽입 부위가 젖지 않도록 유의하며, 적으면 즉시 드레싱을 교환하고 건조한 상태를 유지해야 한다. 지속적 외래 복막투석 동안에는 투석액은 멸균상태를 유지해야 하고 투석액 주머니는 따뜻하고 건조한 상태를 유지하여야 한다. 그러나 뜨거운 물 등을 사용하여 용액의 온도를 인위적으로 높이는 것은 자제해야 한다.

지속적 외래 복막투석 과정에서 드레싱의 교체과정에서 의료인은 손 위생을 실시해야 하고 관류주입관을 분리 및 연결 과정에서는 소독액으로 해당 부위의 오염을 방지해야 한다. 연결관류주입관과 연결부위(connector)는 6개월마다 교환해야 한다.

인공신장실에서 감염성 질환을 가진 환자(감염 항원 양성 등)의 검체는 '오염주의' 표시를 통하여 주의를 환기시켜야 하고 해당 검체로 인해 오염된 채혈관이나 기구는 사용 후 즉시 씻어 소독하여야 한다.

B형 간염 환자의 경우 혈액과 체액을 통해 전파가 이루어지고 건조된 혈액이나 체액에서도 1주일가량 생존이 가능하기에 오염된 기구나 주위환경의 관리에도 큰 신경을 기울여야 한다. B형 간염의 주요 전파경로인 수혈, 주사 바늘, 열상으로 인한 피부 접촉, 혈액, 대소변, 구강 분비물, 오염된 기구는 특히 주의를 써야 한다.

인공신실에서 B형 간염의 전파사례가 보고되어왔고, 이러한 사유로 감염예방 지침이 정규적으로 엄격히 검토되어야 한다.

각각의 인공신장실 스테이션 근처에 장갑을 준비해 놓도록 하고, 장갑을 벗은 후, 환자마다 접촉한 사이 손에 오염이 발생한 경우 손씻기를 수행한다.

인공신장실에 비치된 어떤 항목의 물품이라도 기계 표면을 포함하여 일반지역으로 다시 반환되거나 다른 환자에게 사용할 경우에는 반드시 세척과 소독과정이 이루어지거나 일회용으로 버려야 한다. 사용하지 않은 약과 물품(주사기, 알콜솜, 테이프, 드레싱 등)도 버려야 한다.

청결과 오염지역이 명확히 구분되어야 하며, 공동으로 사용되는 카트, 트레이는 간염구역에서 투약준비나 물품공급의 수단으로 사용되지 않아야 한다.

흔하게 발생하지 않는 D형간염 환자 관리에 대한 정기적인 검사는 필요하지 않지만, 환자가 D형간염에 감염되었거나 감염 증거가 있다면 B형에 감염된 숙주에게서 HDV가 복제되므로 delta 항체 검사가 필요하다.

또한 D형간염 환자는 다른 투석환자들과 격리해야 한다.

만성간염 및 보균자의 경우는 가정투석(home-dialysis)을 고려해야 하며, s항원(HBsAg)이 양성인 경우에는 인공신장실 내에서 격리 후 치료를 받을 수 있게 조치해야 한다. 투석기는 환자에게 사용하기 전에 깨끗이 하고, 무균상태가 필요한 부분은 멸균 소독을 실시한다. 단기 투석 환자와 장기 투석 환자는 구분하여 치료하고, 개인용품은 각자 별도 관리해야 한다.

인공신장실 직원은 B형 간염을 예방하기 위해서 s항원 및 항체(HBsAg, HBsAb) 검사를 정기적으로 실시해야 한다. 항원이 음성인 직원이 음성인 환자를 치료하며, 검사에서 B형 간염이 양성으로 나온 직원은 6개월 이내에 음성이 되지 않는다면 만성 보균자로 간주하고 투석환자 간호에서 제외해야 한다. 또한 임산부나 면역억제용법을 통해 면역력이 저하된 직원의 경우도 투석환자 간호에서 제외시켜야 한다.

가족이나 방문객도 환자와 만나기 전과 후에 손 위생을 실시하며, 감염 가능성이 있는 환자 방문 시에는 가운과 장갑 등의 보호용구를 착용해야 한다. 인공신장실에 출입하는 타 부서 직원에게도 오염 및 감염방지 교육을 실시해야 한다.

후천성면역결핍증 환자(HIV 양성)의 경우는 의료기관에 정해진 HBV(+) 환자들의 진료 규정 및 규칙에 따라 수행한다. 혈액과 체액에 대해서는 기본경계지침을 사용하고 주사 바늘에 찔리는 사고에 각별한 주의가 필요로 된다. 동정맥루 조성술을 시행하면 안 되고 주사 바늘에 혈액이 튀는 것을 방지하기 위해 의료인은 마스크와 보안경을 착용하고 시술해야 한다. 후천성면역결핍증에 감염된 환자를 다른 환자들로부터 격리하거나 투석기를 분리하거나 담당 의료인을 구분하지 않아도 된다. 사용된 투석기는 차아염소산 희석용액(500~750ppm)에 30~40분, 2% 포름알데히드 용액에서 12시간에 상응하는 소독 과정이 필요하다.

'내시경실의 감염 예방 및 관리'의 경우 내시경실의 기구는 체내에 직접적으로 삽입하여 질환을 검사하기에 감염 관리의 중요성이 높은 기구들이다. 이에 내시경실은 세척, 소독, 헹굼, 건조, 보관의 각 단계에서 수준 높은 감염 관리 및 환경 관리를 통해 의료 관련 감염을 방지해야 한다.

내시경실은 소독 시행, 부속물 관리, 소독 후 보관, 환경 관리 부문에서 자체 감염 관리 지침을 마련하고 관리해야 한다.

소독 시행 부문은 세척, 소독, 헹굼, 건조로 구분한다. 세척은 검사 후 내시경 기구를 체내로부터 제거한 뒤 기구 표면에 묻은 분비물을 흐르는 물로 제거하고, 내시경은 효소세정제가 희석된 물로 충분히 흡인하여 내강에 묻어 있는 분비물을 제거하고 겸자공에 물을 흘려 닦는다. 전원을 차단하고 내시경을 모두 분리하여 세척대로 이동하여 각 구성품의 이상 유무를 확인한다. 브러시 등에 세정제를 묻혀 내시경 표면을 닦고 흐르는 물로 혈액과 체액을 모두 제거한다. 송수 및 송기 채널 등 모든 밸브를 분리하고 모든 채널은 물 흡인을 통해 세척한다. 내시경과 채널 및 부품은 세정제와 브러시를 통해 세척한다. 솔이나 브러시로 세척이 어려운 곳은 세정제를 넣은 초음파 세척기를 이용하여 추가 세척한다. 남은 세정제는 수돗물을 이용하여 충분히 헹궈 마무리한다.

소독은 세척 후 내시경과 부속물들을 소독액에 완전히 담그고, 각 악세서리 채널은 빈 공간이 없도록 주사기 등을 이용하여 소독액을 주입한다. 사용된 화학적 소독제의 종류, 소독제의 농도, 침적시간, 사용주기, 헹굼 및 건조사항을 일지화하여 관리한다.

헹굼은 수돗물을 이용하여 내시경과 부속물들을 충분히 씻어내는 것이다.

건조는 압축된 공기로 모든 기구에게 센 바람을 불어 넣어 남은 물기를 제거한 뒤 75% 에탄올을 적신 거즈를 통해 내시경의 표면을 닦아낸다.

부속물 관리 부문에서 송수/송기 button은 세척 및 소독이 완료된 것으로 매일 교환한다. 마우스피스는 일회용품을 사용하며, 겸자공 밸브는 매 검사마다 교환해야 한다. 흡인 및 송수/송기 button은 소독액 침적 후 건조시켜 재사용하며 세척용 솔의 경우 원칙적으로 1회 사용이나 소독액 침적을 통해 재사용이 어느 정도 가능하다. 초음파 세척기 및 자동소독기는 검사 종료 후 뚜껑을 열어 건조 상태를 유지한다. 이외의 재사용이 불가능한 모든 품목은 1회 사용을 원칙으로 하고 1회 사용과 재사용의 원칙은 자체 감염 관리 지침을 통해 명시해야 한다.

소독 후 보관 부문에서 부속물을 분리시키고 각 기구들을 지정된 부속장에 정리하며 내시경은 전용 보관장에 수직으로 걸어 바닥에 닿지 않게 보관하여 손상을 방지하고 문을 닫아 보관해 교차감염의 위험을 없앤다. 내시경 보관장은 매일 소독제로 내부와 바닥을 청소하며 바닥에는 멸균된 포를 깔아 두되 매일 교환한다.

환경 관리 부문에서 일과 전과 후에 주기적 청소를 실시하여 먼지·유기물·미생물로부터의 오염을 방지해야 한다. 청소를 하기 전에는 감염성 폐기물로부터 보호하기 위한 개인보호구를 착용하며 내시경 도중 혈액과 체액의 오염이 발생하면 가능한 즉시 청소를 실시한다. 내시경실 자체 감염 관리 지침에는 매일 소독제를 통한 소독 실시를 명시해야 한다.

내시경실 자체 감염 관리 지침은 종사자의 필수 교육과정으로 지정하고 연 1회 이상 교육을 실시하고 의료기관 외 학회 및 교육활동을 적극 장려해야 한다.

[그림 7-5] 프로세스상에서 발생 가능한 이슈파트 -검사실감염 관리

기본	질 향상 운영		환자 권리 및 서비스 만족도 관리	
체제	환자 안진	지원 안전		환경 안전

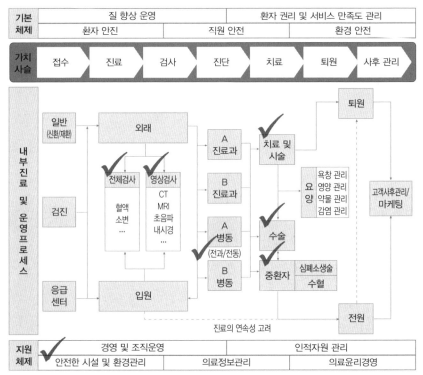

가치사슬: 접수 → 진료 → 검사 → 진단 → 치료 → 퇴원 → 사후 관리

지원	✓ 경영 및 조직운영		인적자원 관리	
체제	안전한 시설 및 환경관리	의료정보관리		의료윤리경영

※ 주요 검사실 관리의 경우, 병원에서 환자의 검사와 치료 시 이용하는 시설로 병원의 담당자 및 책임자가 꾸준히 QC를 시행하며 관리되어야 할 필수적 요소이다.

주요 체크사항

1. 인공신장실의 감염 관리 규정에는 다음과 같은 내용을 포함할 수 있다. 투석을 실시하지 않는 경우에는 '미해당'으로 간주한다.
    - 투석액/물 배양검사 주기
    - 혈행성 감염원(Blood borne pathogen) 환자 투석기계 분리사용 등

2. 내시경실의 감염 관리 규정에는 다음과 같은 내용을 포함할 수 있다. 내시경 검사를 실시하지 않는 경우에는 '미해당'으로 간주한다.
    - 내시경 소독제, 소독시간, 소독제 농도, 소독주기 등
    - 일회용품 사용
    - 부속물 관리
    - 소독 후 보관 등

✦ 부서 감염 관리 – 세탁물 관리

조사 기준	9.2.2 적절한 세탁물 관리를 통해 의료 관련 감염 발생의 위험을 감소시키기 위해 노력한다.
조사 목적	의료기관은 세탁물 관리를 통해 의료 관련 감염 발생 위험을 최소화하기 위해 노력하여야 한다.

	조사항목 (S, P, O)	조사 방법	유형	조사 결과
1	세탁물 관리에 대한 감염 관리 규정이 있다. (S)	DR	A	☐ ☐ 유 무
2	규정에 따라 오염 세탁물을 적절하게 관리한다. (P)	ST	B	☐ ☐ ☐ 상 중 하

세탁물 관리는 의료기관에서 발생되는 모든 직물과 세탁물에 관하여 필요사항을 규정하고 이를 시행함으로써 감염의 발생을 최소화하기 위함에 목적이 있다. 세탁물 관리에서는 세탁물의 관리 지침과 관리직원의 보호에 관한 내용이 필수적으로 포함되어야 한다.

세탁물의 관리는 세탁물의 분류, 세탁물의 수집 장소, 세탁물의 수거, 세탁물의 운반, 세탁물의 보관, 세탁 방법에 관한 내용이 요구된다.

세탁물은 일반 세탁물과 오염 세탁물로 구분해 분류하며, 오염 세탁물은 다시 법정감염병 환자가 사용한 세탁물, 병원균의 오염이 우려되는 세탁물, 체액 및 분비물에 오염이 우려되는 세탁물, 젖은 세탁물로 구분하여 관리한다.

세탁물의 수집 장소는 병동 단위로 별도 구획된 수집 장소를 마련하고, 병동 외 기타 부서의 경우 사람의 왕래가 적은 장소에 수집용기를 비치해야 한다. 세탁물의 수집 장소는 매일 환경소독제를 사용하여 소독하는 것이 바람직하다.

세탁물은 일반 세탁물과 오염 세탁물을 구분하여 수거하고 이물질이 섞이지 않도록 유의해야 한다. 대다수의 병원에서 세탁물 수거 시 주사침 자상(Needle stick injury)이 발생하는 경우가 종종 있으므로 세탁물 수거하는 직원에게 주사침 자상에 대한 지도·감독을 해야 한다. 세탁물 수집용기는 방수가 가능하며 세탁이 용이한 재질로 구성되어야 하며 오염 세탁물 수집용기는 뚜껑이 있으며 오염 세탁물임을 표시하여 모든 사람이 쉽게 인지할 수 있어야 한다. 오염 세탁물 수집용기는 평상시에 항상 용기의 뚜껑을 닫아두어 교차 오염을 줄여야 한다. 더불어 세탁물을 취급하고 나서는 항상 손 위생을 실시해야 한다.

세탁물의 운반은 세탁물이 보이지 않도록 입구를 밀봉하여 시행해야 하며 일반 세탁물과 오염 세탁물은 구분하여 운반해야 한다. 운반 과정에서 주변이 오염되지 않도록 세심한 주의를 기울여야 하고, 운반 후 운반용기는 소독제로 소독하여 재사용해야 한다.

세탁 방법은 원내 세탁실을 이용하는 방법과 외부 전문기관에 위탁하는 방법이 있으며, 이는 각 병원의 사정에 맞게 정하여 운영 및 관리해야 한다.

세탁물의 보관은 의료시설 내 세탁실에서 위생적으로 보관해야 하고, 부서별 린넨의 보관은 뚜껑이 있는 보관장에 위생커버를 덮어서 보관한다.

세탁물 취급 관리직원의 보호를 위해 수집 세탁물의 분류 시에는 마스크, 고무장갑 등의 보호용구를 사용한다. 근무가 종료되면 작업용 보호용구는 탈의 후 퇴근하며 작업과 작업사이에도 항상 손 위생을 실시해야 한다. 의료기관은 세탁물 취급 관리직원과 협력업체 직원에 대하여 감염 예방에 관한 교육을 실시하고 내용과 결과를 일지화하여 기록·관리해야 한다.

[그림 7-6] 세탁물 관리 절차

STEP 1	세탁물의 분류	•일반 세탁물 •법정감염병 세탁물 •체약 및 분비물 오염 세탁물	•오염 세탁물 •병원균 오염 세탁물 •젖은 세탁물
STEP 2	세탁물의 수집 장소	•별동단위 수집 •주요 부서 수집	
STEP 3	세탁물의 수거	•세탁물 유형별 분리수거	
STEP 4	세탁물의 운반	•밀봉 운반 •분리 운반	
STEP 5	세탁 방법	•원내 세탁 •외부 세탁	
STEP 6	세탁물의 보관	•위생 보관	

주요 체크사항

1. 세탁물 관리에 대한 감염 관리 규정은 다음의 내용을 포함할 수 있다.
   - 사용 후 세탁물 수집장소의 별도 구획
   - 오염 세탁물과 기타세탁물의 분리수집
   - 오염 세탁물 수집 용기의 적합성
   - 세탁물의 운반 등

2. 오염 세탁물 관리방법에는 다음의 내용을 포함할 수 있다.
   - 오염 세탁물의 정의: 법정감염병 환자가 사용(착용)한 세탁물, 병원균의 오염이 우려되는 세탁물, 환자의 체액 및 분비물에 오염이 되었거나 오염의 우려가 있는 세탁물 등
   - 오염 세탁물 수집용기: 뚜껑이 달린 용기 사용, 젖은 세탁물의 경우 새지 않는 수집용기 사용, 오염 세탁물과 기타 세탁물의 분리보관 및 표식
   - 세탁물 운반: 세탁물을 수거해 갈 때 오염 세탁물은 밀봉한 후 기타 세탁물과 구분하여 이동

✦ 부서 감염 관리 – 조리장 관리

조사 기준	9.2.3 적절한 조리장 관리를 통해 의료 관련 감염 발생의 위험을 감소시키기 위해 노력한다.
조사 목적	의료기관은 적절한 음식재료, 식기, 조리기구, 냉장고, 환경 관리를 통해 의료 관련 감염 발생의 위험을 감소시키기 위해 노력하여야 한다.

	조사항목 (S, P, O)	조사 방법	유형	조사 결과
1	조리장의 감염 관리 규정이 있다. (S)	DR	A	☐ ☐ 유 무
2	규정에 따라 음식재료를 관리한다. (P)	ST	B	☐ ☐ ☐ 상 중 하
3	규정에 따라 식기 및 조리기구를 관리한다. (P)	ST	B	☐ ☐ ☐ 상 중 하
4	규정에 따라 냉장고 및 냉동고를 관리한다. (P)	ST	B	☐ ☐ ☐ 상 중 하
5	규정에 따라 조리장 환경을 관리한다. (P)	ST	B	☐ ☐ ☐ 상 중 하

'조리장 관리'는 적절한 식재료, 경관유동식, 식기 및 조리기구, 냉장 및 냉동고, 조리장 환경, 급식종사자 교육 및 개인위생 관리를 통해 의료 관련 감염 발생의 위험을 감소시키는 것에 목적이 있다.

식재료 관리는 검수 및 보관, 전처리 및 조리 과정에서 주요 관리사항이 존재한다.

식재료의 검수 및 보관에서 주요 유의사항은 먼저 검수 시 식재료가 적온 납품되었는지 확인하는 것이다. 냉동식품은 0℃ 이하의 얼어 있는 상태이며 녹은 흔적이 없어야 한다. 냉장식품은 10℃ 이하의 상태로 납품이 이뤄져야 한다.

검수는 검수일지를 통해 관리하여 납품 시 식재료의 포장상태, 신선도를 확인하고 담당자명과 검수내용을 일지에 기록한다. 검수내용에는 납품물의 종류, 규격, 수량, 원산지, 품질사항 등을 기록해야 한다.

보관은 보관 장소에서 상호 교차오염을 막기 위하여 육류 및 채소류, 식품 및 비식품, 조리 전 식재료 및 조리 후 식재료, 식재료별로 구분하며 분리 보관해야 한다. 또한 각 식재료의 특성에 맞게 청결과 적정 온습도 하에서 보관해야 한다. 냉동실의 경우 −18℃ 이하, 냉장실의 경우 5℃ 이하, 주식 및 부식창고는 25℃ 이하이며 동시에 습도

[그림 7-7] 조리장 관리의 주요 활동

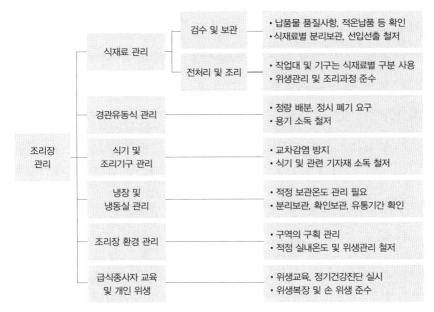

는 60% 이하의 조건에 만족해야 한다.

보관 후 불출에서는 선입선출(FIFO, first in first out) 원칙을 기본으로 하며 식재료별 포장보관, 식재료별 유통기한을 반드시 준수해야 한다.

식재료의 전처리 및 조리에서는 전처리구역 및 조리구역은 구분해야 하며, 전처리구역 내에 위치한 작업대 및 싱크대는 식재료별로 구분 사용 및 시차를 두고 작업해야 한다. 또한 칼과 도마는 빨간색(육류), 파란색(어류), 녹색(야채), 노란색(김치), 흰색(도마, 완제품) 및 검은색(칼, 조리 후 제품, 완제품 등)으로 구분하여 교차오염을 방지한다. 전처리된 식재료와 전처리하지 않은 식재료는 분리취급하며 전처리된 식재료는 조리 전까지 냉장 및 냉동 보관을 원칙으로 해야 한다. 또한 식품에 접촉하거나 조리에 사용한 기구 및 용기는 사용 전과 후에 깨끗이 세척하고 소독 후 사용해야 한다. 채소류 등의 세척 시에는 이물질의 완전 제거를 위해 흐르는 물에서 세척해야 하며, 해동은 5℃ 이하 냉장고에서 자연해동 또는 흐르는 물을 통해서 실시해야 한다. 날것으로 먹는 채소 및 과일류는 전처리 후 염소의 유효농도가 100ppm인 희석액에서 5분간 소독이 필요하다. 식재료의 특성에 맞게 조리기준 온도와 시간을 준수하며, 보존식은 채취일시, 폐기일시, 채취자, 메뉴명 등을 기록하여 100g(1인식 기준)으로 채취하여 −18℃ 이하의 냉동고에서 144시간 이상 보관이 필요하다.

완제품은 제조사의 보관설명에 근거하여 상온에서 관리하며, 자체 제도 경관유동식은 식사처방지침서에 따라 정확한 분량으로 계량하여 용기에 담는다. 환자별로 이름표를 라벨링하여 제공하며 제공하는 용기는 열탕소독하여 사용해야 한다. 미음은 조리 후 2시간이 경과하면 폐기한다.

환자 식기는 전용세제를 사용하여 자동세척기를 이용해야 하며 최종 헹굼 단계 온도는 82℃ 이상을 유지시켜야 한다. 만약 수작업의 경우 식기소독고에서 80℃에서 20분 이상 소독해야 한다. 환자 식기 중 병원에서 정한 감염병 환자에 대한 식기 구분과 식기 세척에 대한 별도 지침을 마련해야 한다. 자동세척기에 사용하는 세척제가 산업안전보건법 및 유해화학물질관리법에 의한 유해물질인지 여부를 관련회의체에서 검토 후 유해물질 확인이 되면 MSDS를 작성·관리 해야 한다.

유해물질을 다루는 부서에서의 지침이나 절차에 관해서는 기준 10.2.4 위험물질안전관리계획 부분에서 설명할 것이다.

도마와 칼은 구분 사용하여 교차 감염을 방지하고 사용 후 깨끗이 삶아 건조시켜 사용한다. 각종 조리용 소도구 및 작업대는 사용 후 세제를 이용하여 세척 후 건조하여 사용한다. 또한 각종 조리기구 및 용구는 사용 후 세척하여 오물이 부착되지 않도록 관리하며 오븐기는 사용 후 전용세제로 세척해야 한다. 식품운반카트는 사용 후 매회 세척하며, 배식카트는 사용 후 행주로 안팎을 닦은 후 소독액으로 소독 후 건조시킨다.

냉장고 및 냉동고는 매일 온도를 측정하여 정해진 보관온도를 지키도록 관리한다. 냉장실 및 냉동실 바닥이나 벽면은 깨끗이 관리하며, 성에 발생 시 제거 등을 통하여 불쾌한 냄새의 발생을 막아야 한다.

냉장실 및 냉동실의 보관된 식품은 개별 분리보관, 확인보관, 보관

날짜 및 유통기간 기재 등을 통해 해당사항의 준수 여부를 항시 확인할 수 있어야 한다.

조리장은 오염구역과 위생구역으로 구획관리하며 오염구역은 식품 검수, 전처리, 세척 가능 지역이며, 위생구역은 조리, 상차림 가능 지역이다. 전처리, 세척, 국 조리, 쌀 세정 지역을 제외하고 모든 곳은 건조 상태가 유지되어야만 한다.

조리장은 실내온도를 28℃ 이하로 유지해야 하고, 조리장 내에는 전용 수세시설이 구비되어야 한다. 배수라인과 배수구는 덮개시설로 이뤄져야 하고 주기적으로 청소해야 한다. 또한 조리장의 방역은 의료기관의 사정에 맞게 하되 주로 월 1회 전문가에 의해 실시되어야 한다. 또한 음식물 쓰레기 처리에 대한 지침도 마련해야 한다. 음식물 쓰레기 용기는 세척 장소에 위치하며 음식 잔반통은 조리실 외부에 분리하여 비치하며 발생한 음식 잔반은 매일 처리하도록 한다. 음식 잔반통은 내수성 재질의 전용 용기를 사용하며 세척한다.

급식종사자는 월 1회 위생교육, 연 1회 정기건강진단(장티푸스, 폐결핵, 감염성 피부질환 등)을 받아야 하며 건강에 이상이 있을 경우 관리자에게 신속히 보고하여 적절한 조치를 받아야 한다. 특히《감염병의 예방 및 관리에 관한 법률》에 의한 제1군 감염병, 제3군 감염병 중 전염의 위험이 있는 결핵, 피부병 및 화농성 질환, 고열, 설사, 구토, 배농병소의 경우는 급식업무를 제한해야 한다.

급식종사자는 조리 및 배식 시에는 청결한 위생복, 위생모, 위생화를 착용하며 감염 관리실에서 제시하는 손 위생 실시법을 준수해야 한다. 조리장은 조리장감염 관리 지침서를 통해 감염 관리의 모든 절차와 세부지침을 마련하여 시행해야 한다.

주요 체크사항

1. 조리장의 감염 관리 규정에는 음식재료 검수 및 보관, 식기, 조리기구, 냉장고, 환경 관리, 유증상(설사, 고열 등) 직원 관리, 복장 준수 및 손 위생 등에 관한 내용을 포함할 수 있다.

2. 감염 관리 규정에 따라 음식재료를 관리한다. 경관유동식의 관리 규정은 제조사의 지침을 참고로 할 수 있다.

3. 감염 관리 규정에 따라 식기 및 조리기구를 관리한다.

4. 감염 관리 규정에 따라 냉장고 및 냉동고를 관리한다.

5. 감염 관리 규정에 따라 조리장 환경(오염/위생구역 등)을 관리한다.

✦ 부서 감염 관리 – 감염성 질환 방어 및 격리

조사 기준	9.2.4 감염성 질환으로부터 환자 및 직원을 보호하기 위한 방어 및 격리 절차가 있다.
조사 목적	감염성 질환 환자관리 절차를 개발, 적용함으로써 감염성 질환의 유입을 차단하여 감염의 위험을 최소화하여야 한다.

	조사항목 (S, P, O)	조사 방법	유형	조사 결과
1	감염성 질환 발생 시 격리 절차가 있다. (S)	DR	A	☐ ☐ 유 무
2	감염성 질환 보유 확인 시 격리 절차에 따라 수행한다. (P)	ST	B	☐ ☐ ☐ 상 중 하

이 기준은 환자, 내원객, 직원을 감염성 질환으로부터 보호하며 특히, 면역저하 환자를 감염으로부터 보호하는 것에 감염성 질환 환자관리에 목적이 있다.

모든 환자의 관리에는 표준주의지침(standard precaution)을 따른다. 표준주의지침은 질병이 진단되기 전에도 환자로부터 나온 땀을 제외한 모든 환자의 혈액, 체액, 분비물로부터 의료인과 다른 환자를 보호하기 위한 주의법이다. 또한 역학적으로 전파 가능하거나 감염성 질환으로 진단된 환자의 교차 감염을 예방하기 위한 전파경로에 따른 주의지침도 주요 사항으로 관리해야 한다.

격리가 필요한 감염성 질환으로는 1군 법정감염병, 다제내성균, 공기매개주의 감염병, 비말주의 감염병 등으로 모든 환자를 대상으로 격리 유무를 평가하여 해당으로 판명될 경우 즉각적으로 감염성 질환별 격리 절차를 따른다.

격리주의 환자 발생 시 병원의 격리지침에 따라 병실이름표에 병원에서 공용으로 사용되는 표식을 부착할 수 있고 그 상황을 공유해야 한다.

[표 7-1] 감염성 질환의 환자관리방법

	표준주의	공기주의	비말주의	접촉주의
해당 질병	모든 환자	결핵, 수두, 홍역 등	인플루엔자, 백일해 등	VRE, MRSA, Clostridium difficile, Rota Virus등
1인실	철저한 개인위생을 확보하지 못할 때 필요	음압병실 권장, 방문은 항상 닫음		
		1인실 또는 코호트 격리		
손 위생	환자 접촉 전과 후, 환자의 주변 환경과 접촉한 후, 혈액/체액과 접촉한 후, 청결/무균처치 전, 수술/시술 전과 후, 투약 시	표준주의와 동일		
장갑	침습 시, 무균술 시, 혈액·체액·분비물 등으로 미생물과의 접촉이 예상되는 경우	표준주의 + 환자접촉 전 항시 착용		
가운, 비닐 앞치마	혈액·체액·분비물 등이 의료진의 피부 및 의복을 통해 감염 우려가 있을 때	표준주의 + 환자접촉 전 항시 착용		
마스크	혈액·체액·분비물 등이 튈 것으로 예상될 때	N95 마스크	표준주의 + 환자접촉 전 항시 착용	
보안경, 안면보호대	혈액·체액·분비물 등이 얼굴에 튈 것으로 예상될 때	표준주의와 동일		
환자 이동		가능한 제한 + 환자 이동 시 마스크 착용		

'감염성 질환의 격리'는 전파경로에 따른 주의지침에 따라 이뤄져야 하며 공기주의, 비말주의, 접촉주의 등으로 구분하여 각종 질환 및 감염 관리를 실시해야 한다. 격리를 실시할 때에는 담당 의료진이 공기주의, 비말주의, 접촉주의 격리 중 필요 여부를 판단하며, 각 질환별로 지정된 격리기간을 준수한다. 환자 상태를 지속적으로 관찰하여 격리 해제시점을 고려한다. 격리실은 중환자실에 준하게 시설 및 관리기준을 갖춰야 하며 병원 규정에 따라 간호사가 주 1회, 시설 관리팀에서 월 1회 이상 정기점검을 실시해야 한다.

면역력이 낮은 질병환자, 유소아, 노인 등은 의료진의 판단에 의하여 감염성 질환으로부터 차단하는 역격리를 실시해야 하며 역격리에도 표준주의지침을 적용한다. 역격리 환자는 가능한 1인실을 사용하며 환자와 보호자에게 화장실 이용, 식사, 자가 간호에 따른 손 위생에 대한 교육을 실시해야 한다. 간호 시 무균법과 위생에 특별히 신경써야 하며 병실 입구에는 일회용 마스크, 가운, 장갑 등과 전용 의료기구를 구비해야 한다. 침습은 최소화하며 침습기구는 사용이 종료되면 가능한 빨리 제거해야 한다. 검사나 시술을 위해 외부환경에 머무는 시간은 최소화해야 하고 병실을 벗어나는 경우 마스크를 착용해야 한다. 역격리 환자는 담당 의료진이 지속적으로 관찰하며 의료진의 판단에 따라 역격리를 해제할 수 있다.

응급실 내원환자의 경우는, 진료 중 의료인이 초기평가하여 감염질환의 보유 여부를 확인한다. 환자분류를 담당하는 직원은 보호장구를 착용하고 해당업무를 수행해야 한다. 공기주의 격리가 필요한 경우는 음압 격리실로 보내야 하며, 접촉주의나 비말주의 격리가 필요한 경우는 응급실 내 4개 이내의 병상을 배치하고 커튼을 사용하여 다른 환자와의 물리적 접근을 차단한다. 또한 전용물품과 기구류를 배속하여 질환의 전파를 막아야 한다. 격리가 필요한 환자는 1인실에 우선적으로 입원시키며, 1인실이 없는 경우 원무팀과 감염 관리팀에 문의로 대책을 세워야 한다. 또한 필요한 경우는 해당 질환의 격리가 가능한 타 의료기관으로 전원을 고려해 볼 수도 있다.

요양병원 입원 제외대상 중에 '감염성 질환자'가 있다. 감염성 질환자가 입원할 수 없다고 해서 요양병원에 격리를 요하는 감염성 질환자가 없다는 의미는 아니다. 입원 도중 발생할 수 있는 격리를 요하는 감염성 질환자에 대한 적절한 관리를 대비해 요양병원에도 격리를 요하는 질환자에 대한 규정이나 지침이 필요한 것이다. 요양병원에 격리를 요하는 감염성 질환자가 발생하면 각 병원의 규정에 따라 전원조치를 취할 수 있고 전원 시점까지 격리환자를 안전하게 관리해야만 하며, 환자가 사용하던 침상이나 린넨류, 기구 및 물품 등을 살균 소독해야 한다. 격리환자가 퇴실 후 병실 환경 소독에 관해서도 반드시 규정을 마련해야 한다.

[그림 7-8] 프로세스상에서 발생 가능한 이슈파트 - 감염성 질환 관리

기본 체제	질 향상 운영		환자 권리 및 서비스 만족도 관리	
	환자 안전	직원 안전	환경 안전	

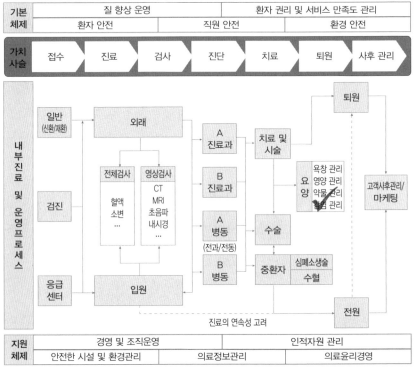

지원 체제	경영 및 조직운영		인적자원 관리	
	안전한 시설 및 환경관리	의료정보관리	의료윤리경영	

※ 감염성 질환 관리의 경우, 병원직원 및 환자의 건강 관리를 위하여 병원 내에서 전사적 영역에서 관리되어야 할 필수적 요소이다.

주요 체크사항

1. 의료기관은 감염성 질환(예: 결핵 등) 발생에 대비한 격리 절차를 수립한다. 격리 절차에는 격리대상, 격리형태, 격리시설, 주의표지 및 준비물품, 격리관련 교육, 필요시 전원 등을 포함할 수 있다.

2. 감염성 질환을 보유한 것으로 확인된 환자는 격리 절차에 따라 격리를 수행한다.

2. 안전한 시설 및 환경 관리

범주	조사 기준
[시설환경 안전 관리체계]	10.1 안전 관리 관련 법규, 검사요건을 준수하며, 물리적·화학적 환경의 위험으로부터 환자, 직원 및 방문객을 보호한다.
[시설환경 안전 관리]	10.2.1 시설물 안전 관리 계획을 수립하고 안전하게 관리한다.
	10.2.2 설비 안전 관리 계획을 수립하고 안전하게 관리한다.
	10.2.3 보안을 유지하고 관리한다.
	10.2.4 위험물질 안전 관리 계획을 수립하고 안전하게 관리한다.

✦ 시설안전 관리체계

조사 기준	10.1 안전 관리 관련 법규, 검사요건을 준수하며, 물리적·화학적 환경의 위험으로부터 환자, 직원 및 방문객을 보호한다.
조사 목적	의료기관은 다양한 형태의 안전사고들이 발생할 가능성을 인식하고, 시설안전 관리 규정에 따라 정기적인 안전 관리를 수행할 뿐 아니라 교육을 통해 직원들에게 안전문화에 관한 인식을 심어 주어야 하며, 이를 통해 환자 및 직원 안전을 보장함으로써 최상의 의료서비스가 제공될 수 있는 기반을 만들기 위해 노력하여야 한다.

	조사항목 (S, P, O)	조사 방법	유형	조사 결과
1	시설의 안전 관리 규정이 있다. (S)	DR	A	☐ 유 ☐ 무
2	시설의 안전 관리 규정은 현행 관련법을 따른다. (S)	ST	A	☐ 유 ☐ 무
3	시설의 안전 관리 규정은 부서 및 담당자의 업무 책임을 포함한다. (S)	ST	A	☐ 유 ☐ 무
4	직원에게 시설의 안전과 관련된 교육을 제공한다. (P)	ST	B	☐ 유 ☐ 무

환자치료와 직원 근무환경에 대한 안전을 유지하기 위해 시설의 점검 및 유지관리를 통해 환자, 보호자, 직원에 대한 위험을 예방하고 피해를 최소화하는 것에 '시설안전 관리'의 목적이 있다.

병원의 시설안전 관리 규정은 법적 관리영역과 자체 관리영역을 구분하여 수립한다.

시설안전 관리 규정은 시설안전은 물론, 보안, 유해물질 관리, 재난관리, 소방 관리, 의료장비 관리, 설비시스템 관리를 포괄해야 한다. 그리고 시설안전 관리 부서 및 담당자를 두어 업무책임을 부여한다. 시설물 관리의 최종책임자는 병원장, 총괄책임자는 행정부원장, 계획 수립 및 실무책임자는 시설 관리팀장 등으로 정하고 세부조직도에 따른 담당 관리자를 지정하여 관리해야 한다.

[그림 7-9] 시설환경 안전 관리체계

STEP 1	분야별 시설 현황 파악	• 관련 시설의 종류, 수량, 위치, 운영 특성 등 파악 • 주요 특성에 따라 분야별로 구분 관리
STEP 2	분야별 담당자 및 관리자 지정	• 분야별 설비 세분화 − 분야 및 세부 분야로 설비 구분　　− 담당자 및 관리자 지정 − 면허, 전공, 경력을 고려
STEP 3	분야별 안전 관리 계획 수립 및 실시	• 안전 관리 계획 수립 − 담당자, 관리자, 행정부원장이 상호 협의하여 수립 − 운전, 유지 및 보수, 안전점검의 내용 포함
STEP 4	분야별 사고 발생 시 보고체계 구축	• 사고 보고체계 수립 − 주요 발생 가능한 사고 유형별 보고체계 − 즉각 응급조치 및 대응방법 수립
STEP 5	분야별 안전교육 계획 수립 및 실시	• 전 직원 관련자 교육 실시 − 연 1회 이상 교육계획서에 의거한 교육 실시

계획은 행정부원장의 책임하에 분야별 담당자들과 협의로 수립하며 매년 검토를 실시해야 한다. 또한 안전사고 발생 시에는 절차에 따라 즉각적으로 보고가 이뤄져야 한다. 시설안전 관리 규정에는 작업 시 안전수칙 지침 마련도 포함하여 직원 및 외부직원을 보호해야 한다.

직원들의 안전을 위해 일반 안전 교육, 시설안전 교육, 소방 교육을

[표 7-2] 시설안전 관리 관련 법령

구분	법령
화재 안전 관리	《소방시설 설치 및 안전 관리에 관한 법률》 및 동법 시행령, 동법 시행규칙
시설물 안전 관리	《시설물의 안전 관리에 관한 특별법》 제6조 안전점검의 실시 제7조 정밀안전진단의 실시
설비 안전 관리	《전기사업법》 제65조 정기검사 제66조의2 여러 사람이 이용하는 시설 등에 대한 전기안전점검
	《전기사업법 시행규칙》 제32조 정기검사의 대상·기준 및 절차
	《수도법》 제33조 급수설비에 대한 소독 등 위생조치
	《수도법 시행규칙》 제22조의5 청소, 위생점검, 수질검사 및 조치결과의 기록·보관
	《다중이용시설 등의 실내공기질관리법》 제5조 실내공기질 유지기준 제6조 실내공기질 권고기준 제12조 실내공기질의 측정
	《고압가스 안전관리법》
위험물질 안전 관리	《위험물안전관리법》》
	《산업안전보건법》
	《폐기물관리법》

병행하여 실시해야 한다. 유해물질 취급 교육, 소방 교육, 응급 발생 시
행동요령 등을 중점적으로 교육해야 한다. 연 1회 이상 교육계획서에
의거하여 실시하고, 해당 교육의 기록을 1년간 총무팀에서 보존한다.

[그림 7-10] 프로세스상에서 발생 가능한 이슈파트 - 시설 관리

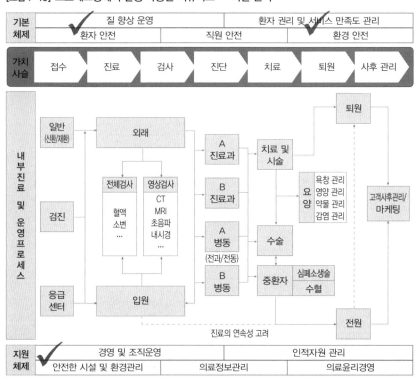

※ 시설 관리의 경우, 병원직원 및 환자의 건강 관리를 위하여 병원 내에서 전사적 영역에서 관리되어야 할 필
수적 요소이다.

주요 체크사항

1. 의료기관의 시설안전 관리 규정은 다음과 같은 내용을 포함할 수 있으며, 법적 관리영역과 자체 관리영역을 구분하여 수립한다.
   • 부서 및 담당자의 업무책임
   • 작업안전 수칙
   • 화재 안전 관리: 소방점검, 신고체계, 직원 업무분담, 피난계획(피난층 위치, 안전구획 위치, 피난시설의 위치와 피난경로 설정), 환자 및 직원 등의 대피 장소에 대한 배치, 환자유형별 대피 및 환자후송 등
   • 시설물 안전 관리
   • 설비 안전 관리: 전기, 물 공급 및 수질, 의료가스(이동식 산소공급장치 포함) 및 진공, 공기질 등과 관련된 설비
   • 보안관리: 신분증 착용, 통제구역 출입통제, 보안사고·도난 등의 발생예방, 사고발생 시 처리 절차, 직원 보안교육 등
   • 위험물질 안전 관리: 위험물질 목록 관리, 보관 및 취급, 직원 교육 등
   ※ 위험물질 목록이란, 의료기관에서 인체 및 환경에 유해한 영향을 미칠 가능성이 있는 물질(예: 유해화학물질, 의료폐기물, 방사성물질 등)을 정의해 놓은 것을 의미한다.
   • 시설안전관련 직원 교육에 대한 사항 등

2. 시설안전 관리 규정은 현행 관련법을 기반으로 하여 수립한다.
   ※ 의료기관이 해당 시설의 법적 관리주체(해당 시설의 관리자로 규정된 자나 소유자)가 아닌 경우는 법적 관리영역은 규정에서 제외
   • 화재 안전 관리
     – 《소방시설 설치 및 안전 관리에 관한 법률》 및 동법 시행령, 시행규칙
   • 시설물 안전 관리
     – 《시설물의 안전 관리에 관한 특별법》 제6조 안전점검의 실시, 제7조 정밀안전진단의 실시
   • 설비 안전 관리
     – 《전기사업법》 제65조 정기검사, 《전기사업법》 시행규칙 제32조 정기검사의 대상·기준 및 절차
     – 《전기사업법》 제66조의2 여러 사람이 이용하는 시설 등에 대한 전기안

전점검
- 《수도법》 제33조 급수설비에 대한 소독 등 위생조치
- 《수도법 시행규칙》 제22조의5 청소, 위생점검, 수질검사 및 조치결과의 기록·보관
- 《다중이용시설 등의 실내공기질관리법》 제5조 실내공기질 유지기준, 제6조 실내공기질 권고기준
- 《다중이용시설 등의 실내공기질관리법》 제12조 실내공기질의 측정
- 《고압가스 안전관리법》
• 위험물질 안전 관리
- 《위험물안전관리법》, 《산업안전보건법》
- 《폐기물관리법》

✛ 시설물 안전 관리체계 - 시설물 안전 관리 계획

조사 기준	10.2.1 시설물 안전 관리 계획을 수립하고 안전하게 관리한다.
조사 목적	시설물에 대한 위험요인을 파악하기 위해 정기적인 유지, 보수, 개선계획을 수립하고 이를 수행하여 안전한 의료서비스 환경을 조성하기 위해 노력하여야 한다.

	조사항목 (S, P, O)	조사 방법	유형	조사 결과
1	시설물 안전 관리 계획이 있다. (S)	ST	A	☐ ☐ 유 무
2	계획에 따라 시설물을 안전하게 관리한다. (P)	ST	B	☐ ☐ ☐ 상 중 하

시설안전은 의료기관 건물, 시설, 장비로부터 발생하는 유해 및 위험이 제기되지 않는 것이다. 보안은 위험이나 망실에 대비하여 안전한 상태로 보호되는 것으로 방범, 방재, 진료체계 유지를 위한 모든 지원 활동을 포함한다. 위험물질 관리는 방사선 물질과 그 폐기물, 유해화학물질, 의료폐기물의 안전한 사용부터 폐기까지의 모든 과정에서 안전을 확보하는 것을 말한다. 재난 관리는 유행성 질환, 재난, 응급상황에 대한 계획수립 및 대응방법을 포함한다. 소방안전 관리는 화재로부터 인명과 재산을 보호하기 위한 활동이다. 의료기기 예방점검은 의료기기로 파생되는 모든 문제를 예방하고 정상적 작동을 점검하는 것을 말한다. 설비시스템 관리란 전기, 수도를 포함한 주요 시스템을 유지·관리 하는 활동을 말한다.

의료기관은 시설과 안전 관리 계획을 수립하고 이를 직원들과 공유해야 한다. 안전 및 보안(안전 관리 정책, 보안관리 정책, 시설안전점검), 위험물질(위험물질 관리계획서), 소방(소방계획서, 재난 관리 정책), 의료장비(의료기기관리계획서), 설비시스템(설비시스템 관리 정책) 등의 분야로 구분하여 세부 관리방법을 계획한다.

관련 작업 간에는 작업준비 시 현장책임자는 모든 작업자에게 관련 안전 및 의료 관련 감염교육을 실시하고 보호구를 정확히 착용했는지 확인해야 한다. 작업은 2인 1조를 원칙으로 한다.

병원이 본인 소유가 아니어서 법적 관리가 어려운 경우(예: 임대 사용)에는 법적 영역의 관리는 할 수 없으나 소유주(또는 관리자)로 하여금 법적 관리영역에 대해 요청하도록 하여 병원을 이용하는 환자나 보호자, 그리고 직원의 안전을 위해 노력해야 한다. 이렇게 건물 소유주나 관리자에게 법적 관리영역을 요청하는 경우에는 그 근거자료를 보관하여 필요시 사용한다.

시설관리를 외부 위탁업체에 위탁하는 경우에는 인증조사기준에 맞게 관리하여야 하며 모든 관련서류는 확인하여 보관하여야 한다.

주요 체크사항

1. 의료기관은 시설안전 관리 규정에 따라 시설물의 유지를 위해 계획을 수립하고, 필요시 보수 및 개선계획을 추가로 수립할 수 있다. 시설물 안전 관리 계획의 내용은 다음을 포함할 수 있다.
   - 유지계획: 점검대상, 점검일정, 담당자, 소요예산 등
   - 보수 및 개선계획: 대상 시설물, 보수 및 개선일정, 담당자, 소요예산 등

2. 의료기관은 시설안전 관리 규정에 근거하여 수립된 시설물 안전 관리 계획에 따라 시설물을 관리한다. 보안이란 분실, 파손, 조작 또는 권한이 없는 자의 접근으로부터 보호하는 활동을 말한다.

✚ 시설물 안전 관리체계 – 설비 안전 관리 계획

조사 기준	10.2.2 설비 안전 관리 계획을 수립하고 안전하게 관리한다.
조사 목적	전기, 물 공급 및 수질, 의료가스 및 진공, 공기질 등과 관련된 설비의 위험요인을 파악하기 위해 정기적인 유지, 보수, 개선계획을 수립하고 이를 수행하여 안전한 의료서비스 환경을 조성하기 위해 노력하여야 한다.

	조사항목 (S, P, O)	조사 방법	유형	조사 결과
1	설비 안전 관리 계획이 있다. (S)	ST	A	☐ ☐ 유 무
2	[시범] 계획에 따라 전기설비 안전 관리를 수행한다. (P)	ST	B	☐ ☐ ☐ 상 중 하
3	[시범] 계획에 따라 물 공급 및 수질관리를 수행한다. (P)	ST	B	☐ ☐ ☐ 상 중 하
4	[시범] 계획에 따라 의료가스 및 진공설비 안전 관리를 수행한다. (P)	ST	B	☐ ☐ ☐ 상 중 하
5	[시범] 계획에 따라 실내공기질 관리를 수행한다. (P)	ST	B	☐ ☐ ☐ 상 중 하

기계설비 및 장비 등의 점검과 보수, 전기·급수설비·가스·진공설비·공조설비에 관한 예방점검과 유지관리 등을 통해 환자에 대한 의료서비스 제공에 지장이 없도록 하는 것에 설비 안전 관리에 목적이 있다.

의료기관은 시설과 설비시스템의 예방점검과 유지관리의 효율적 운영을 위하여 절차를 수립하고 수행해야 한다. 각 부문별로 담당부서를 지정하고 세부담당자를 지정해서 시설과 안전 관리 계획을 수립하고 이를 전 직원과 공유해야 한다.

의료기관에서 안전사고 및 비상상황이 발생할 경우에는 보고체계에 따라 즉각적으로 보고하는 것이 필요하며, 직무별 담당 직원에 대한 교육을 월 1회 실시하고 교육실시 결과를 작성하여 보관한다.

'전기설비'는《전기사업법 시행령》제42조의3 규정에 의하여 의료기관의 전기설비에 대한 효율적 공급과 안전 관리가 필요하며,《전기사업법》제73조 규정에 의하여 전기안전관리자와 전기안전 관리보조원을 선임해야 한다. 이들은 전기설비의 공사 및 운용에 관한 안전 관리의 감독의무를 가지며 법령 및 규정을 준수하여 공사 및 운용에 대한 감독 직무를 성실히 수행해야 한다.

전기안전관리자는 부재 시 업무대행자를 사전에 지명해야 하며 해당 분야 국가기술자격증 소지자, 관련학과 졸업자, 전기안전 관리보조원, 일상운용을 위한 운전 및 조작이 가능한 자가 업무대행이 가능하다.

수전실과 전로에 대한 감시, 평상 및 이상 시에 운전순서·방법·지휘계통, 사고 시 수리·사용정지 결정 등에 대한 기준을 정하여 관리하며 해당 내용이 수전실이나 기타 종사자가 보기 쉬운 곳에 게시하여야 한다.

전기설비는 2년에 1회 정기점검, 매일 1회 일상점검을 실시한다. 비상발전기는 2주 1회 시운전 및 점검하고 무정전장치(UPS)는 수시 점검하고 배터리 전압을 측정한다. 모든 점검은 점검일지에 1년간 기록하여 보존해야 한다. 또한 매월 관련 종사자는 직무 교육을 실시하고 교육결과를 작성하여 별도 보관해야 한다.

만약 전기설비에 대한 설치·개조 공사계획이 입안될 경우 전기안전관리자의 의견을 반영하여야 하며, 전기안전관리자는 전기설비의 안전한 운용을 위하여 연간 보수계획을 입안하여 의료기관의 장에게 보고해야 한다.

전기안전관리자는 비상상황 발생 시 전기설비의 안전을 위하여 지휘감독의 의무가 있으며, 필요에 따라 송전을 정지할 수 있다. 전기설비의 안전 관리상 책임 분계점은 일반적으로 PAD S/W 2차 접속점에 설치한 개폐기의 전원측 단자를 기준으로 한국전력공사와 책임분계를 한다.

전기설비 및 장소 중 위험이 인지되는 곳에는 사람의 주의를 환기할 수 있는 경고표시를 해야 하며, 안전 관리를 위한 필요 측정장비는 의료기관 내에 구비해야 한다. 《전기사업법》 제65조 정기검사, 동법 시행규칙 제32조 정기검사의 대상·기준 및 절차 등에 의거하여 해당 병원은 정기검사를 실시한다. 또한 동법 제66조의2 여러 사람이 이용하는 시설 등에 대한 전기안전점검도 실시한다.

의료기관은 '급수설비' 관리를 통해 환자, 보호자, 방문객, 직원에게 안정적인 용수를 공급해야 하며 정기적인 수질관리 및 검사를 통해 효과적인 사전점검 및 유지관리가 요구된다.

저수조 청소 및 위생점검을 주기적으로 실시해야 하며, 수실은 정기적 모니터링해야 한다. 인공신장실 용수는 별도관리하고 정기적으로 모니터링하고, 급수설비의 점검과 유지보수를 주기적으로 실시하며 비상사태 시 대처방안을 계획해야 한다.

급수설비 관리자는 급수설비 현황파악 및 운전, 주기적인 설비점검 및 보수관리, 사고 시 응급조치 등을 해야 한다. 또한 법령 및 각종 규정에 준수하여 상수도 및 지하수에 대한 상시적인 감시관리체계를 구축해야 한다.

일상점검은 매일 1회, 정기점검은 매월 1회 실시하고 점검일지는 1년간 기록하고 보존해야 한다.

저수조 청소는 연 2회 이상하며 소독필증을 2년간 보존해야 한다. 저수조 수질검사는 연 1회하며 검사성적서는 1년간 보존해야 한다. 지하수 수질검사는 3년마다 1회하며 검사성적서는 3년간 보존해야 한다. 정수기 수질검사는 연 1회 실시하며, 검사성적서는 1년간 보존해야 한다. 단, 인공신장실 용수의 수질검사는 인공신장실에서 자체적으로 관리한다.

'의료가스 및 진공시스템'은 진료를 통해 환자 생명과 직결되므로 24시간 사용이 가능하도록 유지·점검·보수하며, 항상 안전과 청결을 확보해야 한다.

의료기관에서는 압축산소(O_2), 액체산소(LO_2), 이산화탄소(CO_2), 아산화질소(N_2O), 질소(N_2), 압축공기(compressed air), 진공흡인(vacuum) 등이 의료를 위해 준비되어 있어야 한다.

의료가스 관리자 및 근무자는 의료가스설비 현황파악 및 운전, 주기적인 설비점검 및 보수관리, 사고 시 응급조치 등을 해야 한다. 또한 관리자는 법령 및 각종 규정에 준수하여 설비를 관리·운용하고 의료가스 및 진공설비에 대한 상시적인 감시관리체계를 구축해야 한다.

의료가스 용기는 보관함이나 개별로 고정해서 보관하며, 실병과 공병을 구분하여 운용해야 한다. 이동 시에는 안전사항에 유의하며, 이동용 산소용기(Portable O₂)의 경우는 30kg/cm² 이상 유지되도록 압력관리를 실시해야 한다.

화재발생 시 환자를 병실 밖으로 이동시키고 산소를 필요로 하는 중환자는 선별하여 이동용산소용기를 통해 산소를 공급한다. 화재가 지속적으로 확산되면 화재 영향권에 있는 배관의 의료가스를 차단한다. 의료가스의 차단에 앞서 수술실, 중환자실, 응급실, 주요 병동에 확인하여 차단여부를 결정해야 한다.

일상점검은 매일 1회, 정기점검은 매월 1회하며 점검일지는 1년간 기록하고 보존한다. 또한 연 1회 정기검사를 실시하고 관련 서류는 1년간 보존한다.

의료기관은 '공조설비' 관리를 통해 환자, 보호자, 방문객, 직원에게 실내의 온도, 습도, 냄새, 세균 등을 효과적으로 관리하여 쾌적한 진료환경이 될 수 있게 효과적인 사전점검 및 유지관리가 요구된다.

공조설비 관리자는 공조설비 현황파악 및 운전관리를 하고 정기적인 공조설비, 급배기용 환기설비, Fan Filter Unit에 점검 및 유지보수, 사고 시 응급조치 등을 실시해야 한다. 더불어 각종 여과지를 관리하고 관리주기에 맞춰 교체해야 한다.

의료기관은 다중 이용시설이기에《다중이용시설 등의 실내공기질 관리법》에 따른 실내 공기질을 관리하고 법 규정에 맞게 유지하도록 노력해야 한다.

일상점검은 매일 1회, 정기점검은 매월 1회하며 점검일지는 1년간 기록하고 보존한다. 실내공기질 관리법에 따라 연 1회 실내공기오염도를 검사하며, Filter는 연 1회 교체하며 관련서류는 1년간 보존해야 한다.

의료기관은 '오·폐수'를 관리하여 수질오염을 저감시켜 수질 및 수생태계 보전에 관한 법률에 따라 규정을 준수하는 배출이 요구된다.

오·폐수 설비 관리자는 오·폐수 설비 현황파악 및 운전, 오·폐수 감시, 공사·유지 및 운용, 사고 시 응급조치 등을 위해 다양한 활동을 실시해야 한다.

일상점검은 매일 1회하며 점검일지는 1년간 기록하고 보존한다. 정화조 청소는 연 1회 실시하며 청소확인서는 1년간 보존한다. 폐수수질검사는 연 1회 실시하고 시험성적서는 1년간 보존한다.

의료기관은 환자, 보호자, 방문객, 직원들이 의료 및 간병활동에 지장이 없도록 냉난방 기기의 효율적 운영이 요구된다.

기계설비 관리자는 기계설비 현황파악 및 운전, 온도 및 압력 감시, 공사·유지 및 운용, 사고 시 응급조치 등을 위해 다양한 활동을 실시해야 한다.

일상점검은 매일 1회, 정기점검은 매월 1회하며 점검일지는 1년간 기록하고 보존한다. 보일러 개방검사와 세관작업은 연 1회 실시하고 관련 기록은 1년간 보존한다. 냉난방 절환은 연 1회 실시해야 한다.

의료기관은 《승강기시설 안전관리법》 제16조에서 규정한 '승강기' 이용자 및 운행 관리자의 의무를 지키기 위한 관리가 필요하다.

승강기 이용자는 지정된 용도에만 사용, 정원준수 탑승 등의 안전관리 사항을 준수해야 한다.

승강기 운행 관리자를 지정하여 관리토록 하고, 운행 관리자는 선임과 동시에 관리자 교육을 이수해야 한다. 승강기 운행 관리자는 승강기 현황파악 및 운전, 고장·수리, 표준부착물 관리, 비상열쇠 관리, 사고 시 응급조치 등을 위해 다양한 활동을 실시해야 한다.

일상점검은 매일 1회하며 점검일지는 1년간 기록하고 보존한다. 정기점검 및 수시점검을 매월 1회하며 점검표는 1년간 기록하고 보존한다. 정기검사는 연 1회 실시하며 합격증명서는 1년간 보존한다.

〈개인정보 보호를 위한 공공기관의 CCTV 설치 운영지침〉 제5조에서 규정한 CCTV의 설치·운영·화상정보 보호를 위하여 부속관리가 필요하다.

CCTV에는 50×30cm 규격의 안내판을 작성하여 설치목적, 촬영범위, 촬영시간, 관리자, 담당부서, 연락처를 기재한다.

CCTV는 디지털영상기록(DVR, digital video recorder)을 통해 24시간 상시 운영하며 수집된 영상은 촬영일로부터 최대 30일간 보유해야 한다. 녹화된 영상은 시설팀 DVR 하드디스크에 저장하는 것을 원칙으로 한다.

영상 정보주체의 권리행사 및 불복수단은 서명 또는 정보통신망을 이용하여 행사할 수 있으며, CCTV로 인하여 권익을 침해받았을 경우 행할 수 있다.

영상정보의 열람을 원할 경우 영상정보열람신청서를 작성하여 총무

[표 7-3] 설비별 안전점검 계획표 예시

설비구분	세부설비	형태	시기
전기	전기일반	일상점검	일 1회
		정기점검	2년에 1회
	비상발전기	시운전 및 점검	2주에 1회
급수	급수설비	일상점검	일 1회
		정기점검	월 1회
	저수조	청소	연 2회
		수질검사	연 1회
	지하수	수질검사	3년에 1회
	정수기	수질검사	연 1회
의료가스 및 진공		일상점검	일 1회
		정기점검	월 1회
		정기검사	연 1회
공조		일상점검	일 1회
		정기점검	월 1회
		실내공기오염도검사	연 1회
오·폐수	오·폐수 일반	일상점검	일 1회
	정화조	청소	연 1회
기계	기계 일반	일상점검	일 1회
		정기점검	월 1회
	보일러	개방검사	연 1회
		세관작업	연 1회
		냉난방 절환	연 1회
승강기		일상점검	일 1회
		정기점검	월 1회
		정기검사	연 1회

팀에게 제출하고 부서장의 승인 후 열람할 수 있다. 영상정보를 정보주체 및 제3자에게 열람·제공한 경우 입출력자료 관리대장에 기록하여 관리해야 한다. 영상정보의 열람·재생은 보관 장소에서 실시하며 영상정보를 설치목적 이외의 용도로 활용하거나 접근권한이 없는 자에게 열람·제공해서는 안 된다. 단, 정보주체의 동의, 다른 법률에 특별한 규정, 범죄 수사와 공소 제기, 법원의 재판업무수행, 언론보도 등의 예외를 둘 수 있다.

주요 체크사항

1. 의료기관은 시설안전 관리 규정에 따라 보안의 유지 및 관리를 위해 계획을 수립한다. 계획의 내용은 통제구역 모니터링(예: 정기적인 순찰, CCTV 운영 등), 보안사고·도난 발생 예방을 위한 활동, 직원 보안교육, 취약점 보완을 위한 개선 등을 포함할 수 있다.

2. 의료기관은 시설안전 관리 규정에 근거하여 수립된 보안계획에 따라 보안 관련 활동을 수행한다.

✚ 시설물 안전 관리체계 – 보안 유지 및 관리

조사 기준	10.2.3 보안을 유지하고 관리한다.
조사 목적	사고와 상해를 예방하고 안전한 의료서비스 환경을 조성하기 위해 보안과 관련된 위험을 파악하여 보안계획을 수립하고 이를 수행하여야 한다.

	조사항목 (S, P, O)	조사 방법	유형	조사 결과		
1	보안에 관한 계획이 있다. (S)	ST	A	☐ 유	☐ 무	
2	계획에 따라 보안 관련 활동을 수행한다. (P)	ST	B	☐ 상	☐ 중	☐ 하

환자의 보안과 관련된 위험이 사고와 상해로 가는 것을 방지하고, 안전한 의료서비스 제공을 지원하기 위한 보안체계를 수립·운영하는 것에 보안관리의 목적이 있다.

보안관리는 위험이나 망실에 대비하여 보호되고 안전한 상태를 유지하기 위한 각종 방범, 진료체계 유지를 지원하는 활동을 말하며, 보안사고는 내외부 인적 위험으로부터 발생하는 사고로서 각종 분실·도난·폭력사고 등이 있다.

의료기관은 환자 안전을 위하여 보안계획을 수립하며 환자 안정을 위한 통제구역을 지정하고 모니터링해야 한다.

보안근무자는 24시간 지정된 장소에서 경비 및 안내 업무를 수행한다. 응급실 근무자의 경우 휴일과 야간에 응급센터 내 질서유지 및 출입자 통제, 차량주차통제 등을 담당한다. 또한 야간근무 시간 중에는 보안관리를 위해 출입문을 통제하고, 3회의 정기순찰과 필요시 수시 순찰을 실시해야 한다.

병실에 사람이 없을 때를 틈타거나 보호자·의료진을 사칭하는 수법 등으로 보안 및 도난 사고가 빈번히 발생한다. 이에 각 병동 및 주출입구, 취약구역에는 통합감시장비 혹은 CCTV를 구축하고 상시운용하며 지정된 순찰코스로 정해진 시간에 순찰을 실시한다. 순찰 간 환자 안내를 비롯하여 각종 공간의 시건 여부를 재차 확인한다.

열쇠는 사용부서에서 관리하되 비상상황을 대비하여 비상열쇠를 시설 관리팀에 특수 보관해야 한다. 전자식 잠금장치는 3개월마다 비밀번호를 변경해야 한다.

외래 및 병실에서 도난 사고가 발생할 경우 최초 접수 직원은 총무팀에 사건을 통보하며 사건을 통보받은 담당자는 부서장에게 보고하고 관할 경찰서에 신고한다. 보안직원과 총무팀 직원은 현장을 확인하고 상황을 파악하며 현장보전 및 주변 수색을 실시한다. 경찰이 도착하면 피해사실을 경찰에 인계하고 경찰의 요청에 협조한다. 담당부서는 사건 발생경위서를 작성하여 부서장에게 보고하고 부서장은 해당 사건의 보완체계와 개선점을 찾아 관리하여야 한다.

환자 및 보호자가 입원 시 보안사고 및 도난 예방교육 실시도 병행해야 한다.

비상계단, 휴게실과 같이 보안이 취약한 지역을 설정하여 관리하고 순찰 시 집중적으로 관리한다. 해당 부서로부터 호출 시 바로 출동할 수 있는 체계를 구축하며, 보안직원이 상황을 해결할 때까지 인접 및 지원부서와 연계하여 협업체계를 구축한다.

환자의 안전을 위해 환자의 출입을 금지하는 지역을 통제구역으로 설정하여 환자에게 공지해야 한다.

보안직원은 의료기관 시설과 인원을 보호하고 질서를 유지하며 직원 및 내원객이 의료기관을 쾌적하게 이용할 수 있도록 노력해야 한다. 이를 위해 지정된 근무지에서 성실히 근무하며 단정한 용모와 지정된 복장·장구류를 착용한다.

순찰 시에는 현장에서 조치가 가능한 것은 조치하되, 불가능한 것은 보안팀장 혹은 총무팀에게 즉시 보고한다. 근무 및 순찰 간 거수자(거동수상자)나 잡상인의 출입을 통제하고 의료서비스의 제공이 가능한 환경이 되도록 만반의 준비를 해야 한다.

비상연락망과 각종 보고체계도를 항시 비치하여 비상근무체제를 유지한다. 손전등, 촛불 등 비상용품은 항시 사용이 가능하도록 관리하며 인화물질의 보관은 금해야 한다. 비상사태가 발생하면 즉시 응급조치를 취하고 직속상관 혹은 당직관리자에게 보고하여 그 지시에 따라 행동하도록 한다.

주요 체크사항

1. 의료기관은 시설안전 관리 규정에 따라 설비의 유지를 위해 계획을 수립하고, 필요시 보수 및 개선계획을 추가로 수립할 수 있다. 계획의 내용은 다음을 포함할 수 있다.
   - 유지계획: 점검대상, 점검일정, 담당자, 소요예산 등
   - 보수 및 개선계획: 대상 설비, 보수 및 개선일정, 담당자, 소요예산 등

✦ 시설물 안전 관리체계 – 위험물질 안전 관리 계획

조사 기준	10.2.4 위험물질 안전 관리 계획을 수립하고 안전하게 관리한다.
조사 목적	유해화학물질, 폐기물 등 위험물질과 관련된 위험을 예방하고 안전한 의료서비스 환경을 조성하기 위해 위험물질 안전 관리계획을 수립하고 이를 수행하여야 한다.

	조사항목 (S, P, O)	조사 방법	유형	조사 결과
1	위험물질 안전 관리 계획이 있다. (S)	ST	A	☐ ☐ 유 무
2	계획에 따라 위험물질을 안전하게 관리한다. (P)	ST	B	☐ ☐ ☐ 상 중 하

위험물질 안전관리는 병원에서 취급하는 의료폐기물, 유해물질(이하 "위험물질"이라 한다.)로부터 안전을 확보하고 재해를 예방하여 효율적으로 관리하기 위함이다. 그리고 병원의 유해화학물질을 취급하는 직원의 안전 및 건강권을 확보하고 나아가 병원을 찾는 환자, 보호자, 방문객의 안전을 유지하는 것에 의료기관 유해화학물질 안전 관리의 목적이 있다.

유해화학물질은 《산업안전보건법》 및 《유해화학물질관리법》에 의해 정의된 유해물질이다. 유해화학물질은 폭발성·산화성·극인화성·고인화성·금수성 등의 물리적 위험성, 고독성·독성·유해성·부식성·자극성·과민성·발암성·변이원성·생식독성 등의 선상상 장해성, 기타 환경적 유해성을 가진 물질이다. 단, 《원자력법》에 따른 방사성 물질, 《약사법》에 따른 의약품과 의약외품, 《마약류 관리에 관한 법률》에 따른 마약류, 《화장품법》에 따른 화장품, 《농약관리법》에 따른 원제와 농약, 《비료관리법》에 따른 비료, 《사료관리법》에 따른 사료, 《고압가스 안전관리법》에 따른 독성가스는 제외한다.

의료기관은 물리적 위험성, 건강상 장해성, 환경적 유해성과 기관 의료상황을 고려하여 물질안전보건자료(MSDS, Material safety data sheet)를 작성하여 관리한다. 물질안전보건자료에는 유해화학물질의 명칭, 저장, 취급, 운반, 폐기, 폭발 및 화재에 따라 대처방법과 응급조치요령을 기재하여야 한다.

의료기관은 사용되는 유해화학물질의 목록과 물질안전보건자료를

[그림 7-11] 위험물질 안전 관리체계

STEP 1	보건관리자 및 관리감독자 지정	• 의료기관의 장은 유해화학물질 보건관리자를 지정하고, 각 유해화학물질사용 단위 부서장을 감독관리자로 운영
STEP 2	유해화학물질 현황 파악	• 산업안전보건법 및 유해화학물질 관리법에 의해 정의된 유해물질 현황 파악
STEP 3	유해화학물질 목록 작성 및 비치	• 기관 및 부서 단위로 정의된 유해화학물질 목록을 작성 후 열람 가능하도록 비치
STEP 4	물질안전보건 자료 작성 및 비치	• 유해화학물질 명칭, 저장, 취급, 운반, 폐기, 폭발 및 화재 대처방법, 응급조치요령 등을 기재
STEP 5	보호장비 배부	• 부서별로 사용되는 유해화학물질 에 적용되는 보호장비를 배부
STEP 6	직원 교육	• 연 1회 이상 정기교육 및 필요에 따라 수시교육을 실시 • 유해화학물질 종류, 안전취급법, 누출 시 처리법 등을 교육

비치하고 관련 직원은 그 내용을 숙지하고 있어야 한다.

의료기관의 장은 기관의 유해화학물질 보건관리자를 지정하고, 각 유해화학물질을 사용하는 단위 부서장을 관리감독자로 운영한다.

관리감독자는 연 2회 유해화학물질 사용실태 조사를 통해 유해화학물질 목록을 보건관리자에게 보고한다. 보건관리자는 부서별 방문을 통해 추가조사를 실시할 수 있다. 또한 특정 부서의 요청이 있을 경우 수시로 유해화학물질 목록을 수정할 수 있다.

예방적 프로그램(Preventive safety program)을 위해 물질안전보건자료(MSDS), 유해화학물질 보관지침을 마련하여 관리해야 한다. 물질안전보건자료는《산업안전보건법》제41조에 근거하며 각 부서장은 새로운 유해화학물질 도입 전 공급회사로부터 물질안전보건자료를 제출 후 비치하며 보건관리자에게 물질안전보건자료와 유해화학물질목록 등재를 건의한다. 부서에서 취급하는 유해화학물질은 목록화하여 관리하고 보건관리자는 물질안전보건자료를 비치하여 누구든지 열람이 가능케 해야 한다. 또한 그 목록과 물질안전보건자료는 상시 갱신을 통해 최신의 자료로 유지해야 한다. 부서별 관리감독자는 물질안전보건자료를 기반으로 경고표지 물질은 보관용기에 해당 표지를 부착해야 한다.

유해화학물질은 지정된 저장장소에 보관하며 시약을 보관하는 곳은 통풍이 잘되는 냉암소를 원칙으로 한다.

보건관리자는 직원의 안전을 위하여 물질안전보건자료를 바탕으로 보호장비를 필요 부서에 배부해야 한다. 방독마스크와 카트리지,

1급·2급 방진마스트, 보안경 등을 불출하고 관리대장을 통해 그 현황을 기록한다. 불출한 보호장비는 착용법, 보관법, 교환주기, 신청방법을 보건관리자가 관리감독자에게 교육하며, 불출된 보호장비는 관리감독자가 책임 관리해야 한다. 보호장비의 분실과 파손이 발견된 경우는 즉각 관리감독자를 통해 보건관리자에게 보고하며 보건관리자는 이를 지원해야 한다. 보호장비의 사용 시에는 사용대장에 사용일자, 사용장비, 사용자 등의 현황을 기록하여 관리해야 한다.

《산업안전보건법》제42조 및《산업안전보건법 시행규칙》제93조 제1항에 근거한 유해환경으로 인해 작업환경측정대상 유해인자에 노출되는 작업장과 해당 근로자는 일정주기별로 작업환경측정 대행기관을 통해 유해인자를 측정하고 측정 결과를 의료기관의 장에게 보고 후 부서별로 통보해야 한다. 노출기준 초과부서 및 초과위험부서는 작업환경·작업공정 변경 및 보호구 추가착용 등을 고려해야 하고 위험이 있는 부서 근무 직원은 특수건강검진을 통해 건강 관리를 실시해야 한다. 이때 모든 제반비용은 의료기관이 부담해야 한다.

유해화학물질에 노출된 직원이 있을 경우 신속한 응급처치를 실시해야 한다. 피부·눈에 유해화학물질 접촉 시 흐르는 물에 15분간 세척하며, 의복에 유해물질이 묻었을 경우에는 즉시 의복을 벗은 후 피부를 물로 씻어내야 한다. 흡인 시에는 오염되지 않은 곳으로 이동하여 신선한 공기를 호흡하도록 하고, 먹거나 마신 경우 의식이 있으면 다량의 물을 마시게 하고 토하지 않게 해야 한다. 유해화학물질에 노출(exposure) 혹은 누출(spill) 시에는 부서에 비치된 물질안전보건자료에 따라 대처하고 누출된 화학물질은 전용공구를 통해 흡수제거해야 한다. 사건이 발생하면 바로 부서장을 통해 보고하고 보건관리자에게 알리며, 경중에 따라 필요시 유해화학물질 노출보고서를 작성하여 보건관리자에게 1주일 이내에 제출한다. 각 부서장은 사고원인을 파악하고 대책수립 및 예방활동을 해야 하며, 보건관리자는 이를 지원하기 위해 필요한 조치를 취해야 한다.

유해화학물질을 취급하는 근로자는 연 1회 정기교육 실시 후 교육시간·교육 내용을 기록하여 보존해야 한다. 또한 신규직원 채용 및 배치 시에는 수시교육을 실시하여야 한다. 유해화학물질 사용부서 전체를 대상으로 근로자에게 장해를 유발할 수 있는 화학물질의 종류, 안전취급법, 누출 시 처리법, 보고서 작성법, 물질안전보건자료 및 경고표지 설명, 유해물질별 적합 보호장비, 보호장비 신청법·사용법·관리

[그림 7-12] 시설, 유해물질 경고표시 그림문자

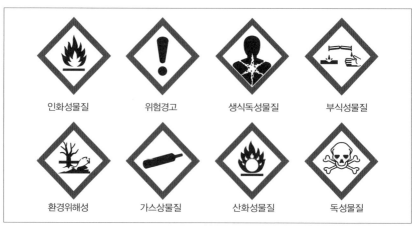

| 인화성물질 | 위험경고 | 생식독성물질 | 부식성물질 |
| 환경위해성 | 가스상물질 | 산화성물질 | 독성물질 |

※ 테두리는 반드시 붉은색으로 표시해야 한다.

법, 발암성물질 취급일지 작성 등에 관한 내용을 교육해야 한다.

병원에서 사용하고 있는 유해화학물질에 대한 유해정도는 안전보건공단 'MSDS(물질안전보건자료) 검색 바로가기', '화학사고 응급대응 정보시스템 - 응급대응정보검색' 등을 참고하면 된다. 그리고 유해화학물질을 취급하는 제조업체나 중간공급업체에 요청해도 된다.

의료폐기물 관리의 경우 의료폐기물이 배출되는 모든 부서에 〈폐기물 관리지침〉을 배포하여 안전하게 관리하도록 하며, 특히 관련 법에서 정한 보관기간을 넘기지 않는다. 그러기 위해서 폐기물관리 담당자는 배출부서에서의 보관기간을 폐기물 처리기간보다 앞당겨 지정해 보관기간을 넘기지 않도록 해야 한다. 예를 들면 폐기물관리법상 일반의료폐기물의 보관기간이 15일인 경우 배출부서에서의 보관기간은 7~10일 정도로 지침을 마련하여 관리하는 것이다. 부서에서의 폐기물 수집장소는 주기적 소독을 시행하며 용기에 뚜껑을 만들어 사용하여 폐기물로 인한 냄새와 교차위험을 최소화해야 한다.

의료폐기물을 안전하게 관리하기 위해서는 병원 내 의료폐기물의 종류, 배출, 운반, 수집, 보관, 처리방법 등에 대한 지침을 마련하고 배출 및 운반 과정에서 위험에 노출되었을 때 대처방안 등을 수립하여야 한다. 그러기 위해서는 먼저 의료폐기물에 대한 안전관리 계획을 수립하여야 한다.

의료폐기물은 격리의료폐기물, 위해의료폐기물, 일반의료폐기물이 있다. 격리의료폐기물은《감염병의 예방 및 관리에 관한 법률》제2조 제1항에 따른 감염병으로부터 타인을 보호하기 위하여 격리된 사람

의료폐기물 도형 및 색상

	재활용 태반	격리	위해	일반
	녹색	붉은색	노란색	검은색

의료폐기물 취급 시 주의 사항

이 폐기물은 감염의 위험성이 있으므로 주의하여 취급하시기 바랍니다.

배출자		종류 및 성질과 상태	
사용개시 연월일		수거 연월일	
수거자		중량(킬로그램)	

※ 사용개시 연월일은 전용용기에 의료폐기물을 최초로 투입한 날을 말한다.

보관시설(보관창고) 세부 기준

- 주 1회 이상 약물소독
- 밖에서 볼 수 없는 구조 외부인의 출입 제한
- 보관 중인 의료폐기물의 종류·양 및 보관기간 등을 적어 넣은 표지판 설치(아래 그림 참조)
- 바닥과 안벽은 타일·콘크리트 등 물에 견디는 성질의 자재로 설치하여야 하며, 세척이 쉽고 항상 청결 유지
- 소독약품 및 장비 비치

〈배출자용〉

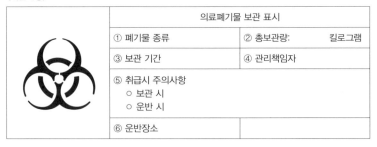

	의료폐기물 보관 표시		
	① 폐기물 종류	② 총보관량:	킬로그램
	③ 보관 기간	④ 관리책임자	
	⑤ 취급시 주의사항 　○ 보관 시 　○ 운반 시		
	⑥ 운반장소		

설치요령

- 보관창고와 냉장시설의 출입구 또는 출입문에 각각 부착
- 규격: 가로 60센티미터 이상×세로 40센티미터 이상(냉장시설의 경우 가로 30센티미터 이상×세로 20센티미터 이상)
- 색깔: 흰색 바탕에 녹색 선과 녹색 글자

에 대한 의료행위에서 발생한 일체의 폐기물을 말하며, 위해의료폐기물은 조직물류폐기물, 병리계폐기물, 손상성폐기물, 생물·화학폐기물, 혈액오염폐기물을 말한다. 그리고 일반의료폐기물은 혈액·체액·분비물·배설물이 함유되어 있는 탈지면, 붕대, 거즈, 일회용 기저귀, 생리대, 일회용 주사기, 수액세트 등을 말한다.

주의할 것은 의료폐기물이 아닌 폐기물로서 의료폐기물과 혼합되거나 접촉된 폐기물은 혼합되거나 접촉된 의료폐기물과 같은 폐기물로 본다는 점이다. 의료폐기물에 해당되지 않는 것은 혈액, 치료제 등의 의료폐기물과 접촉되지 않은 약병·수액병·앰플병·바이알병 및 석고 붕대 등이 있으나 혈액, 치료제 등 의료폐기물과 접촉된 경우에는 의료폐기물로 처리한다.

의료폐기물을 배출함에 있어서는 종류별로 전용용기에 넣어 배출하며 배출 시에는 '의료폐기물 배출 시 주의사항'에 따라 안전하게 배출하도록 한다.

의료폐기물을 운반할 때는 의료폐기물 전용용기가 밀폐 포장된 상태로 운반해야 하며 의료폐기물 수집할 때와 같이 운반 시에도 생활폐기물과 섞이지 않도록 한다.

다음은 의료폐기물의 보관지침이다. 의료폐기물은 발생했을 때(해당 진찰·치료 및 시험·검사행위가 끝났을 때)부터 종류별로 전용용기에 넣어 보관해야 하며 사용 중인 전용용기는 내부의 폐기물이 새지 않도록 관리하고 사용이 끝난 전용용기는 내부 합성수지 주머니를 밀봉한 후 외부용기를 밀폐 포장하여야 하며 재사용은 금지한다.

의료폐기물은 전용 용기에 넣어 밀폐 포장하여 전용 보관창고에 보관하며 전용 보관시설에는 의료폐기물 외에 다른 물건들과 함께 보관할 수 없다. 보관창고는 바깥에서 내부가 보이지 않는 구조로 설치하고 외부인의 출입을 제한한다. 보관창고에는 보관중인 의료폐기물의 종류 및 보관기간 등을 기재한 표지판을 설치한다.

[표 7-4] 물질안전보건자료(MSDS)의 기재사항

구분	내용	
제품 및 제조사 정보	제품명	유해성 분류
	일반적인 특성	제조자·공급자·유통자 정보
	제품의 용도	
구성성분의 명칭 및 조성	명칭	함유량
	CAS No	
유해·위험성	긴급 시 필수적인 정보	잠재적인 건강영향
응급조치 요령	눈에 들어갔을 때	먹었을 때
	피부에 접촉했을 때	
폭발·화재 시 대처방안	인화점	연소 시 발생 유해물질
	자연발화점	소화제
	최저인화한계치	소화방법 및 장비
	최고인하한계치	소화법에 의한 분류
	화재 및 폭발위험	
누출사고 시 대처방법	대처방법	정화 또는 제거방법
취급 및 저장방법	안전취급요령	저장방법 및 주의사항
노출방지 및 보호구 관련 정보	눈 보호	신체 보호
	손 보호	
물리·화학적 특성	외관	증기압
	냄새	비중
	pH	분배계수
	용해도	증기밀도
	끓는점	점도
	녹는점	분자량
	산화성	
안정성 및 반응성	화학적 안정성	분해 시 생성되는 유해물질
	피해야 할 조건	유해중합의 가능성
독성에 관한 정보	노출기준	LD 50 경피
	LD 50 경구	LD 50 흡입
환경 영향 정보	유해 여부	잔류 및 분해성
	수생 및 생태 독성	생체 내 축적 가능성
	토양이동성	
폐기 시 주의사항	《폐기물관리법》상 규제현황	폐기 시 주의사항
	폐기방법	
운송에 필요한 정보	위험물 선박운성 규제	운송 시 주의사항
	ICA/IATA ADR,RID 규제	
법규에 관한 사항	《산업안전보건법》	《유해화학물질관리법》 등
기타 참고사항	참고 및 인용문헌 등	

주요 체크사항

1. 의료기관은 시설안전 관리 규정에 따라 위험물질을 안전하게 관리하기 위한 계획을 수립한다. 계획의 내용에는 위험물질목록 관리(유해화학물질 목록 및 물질안전보건자료(MSDS) 보완 등), 유해화학물질의 보관 및 취급점검, 의료폐기물 처리점검 등을 포함할 수 있다.

의료폐기물의 종류		전용 용기	도형색상
격리의료 폐기물	《감염병의 예방 및 관리에 관한 법률》 제2조 제1항에 따른 감염병으로부터 타인을 보호하기 위하여 격리된 사람에 대한 의료행위에서 발생한 일체의 폐기물	합성수지류 상자형 용기	붉은색
위해의료 폐기물	조직물류폐기물, 병리계폐기물, 손상성폐기물, 생물·화학폐기물, 혈액오염폐기물(재활용하는 태반 제외)	합성수지류 상자형 용기	노란색
	재활용하는 태반	흰색 투명 주머니에 1개씩 포장하여 합성수지류 상자형 용기에 보관	녹색
일반의료 폐기물	혈액·체액·분비물·배설물이 함유되어 있는 탈지면, 붕대, 거즈, 일회용 기저귀, 생리대, 일회용 주사기, 수액세트 등	봉투형 용기 또는 골판지류 상자형 용기	노란색

☞ 물질안전보건자료(MSDS: Material Safety Data Sheet) ☜

⊙ 물질안전보건자료(MSDS: Material Safety Data Sheet)에 포함될 내용
  1. 대상화학물질의 명칭·성분 및 함유량
  2. 안전·보건상의 취급주의 사항
  3. 인체 및 환경에 미치는 영향
  4. 그 밖에 고용노동부령으로 정하는 사항

⊙ 물질안전보건자료의 작성·비치 대상 제외 제제: 《산업안전보건법 시행령》 제32조의2
  1. 《원자력법》에 따른 방사성물질

2. 《약사법》에 따른 의약품·의약외품

3. 《화장품법》에 따른 화장품

4. 《마약류관리에 관한 법률》에 따른 마약 및 향정신성의약품

5. 《농약관리법》에 따른 농약

6. 《사료관리법》에 따른 사료

7. 《비료관리법》에 따른 비료

8. 《식품위생법》에 따른 식품 및 식품첨가물

9. 《총포·도검·화약류 등 단속법》에 따른 화약류

10. 《폐기물관리법》에 따른 폐기물

11. 제1호부터 제10호까지의 물질 외의 물질로서 사업장에서 사용하지 않는 일반 소비자용 제제

12. 그 밖에 고용노동부장관이 독성·폭발성 등으로 인한 위해의 정도가 적다고 인정하여 고시하는 제제

| 제8장 |

의 료 정 보 관 리

범주	조사 기준
[의료정보 관리체계]	11.1 의료정보/의무기록에 대한 규정이 있고, 규정에 따라 업무를 수 행한다.

✦ 의료정보 관리체계

조사 기준	의료정보/의무기록에 대한 규정이 있고, 규정에 따라 업무를 수행한다.
조사 목적	의료기관은 의료진과 직원들이 의료서비스에 대하여 정확하고 효율적 이며, 통합적인 의사소통을 할 수 있도록 의료정보/의무기록 관리에 관 한 문서화된 규정을 수립하여야 한다. 또한 규정에 따른 직원들의 업무 수행 여부를 지속적으로 모니터링하고, 문제점 발견 시 이를 개선하기 위해 노력하여야 한다.

	조사항목 (S, P, O)	조사 방법	유형	조사 결과
1	의료정보/의무기록 관리 규정이 있다. (S)	DR	A	☐ ☐ 유 무
2	규정에 따라 퇴원환자 의무기록을 작성한다. (P)	ST	B	☐ ☐ ☐ 상 중 하
3	규정에 따라 의료정보/의무기록의 접근을 제한하고 관리한다. (P)	ST	B	☐ ☐ ☐ 상 중 하
4	규정에 따라 의무기록 사본 발급을 관리한다. (P)	ST	B	☐ ☐ ☐ 상 중 하
5	규정에 따라 의무기록 대출, 열람 및 반납을 관리한다. (P)	ST	B	☐ ☐ ☐ 상 중 하

의료정보에 관한 지침은 의무기록의 작성 및 보관, 열람, 출력, 정정, 접근 및 이용권한 등의 체계적 관리를 통해 의료진과 직원들이 의료서비스에 대한 정확하고 효율적이며 통합적인 의사소통을 하며 환자의 의료정보 및 병원의 정보자산을 보호하는 데 목적이 있다.

의료정보 관리를 위해서 의무기록위원회를 두어 의사결정을 실시하고 의료정보팀을 통해 결정된 사항을 추진 및 지원한다. 의료정보팀에서는 의료정보 관리, 임상 및 학술연구자료 지원, 질병 및 의료행위 분류, 진료통계 작성 및 의료정보가공, 퇴원 의무기록 정성 및 정량 분석, 의료정보 완전성 검토, 미비기록 관리, Q.I(Quality Improvement) 정보 지원 및 부서 질 향상 활동, 의무기록 열람 관리, 정보보호 및 보안 유지, 암 등록, 서식제정 및 개정, 관련 전산개발 및 DB 관리, 질병코드 및 수술(처치)코드 관리, 전자의무기혹(EMR) 관리, 의무기록사본발급, 진료회신서 관리 등의 의무기록과 의료정보 전반에 관한 사항을 관장한다. 의료정보팀은 매년 연간 업무계획, 매월 및 매 분기 진료통계와 관련활동 결과를 작성하여 위원회 및 주요 관리회의에 보고해야 한다.

의무기록 관리를 위하여 별도의 지침을 만들어 사용한다. 필요한 지침은 의무기록 작성, 의무기록 접근권한, 의무기록 보존·파기·폐기·정정, 표준화 진단·시술코드 및 기호·약어, 주 진단 선정, 의무기록 완결도 관리, 의무기록 열람·사본 발급, 대출 및 반납 관리, 의무기록 신규 서식 등록·개정·수정, 의료정보 수집 및 활용, 정보보호 및 보안 등을 포함해야 하며 지침은 의료정보팀에서 관리하고 각 업무의 주요사항을 문서화하여 전 부서에서 공식적으로 준수해야 한다.

의무기록 접근권한 관리 예시를 보면 의사, 간호인력, 의료기사, 원무 및 심사청구 관계자, 약사, 영양사에게 해당부서의 필요 정도에 따라 의무기록의 열람 및 사용권한을 부여한다. 의료정보 권한 담당자는 사용자에게 부여된 접근권한을 주기적으로 검토하고 변경사항이 있으면 즉시 변경 조치한다. 의무기록의 운영을 위하여 별도의 서식을 만들어 사용한다. 필요한 서식은 입원기록지, 경과기록지, 전과기록지, 수술기록지, 마취기록지, 회복실기록지, 타과 의뢰서, 임상관찰기록지, 의사지시기록지, 투약기록지, 퇴원간호요약지, 간호정보조사지, 간호기록지, 영양기록지, 응급실기록지, 외래기록지, 퇴원요약지 등이며 의무기록 신규 서식 등록·개정·수정 지침에 따라 관리되며 의무기록 작성지침에 따라 운영되어야 한다.

의무기록의 작성은 그 기록사항에 책임이 있는 자가 작성 및 평가해야 한다. 책임 있는 자는 환자진료에 참여한 자를 말하나, 환자나 보호자를 통하여 의학적 평가를 요구하지 않는 사항에 대해서는 진료 관련 담당자가 작성할 수 있다. 평가에는 입원초기평가, 외래초기평가, 응급초기평가, 영양초기평가 등에 대해 의무기록을 문서화하여 관리해야 한다.

　최종진단명은 주 진단 선정지침에 따라 선정하여 퇴원 요약지에 기재하며 부진단명을 구별하여 기재해야 한다. 진단명은 표준화된 질병 코드인 제6차 한국표준질병·사인분류(KCD-6)에 따르며 수술 및 처치는 국제의료행위분류(ICD-9-CM Vol.III)를 기준으로 분류한다. 의무기록 작성에는 표준화 진단·시술코드 및 기호·약어 지침에 따른 용어를 사용하기 기타 임의적 용어는 사용해서는 안 된다.

　퇴원요약지에는 진료 책임을 가지는 주치의의 서명이 반드시 날인되어야 하며, 의료정보팀에서는 근무하는 모든 의사는 자필서명을 등록하고 서명등록대장을 마련하여야 한다. 의무기록의 작성 사항은 입원기록의 환자초기평가, 간호정보조사지의 간호초기검사는 입원 후 24시간 이내에 작성해야 하며 병태변화, 검사 및 치료내용은 발생 즉시 작성하고 경과기록은 의사의 임상판단에 따라 작성하는 것을 원칙으로 한다. 그러나 환자의 상태에 따라 작성주기는 진료과에서 합리적으로 결정할 수 있다. 퇴원요약지는 일요일과 공휴일을 제외한 퇴원 전에 작성해야 한다.

　의무기록의 최종책임자의 서명이 완료된 후에는 임의로 기록을 정정할 수 없으나 내용의 부정확 등에 대해 올바른 정보로 정정이 필요할 경우는 의무기록 보존·파기·폐기·정정 지침에 따라 의무기록 정정 요청서를 작성하여 의료정보팀에 요청과 승인 후 정정해야 한다. 의료정보팀은 의무기록 작성, EMR 사용, 개인정보보호 및 보안, 전산 교체 및 업그레이드 사항 등에 관하여 신규직원 및 기존직원을 대상으로 정기적 교육을 실시해야 한다.

퇴원환자의 의무기록은 의무기록 작성 지침에 준하여 완결되어야 하며 미완결 기록은 의무기록 완결도 관리 지침에 따라 기록을 향상시켜야 한다. 의무기록위원회는 의무기록의 질과 완결성을 높이기 위해 정기적으로 완결성 현황을 보고받으며 이를 근거로 별도의 행정적 활동을 지시해야 한다.

퇴원환자 의무기록 완결도 조사항목으로 아래의 항목은 반드시 기록되어야 한다. 모든 기록에는 반드시 환자명과 환자 ID, 작성일과 작성자 서명이 있어야 하며, 의사의 기록 중 입원 초기평가 항목에는 병력, 신체검진, 추정진단 및 치료계획이 수립되어 있어야 한다. 그리고 환자의 상태변화(특수검사, 처치, 수술 또는 시술 후 상태변화)에 대한 경과기록과 전과 시 전과기록, 동의서 해당환자의 동의서 작성이 있어야 하고, 환자 퇴원 시에는 퇴원 시 진단명, 수술이나 처치명, 입원사유 및 경과요약, 퇴원 시 환자상태, 추후관리계획 등이 작성되어야 한다. 간호사 기록으로는 환자 입원 시 간호정보조사지 등의 초기평가와 환자 상태 및 간호수행에 대한 간호기록이 있어야 한다.

이 외에 규정에서 정한 의무기록의 종류 및 시한에 맞는 의무기록 작성도 점검한다. 주로 각종 평가들인데, 예를 들어 낙상 및 욕창 초기평가, 통증 초기평가, 영양 초기평가 등이다. 그리고 낙상 및 욕창 평가에 따라 선정된 낙상 및 욕창 고위험 환자에 대한 예방활동 수행과 그 기록 여부에 대한 점검이다.

영양평가 결과 영양불량으로 판정된 경우에 규정에 따라 중재 여부도 점검되어야 하며, 통증평가는 규정에 따라 통증평가 및 재평가 수행과 통증평가 결과에 따라 통증 관리 규정에서 정한 대로의 중재 및 기록 여부를 점검해야 한다. 신체억제대 적용환자의 경우 동의서 외에 규정에서 정한대로의 부작용관찰에 대한 간호기록 수행 여부, 수혈환자에 있어서는 수혈규정과 관련된 간호기록의 적절성 등을 평가하고 추후 질 개선 활동 자료로도 활용될 수 있도록 자료수집 또한 중요하다.

가끔 누락하기 쉬운 의사처방 중에 지참약 소지 환자의 '지참약 투여' 처방이 있다. 이는 입원 시를 비롯하여 계속 입원 중에도 지참약을 투여할 경우에는 반드시 처방을 받아 수행을 하여야 하며 의무기록 검토 시 반드시 '지참약 처방' 기록을 확인하도록 한다.

이처럼 간호사들이 수행해야 하는 의무기록 작성이 상당히 많이 존재한다. 그러므로 의무기록의 기록누락을 예방하기 위해서는 간호기록 검토 담당자를 두는 것도 바람직하다.

의료기관의 모든 직원은 업무상 알게 된 환자정보를 누설해서는 안되며 정보보호 및 보안 지침을 근거로 하여 의료정보의 보호를 행해야 한다. 의무기록은 의료기관의 소유로서 연구자료 및 환자의 건강 관리

[표 8-1] 의료정보 관리체계의 주요 사항

구분	내용		
의사결정 기구	의무기록위원회		
주관부서	의료정보팀		
주요 기능	의무기록 작성·열람·출력·정정·접근·이용권한 관리		
	임상 및 학술연구 지원		
	질병 및 의료행위 분류		
	진료통계 및 의료정보 가공		
	퇴원 의무기록 분석		
	의료정보 완전성 검토		
	Q.I 정보 지원 및 부서 질 향상 활동		
	정보보호 및 보안		
	관련 전산개발 및 DB관리		
주요 지침	의무기록 작성 지침		
	의무기록 접근권한 지침		
	의무기록 보존·파기·폐기·정정 지침		
	표준환 진단·시술코드 및 기호·약어 지침		
	주 진단 선정 지침		
	의무기록 완결도 관리 지침		
	의무기록 열람·사본발급 지침		
	의무기록 신규 서식 등록·개정·수정 지침		
	의료정보 수집 및 활용 지침		
	정보보호 및 보안 지침		
주요 서식	입원기록지	경과기록지	전과기록지
	수술기록지	마취기록지	회복실기록지
	타과 의뢰서	임상관찰기록지	의사지시기록지
	투약기록지	퇴원간호요약지	간호정보조사지
	간호기록지	영양기록지	응급실기록지
	외래기록지	퇴원요약지	

를 위하여 관리되어야 하며 환자, 의사, 병원의 이익을 위하여 안전하게 보관되어야 한다. 의료정보팀의 직원 중 권한을 인정받은 직원만이 의무기록을 취급할 수 있으며 해당 직원은 의무기록의 손실·변조·훼손·불법이용 등을 방지할 책임과 안전하게 보관할 의무를 지닌다. 만일 분실 또는 훼손이 발생한 경우 분실 및 훼손보고서를 작성하며 기록의 복원이 불가능할 경우에는 사고 경위서를 추가로 작성해야 한다.

의무기록 열람 지침에 따라 열람을 실시하고 단일환자번호로 취급해야 한다. 의무기록의 조회, 작성, 출력 등의 접근권한은 직종별, 목적별로 구분하여 의무기록 접근권한 지침으로 관리해야 한다. 외부자 접근권한은 의무기록 열람 지침을 통해 별도 관리가 필요하다. 환자는 본인의 의무기록을 접근할 권한을 가지며 《의료법》 제21조 및 의무기록사본발급 지침에 근거하여 기록사본의 발급 및 열람이 가능하다.

의무기록에 대한 정보 수집 및 가공은 법과 지침이 허용하는 한도에서 사용자 요구에 맞게 생성 및 가공하여 지원해야 한다.

[그림 8-1] 프로세스상에서 발생 가능한 이슈파트 – 의료정보 관리

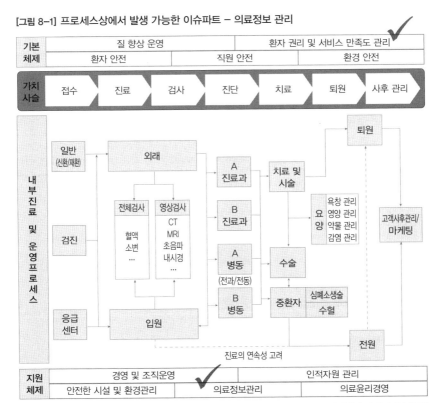

기본	질 향상 운영		환자 권리 및 서비스 만족도 관리 ✓	
체제	환자 안전	직원 안전	환경 안전	

※ 의료정보의 경우, 병원직원 및 환자의 권리에 대한 이슈이며 병원 내에서 전사적 영역에서 관리되어야 할 필수적 요소이다.

주요 체크사항

1. 의료정보/의무기록 관리 규정은 다음의 내용을 포함할 수 있다.
   - 개인정보 취급관리 및 책임
     - 의무기록 접근권한 관리: 개인정보보호 및 보안을 위한 적절한 신원검증과 보안서약서 작성 절차
     - 책임: 개인정보 보호 및 보안정책의 위반 시 처벌에 관한 사항
   - 정보보호/보안과 비밀유지 및 안전 관리
     - 사본발급 시 보안관리 및 사본발급 절차, 전산 보안관리, 의무기록 및 정보에 대한 보관기간과 손상, 분실, 변조를 예방하는 절차 등 개인정보 보호에 관한 중요한 사항
     - 개인정보보호 및 보안인식 제고를 위한 교육·훈련(의사, 간호사, 정보시스템 운영자 등)
   - 표준화된 기록의 형식과 내용 및 작성(의무기록 작성기준)
     - 서식종류, 내용, 기록의 시한성 및 기록 주기 등
   - 의무기록은 기록의 종류에 따라 규정에 정해진 시간 내에 작성을 완료하여야 하며, 해당되는 의무기록의 종류는 다음과 같다.
     - 초기평가
     - 경과 기록
     - 간호 기록
     - 동의서
     - 전과 기록
     - 입·퇴원 기록 또는 퇴원 요약
     - 작성일 및 작성자 서명 등
     - 의무기록의 보관, 유지 및 파기방법 등

2. 대출, 열람 및 반납 관리를 시행하고, 영상/전자의무기록의 열람 관리를 수행한다.

인 증 기 준 별 주 요 서 식

인증기준 1.1.1 의료진 간 정확한 의사소통

1) 구두 및 전화 처방 메모지(병동)

구두 및 전화 처방 메모지

환자 확인 :		일시	
ID(병실 / 진단명):		환자명	
지시자		기록자	
처방내용 또는 검사결과 기록(write down)			
약품명, 용량(단위), 투약경로, 투약시간(간격)			
① 기록된 내용은 읽어서 복창(Read Back) ② 지시자가 처방 또는 검사결과 재확인 ③ 24시간 이내 전산 또는 차트 기록			

2) 필요시처방(p.r.n.) 목록

필요시처방(p.r.n.) 가능 품목 리스트

번호	약품명	성분명	1회 최대 사용량	1일 최대 사용량	사유	보관	냉장
1							
2							
3							
4							
5							
6							
7							
8							
9							
10							
11							
12							
13							
14							

인증기준 1.1.2 　낙상 예방활동

1) 낙상 평가 도구(Morse fall scale)

낙상 평가 도구(Morse fall scale)

병록번호:		성명:				
구 분	**척 도**	**점수**		**날짜**		**년**
			/	/	/	
낙상의 경험	있음	25				
	없음	0				
이차적인 진단	있음	15				
	없음	0				
보행 보조	가구를 잡고 보행함	30				
	목발 / 지팡이 / 보행기 사용함	15				
	보조기 사용하지 않음 / 침상안전 / 휠체어 / 간호사가 도와줌	0				
정맥수액요법/헤파린록(heparin lock)	있음	20				
	없음	0				
걸음걸이	장애가 있음	20				
	허약함	10				
	정상 / 침상안정 / 부동	0				
의식장애	자신의 기능수준을 과대평가하거나 잊어버림	15				
	자신의 기능수준에 대해 잘 알고 있음	0				
총점						
평가자						
※ 고위험군: 51점 이상(고위험환자 낙상예방활동 실시)						

2) 낙상위험 평가 도구(Bobath memorial hospital fall risk assessment scales)

낙상위험 평가 도구

호실		환자명		성별 / 나이	
진단명					

분류	낙상위험요인사정	점수	날짜		
			/	/	/
나이	60세 미만	0			
	60~69세	1			
	70~79세	2			
	80세 이상	3			
낙상과거력	없음	0			
	지난 1년 이내 낙상	1			
	지난 1~5개월 이내 낙상	2			
	지난 4주 이내 낙상	3			
활동수준	와상상태	0			
	1명 이상의 많은 도움으로 휠체어 이동 가능 (지속적인 sitting 유지 어려움)	1			
	1명의 약간의 도움으로 휠체어 이동이 가능 (static standing이 가능)	5			
	보조기나 한 사람의 도움으로 보행 가능	8			
지남력장애	지남력 있음 *3(사람, 장소, 시간)	0			
	평가하기 어려움(uncheckable)	2			
	지남력 있음 *2(사람, 장소)	4			
	지남력 있음 *1(사람)	6			
	지남력 없음	8			
의사소통	정상	0			
	청력장애	1			
	언어장애	2			
	청력과 언어장애	3			

분류	낙상위험요인사정	날짜			
		/	/	/	/
위험요인	수면장애, 배뇨장애, 설사, 시력장애, 어지러움, 우울, 흥분, 불안				
	없음	0			
	1~2개	1			
	3개	2			
	4개 이상	3			
관련 질환	뇌졸중, 고혈압이나 저혈압, 치매, 파킨슨질환, 골다공증, 신장장애, 근골격계질환(관절염포함), 발작장애				
	없음	0			
	1~2개	1			
	3~4개	2			
	5개 이상	3			
약물	A: 고혈압제, 이뇨제, 강심제 B: 최면진정제, 항우울제, 항불안제, 항정신치료제, 항파킨슨제제, 항전간제				
	A: 0개　　　　　　　 B: 0~2개	0			
	A: 1~3개　　　　　　 B: 0~2개	1			
	A: 0개　　　　　　　 B: 3~6개	2			
	A: 1~3개　　　　　　 B: 3~6개	3			
합　계					
서　명					

※ 고위험군: 15점 이상 / 개인간병 고려 20점 이상

3) 낙상위험 측정 도구(훈, Huhn)

낙상위험 측정 도구

환자명		등록번호		병실	
시행일		평가자			

구분	4점	3점	2점	1점	점수
연령		>80	70~79	60~69	
정신상태	혼란스러움/ 방향감각장애		때때로 혼란스러 움/방향감각장애		
배변	소변, 대변 실금	조절능력있지만 도움 필요		유치도뇨관/ 인공항루	
낙상경험	이미 세 번 이상 넘어짐		이미 한 번 또는 두 번 넘어짐		
활동	거의 누워 있음	자리에서 일어나 앉기 도움		자립/세면대, 화장실이용	
걸음걸이 및 균형	불규칙/불안정, 서 있을 때와 걸을 때 균형을 거의 유지하지 못함	일어서기/걸을 때 기립성빈혈/ 혈액순환문제	보행장애/ 보조도구나 도움으로 걷기		
지난 7일간 약복이나 계획된 약물	3개 또는 그 이상의 약 복용	두 가지 약 복용	한 가지 약 복용		
알코올섭취	규칙적		가끔		
합계					

※ Huhn의 낙상위험 측정 도구 점수해석
  4점까지: 낙상위험 낮음   4점부터: 낙상예방 조치 교육
  5~10점: 낙상위험 높음   11~24점: 낙상위험 아주 높음

검사결과에 대한 의견

4) 낙상보고서

낙상보고서

발생일시	년 월 일 시 분	등록번호		
		환자명/성별/나이		
Imp			병동 (또는 부서)	
발견자	□간호사 □요양사 □보호자 □기타( )			
유형	□침대에서 □화장실에서 □휠체어에서 □기타( )			
장소	□병실 □화장실 □복도 □계단 □물리치료실 □기타( )			
안전관리 유무				

– 간호 사정 및 활동 –

활력징후/의식상태	(BP: P: R: T:) / 의식상태:
특정약물 복용상태	
발생경위 (6하 원칙에 의거)	
신체적 손상 ( )에 부위/정도 기재	□no injury( ) □edema/swelling( ) □abrasion( ) □laceration( ) □pain( ) □fracture( ) □hematoma( ) □contusion( ) □head injury( ) □기타( )
의사에게 보고	□보고받은 의사명( ) □보고시간: 월 일 시 분 □의사의 환자상태 확인 시간: 월 일 시 분 □검사(단순 x-ray 포함):
치료내용	□observation( ) □simple dressing(부위:) □medication(종류:) □suture(부위:) □cast(부위:) □operation(수술명:) □기타( )

※ 보고절차:

	담당자	부서장	행정부장	병원장
날짜/ 서명				

낙상의 정의:
1. 사고, 실신, 경련 등의 원인을 불문하고 뜻하지 않게 위에서 아래쪽으로 체위의 이동이 생기는 것
2. 갑자기 의도하지 않는 자세의 변화로 인해 당시의 몸의 위치보다 낮은 곳으로 넘어지거나 미끄러지거나 바닥에 눕는 것
3. 손상의 유무에 상관없이 자발적 보고를 하도록 한다.

5) 낙상예방을 위한 안내문(고위험군)

낙상예방을 위한 안내문

주의사항	환자/보호자
침상 난간은 항상 올려두어야 합니다.	☐
간병인이나 보호자가 자리를 비우실 때에는 간호사에게 알려주어야 합니다.	☐
이동 시 어려움이 있을 때는 간호사 호출기를 이용하여 도움을 요청하시기 바랍니다.	☐
미끄럽지 않은 신발을 사용하셔야 합니다.	☐
복도나 화장실에서는 안전바 및 난간을 사용하셔야 합니다.	☐
휠체어 사용 시 침상에서 옮겨 앉을 때 바퀴를 고정하여야 하며 사용 중 발은 발판 위에 올려두어야 합니다.	☐
어지러움을 유발하는 약물을 복용 시에는 침대에서 천천히 일어나 2~3분 정도 앉아 있다가 움직이셔야 합니다.	☐
특히, 야간에 화장실 이용 시 낙상이 자주 발생합니다. 수면 전에 소변을 보도록 하고 필요시 간호사의 도움을 요청하셔야 합니다. 환자가 수면 중 깨어서 화장실에 갈 때는 간병인(또는 간호사)의 도움을 요청하여 침상에서 내려오도록 하십시오.	☐
규칙적으로 화장실 이용을 돕도록 하고, 이동식 대·소변기는 침상 가까이에 두도록 하세요.	☐
화장실, 욕실의 바닥은 미끄러울 수 있으니 넘어지지 않도록 조심해야 합니다.	☐
야간에는 취침등을 이용하여 안전한 환경을 유지하도록 해야 합니다.	☐

아래와 같이 낙상의 위험이 높으신 분들은 특히 주의하여 주시기 바랍니다.
   1) 65세 이상
   2) 이뇨제, 마약, 진정제, 항정신성 약물, 항경련제 등의 약물을 복용하시는 분
   3) 낙상 경험, 보행 장애, 혼미, 어지럼증이 있으신 분
   4) 전신쇠약, 시력 및 청력장애, 배뇨 및 배설장애, 골다공증이 있으신 분
   5) 기타 낙상의 위험이 높으신 분

이와 같은 기준을 근거로 귀하는 낙상고위험군에 해당되므로 (　　　)색팔찌를 착용해 드립니다.
본인은 입원기간 동안 낙상예방에 관한 주의사항에 대하여 설명을 들었습니다.

환자 또는 보호자 :　　　　　　　(서명)

간　　호　　사 :　　　　　　　(서명)

일　　　　자 :　　　년　　　월　　　일

인증기준 1.2 직원 안전

1) 유해화학물질 누출보고서

유해화학물질 누출보고서

① 보고서번호 201 –	② 사고발생일시	③ 사고 보고일시
④ 사고발생 장소	⑤ 사고종류(해당항목에 O 표시) 1. 화학물질 2. 수은 3. 기타	⑥ 누출량 1. 10㎖ 이하 2. 10㎖ 이상 3. 100㎖ 이상 4. 모름
⑦ 유해물질 노출 유무 (유해물질 직접접촉) 1. 병원직원 노출 2. 용역직원 노출 3. 환자 또는 내원객 노출 4. 노출 없음	⑧ 노출 후 조치사항 1. 진료의뢰 2. 노출부위 세척 3. 조치하지 않음 4. 조치필요 없음	⑨ Spill kit 사용 여부 (해당란에 O 표시) 1. 사용 2. 미사용 3. 모름
		⑩ 보고 종류(해당항목에 O 표시) 1. 직접보고 2. 관찰보고
⑪ 사고 내용		
⑫ 보고자: (인)	⑬ 부서책임자: (인)	⑭ 제출처: 보건관리자

2) 재해 및 안전사고 경위서

재해 및 안전사고 경 위 서	결 재				

보고일:

보고자:

내용:
(누가, 언제, 어디서, 무엇을, 어떻게, 왜 등 6하 원칙에 의해 기록)

보고자　　　　　　(서명)

3) 성희롱 신고 보고서

<table>
<tr><td rowspan="2">결
재</td><td></td><td></td><td></td><td></td></tr>
<tr><td></td><td></td><td></td><td></td></tr>
</table>

성희롱 신고 보고서

보고일:

보고자:

내용:
(누가, 언제, 어디서, 무엇을, 어떻게, 왜 등 6하 원칙에 의해 기록)

보고자   (서명)

4) 직원 안전사고 보고서

직원 안전사고 보고서

성명		근무부서	
사고 유형			

사고 경위	사고 발생 일시: 년 월 일 시 분

응급처치 내용 (진료과 진료포함)	

처리절차:

보고일시 :   년   월   일
보고자 :   (인)

인증기준 1.3.1 화재안전 관리활동

1) 소화기 관리대장

소화기 관리대장

번호	설치장소	형식(소화기 종류)	제조년도	충전일	점검사항( )			점검일/점검결과			비고
1											
2											
3											
4											
5											
6											
7											
8											
9											
10											
11											
12											
13											
14											
15											
16											
17											
18											

인증기준 1.3.2 의료기기 안전 관리

1) 부서별 의료기기 예방점검 활동 계획

부서별 의료기기 예방점검

번호	부서명	수량	1월	2월	3월	4월	5월	6월	7월	8월	9월	10월	11월	12월
1	내과													
2	외과													
3	정형외과													
4	재활의학과													
5	신경외과													
6	주사실													
7	중환자실													
8	인공신장실													
9	5병동													
10	6병동													
11	7병동													
12	방사선과													
13	임상병리과													
14	재활치료팀													
15	약국													
16	원무팀													
(…)	(…)													
	전체													

2) 《의료기기법 시행규칙》 회수 기준 및 절차

✦ 제32조의2(위해 의료기기의 회수 기준 및 절차 등)

① 법 제31조제2항에 따라 의료기기 수리업자·판매업자 및 임대업자는 수리·판매 또는 임대하는 의료기기가 인체에 위해를 끼치거나 끼칠 위험이 있는 의료기기(이하 "회수대상 의료기기"라 한다)로 의심되는 경우에는 해당 의료기기의 수리·판매 또는 임대를 즉시 중단하고 그 사실을 해당 의료기기의 제조업자 또는 수입업자(이하 "회수의무자"라 한다)에게 알려야 한다.

② 법 제31조제2항에 따라 회수의무자는 그가 제조 또는 수입하여 판매·임대한 의료기기 중 회수대상 의료기기로 의심되는 의료기기와 제1항에 따라 통보받은 의료기기가 다음 각 호의 어느 하나에 해당하는 의료기기인지를 확인하여야 한다.

1. 의료기기의 사용으로 완치될 수 없는 중대한 부작용을 일으키거나 사망에 이르게 하거나, 그러한 부작용 또는 사망을 가져올 우려가 있는 의료기기
2. 의료기기의 사용으로 완치될 수 있는 일시적 또는 의학적인 부작용을 일으키거나, 그러한 부작용을 가져올 수 있는 의료기기
3. 의료기기의 사용으로 부작용은 거의 일어나지 아니하나 법 제19조에 따른 기준규격에 부적합하여 안전성 및 유효성에 문제가 있는 의료기기

③ 회수의무자는 제2항에 따른 확인 결과 해당 의료기기가 제2항 각 호에 해당하면 즉시 해당 의료기기의 판매를 중지하는 등의 조치를 하고, 제2항에 따라 확인된 날부터 다음 각 호의 구분에 따른 기간 이내에 별지 제28호의7서식의 회수계획서를 식품의약품안전처장에게

제출하여야 한다. 이 경우 회수의무자는 식품의약품안전처장이 정하는 전산프로그램을 이용하여 회수계획서를 제출할 수 있다.

1. 제2항제1호의 의료기기: 5일 이내
2. 제2항제2호 및 제3호의 의료기기: 15일 이내

④ 회수의무자가 제3항에 따라 회수계획서를 보고할 경우에는 다음 각 호의 서류를 첨부하여야 한다.

1. 해당 품목의 제조·수입 기록서 사본 및 판매처별 판매량·판매일자, 임대인 별 임대량·임대일자 등의 기록
2. 제32조의3제3항에 따라 통보할 회수계획통보서
3. 회수사유를 적은 서류

⑤ 회수의무자는 제3항에 따른 회수계획서를 작성할 경우 회수종료 예정일을 회수가 시작된 날부터 30일 이내로 하여야 한다. 다만, 그 기한 내에 회수하기 어렵다고 판단되는 경우에는 그 사유를 밝히고 회수기한을 30일을 넘어 정할 수 있다.

⑥ 식품의약품안전처장은 제3항 및 제4항에 따라 보고받은 회수계획이 미흡하다고 판단되는 경우에는 해당 회수의무자에게 회수계획의 보완을 명할 수 있다.

✛ 제32조의3(회수계획의 공표 등)

① 회수의무자는 법 제31조제3항에 따라 식품의약품안전처장으로부터 회수계획 공표 명령을 받으면 다음 각 호의 구분에 따라 그 회수계획을 공표하여야 한다.

1. 제32조의2제2항제1호의 의료기기: 방송, 일간신문 또는 이와 같은 수준 이상

의 대중매체(회수대상 의료기기의 사용목적, 사용방법 등을 고려하여 식품의약품안전처장이 인정하는 매체를 포함한다)에 공고

2. 제32조의2제2항제2호의 의료기기: 의학·의공학 전문지 또는 이와 같은 수준 이상의 매체에 공고

3. 제32조의2제2항제3호의 의료기기: 자사 인터넷 홈페이지 또는 이와 같은 수준 이상의 매체에 공고

② 식품의약품안전처장은 회수의무자의 상호, 제품명, 제조번호, 제조일자, 사용기한·유효기한 및 회수사유를 인터넷 홈페이지에 게재할 수 있다.

③ 회수의무자는 회수대상 의료기기를 취급하는 수리업자·판매업자·임대업자 또는 의료기관의 개설자(이하 "회수대상 의료기기의 취급자"라 한다)에게 방문, 우편, 전화, 전보, 전자우편, 팩스 또는 언론매체를 통한 공고 등을 통하여 회수계획을 알려야 하며, 그 통보 사실을 증명할 수 있는 자료를 회수종료일부터 2년간 보관하여야 한다.

④ 제3항에 따라 회수계획을 통보받은 회수대상 의료기기의 취급자는 회수대상 의료기기를 반품하는 등의 조치를 하고, 별지 제28호의8서식의 회수확인서를 작성하여 회수대상 의료기기의 회수의무자에게 송부하여야 한다.

⑤ 식품의약품안전처장은 회수대상 의료기기의 정보 등을 제공하는 전산프로그램을 구성·운영하여 회수대상 의료기기의 취급자 등에게 설치하도록 권고할 수 있다.

✦ 제32조의4(회수대상 의료기기의 폐기 등)

① 회수의무자는 회수하거나 반품받은 의료기기를 폐기하거나 그

밖에 위해를 방지할 수 있는 조치를 하고, 그에 대하여 별지 제28호의 9서식에 따른 회수평가보고서를 작성하여야 한다.

② 회수의무자는 제1항에 따라 회수대상 의료기기를 폐기하는 경우에는 식품의약품안전처 소속 공무원의 입회 하에 환경 관련 법령으로 정하는 바에 따라 폐기하여야 하며, 별지 제28호의10서식의 폐기확인서를 작성하여 2년간 보관하여야 한다.

③ 회수의무자는 회수가 끝난 경우에는 별지 제28호의11서식의 회수종료보고서에 다음 각 호의 서류를 첨부하여 식품의약품안전처장에게 제출하여야 한다.

1. 별지 제28호의8서식의 회수확인서 사본
2. 별지 제28호의9서식의 회수평가보고서 사본
3. 별지 제28호의10서식의 폐기확인서 사본(폐기한 경우만 해당한다)

④ 식품의약품안전처장은 제3항에 따른 회수종료보고서를 받으면 다음 각 호에서 정하는 바에 따라 조치하여야 한다.

1. 회수계획서에 따라 회수대상 의료기기의 회수를 적절하게 이행하였다고 판단되는 경우에는 회수가 끝났음을 확인하고 회수의무자에게 그 사실을 서면으로 알릴 것
2. 회수가 효과적으로 이루어지지 아니하였다고 판단되는 경우에는 회수의무자에게 회수에 필요한 추가 조치를 명할 것

3) 의료기기 점검 및 수리 흐름도

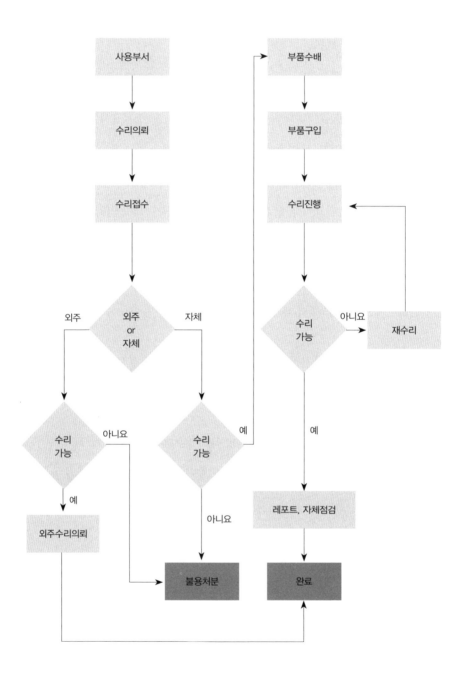

인증기준 2.1   질 향상 운영체계

1) 질 향상 위원회 명단

질 향상 위원회 명단

위원장: 병원장:

간사:

소속	직책	성명	소속	직책	성명

위원:

질 관리 업무 담당자

성명	직책	소속	발령일자	비고

인증기준 2.2 환자 안전활동

1) 환자안전사고보고서

환자안전 사고 보고서

성 명		성별/나이		/
등록번호		병 동		호
환자안전 사고 유형	근접오류( ) 위해사건( ) 적신호사건( )			
환자안전 사고 경위	사고 발생 일시: 년 월 일 시 분			
응급처치 내용 (진료과 진료포함)				

환자 안전 사고	✓ 투약오류, 수혈 부작용, 자해, 도주, 시술관련 오류, 환경이나 시설 또는 의료기기에 의한 사고, 검사와 관련된 오류, 폭력, 화상 등 ✓ 기타 환자에게 해를 끼칠 수 있다고 판단되는 모든 상황 및 사고로 환자 안전에 위해를 줄 수 있는 모든 사고
적신호 사건	환자 안전사고 발생으로 인해 영구적 손상을 입거나 사망하는 경우 등을 포함
위해 사건	환자의 치료과정 중 발생한 사망이나 상해, 낙상, 투약오류, 중대한 사고 발생 등 예상하지 못한 좋지 않은 상황을 말함
근접 오류	환자에게 해를 끼치지 않았지만 재발 시 중대한 위해를 초래할 수 있는 프로세스 오류 등을 포함 – 문제발생 전 발견되어 결과 영향 미치지 않음 – 문제발생 했으나 결과에 영향 거의 미치지 않음 – 결과에 미칠 영향이 경미

※ 보고 절차:

	○○○	○○○	○○○	○○○
날짜 / 서명				

인증기준 2.3 의료서비스 만족도

1) 입원환자용 설문지

입원환자용 설문지

일련번호(　　　　　)
응답자 이름 :
면 담 일 자: (　　　　)년 (　　)월 (　　)일

♣병원의 환경에 관해 여쭈어 보겠습니다.

1. 병실은 전반적으로 청결하였습니까?
　□매우 만족 □만족 □보통 □불만족 □매우 불만족

2. 화장실은 청결하였습니까? (이용 편리성 및 청결도)
　□매우 만족 □만족 □보통 □불만족 □매우 불만족

3. 환자나 보호자를 위한 휴게 공간 이용에 만족하십니까?
　□매우 만족 □만족 □보통 □불만족 □매우 불만족

4. 전반적으로 이 병원의 시설수준에 만족하십니까?
　□매우 만족 □만족 □보통 □불만족 □매우 불만족

♣병원의 의료진과 직원에 관하여 여쭈어 보겠습니다.

5. 의료진은 질문한 사항에 대해 잘 설명해 주었습니까?
　5.1 (담당 의사가) 질문한 사항에 대해 잘 설명해 주었습니까?
　　□매우 만족 □만족 □보통 □불만족 □매우 불만족

　5.2 (담당 간호사가) 질문한 사항에 대해 잘 설명해 주었습니까?
　　□매우 만족 □만족 □보통 □불만족 □매우 불만족

6. 의료진에 대해 만족하십니까?
　6.1 (담당 의사가) 제공하는 진료서비스에 대하여 만족하셨습니까?
　　□매우 만족 □만족 □보통 □불만족 □매우 불만족

　6.2 (담당 간호사가) 제공하는 처치/주사 등 간호서비스에 대하여 만족하십니까?
　　□매우 만족 □만족 □보통 □불만족 □매우 불만족

7. 의료진은 친절하였습니까?
　7.1 (담당 의사는) 친절하였습니까?
　　□매우 만족 □만족 □보통 □불만족 □매우 불만족

7.2 (담당 간호사는) 친절하였습니까?
□매우 만족 □만족 □보통 □불만족 □매우 불만족

7.3 검사실 및 촬영실 직원은 친절하였습니까?
□매우 만족 □만족 □보통 □불만족 □매우 불만족

7.4 식사 배식원은 친절하였습니까?
□매우 만족 □만족 □보통 □불만족 □매우 불만족

7.5 원무과 직원(입, 퇴원 수속 등)은 친절하였습니까?
□매우 만족 □만족 □보통 □불만족 □매우 불만족

8. 진료나 검사과정에서 신체노출 등 수치감을 느끼지 않도록 직원이 충분한 배려를 하였습니까?
□매우 만족 □만족 □보통 □불만족 □매우 불만족

♣ 입원 수속 과정에 관해 여쭈어 보겠습니다.
9. 입원수속 절차는 간편하였습니까?
□매우 만족 □만족 □보통 □불만족 □매우 불만족

♣ 귀하께서 이 병원을 어떻게 평가하시는지 여쭈어 보겠습니다.
10. 이 병원에서 받은 진료에 대해 만족 하십니까?
□매우 만족 □만족 □보통 □불만족 □매우 불만족

11. 다른 진료를 받아야할 경우 이 병원을 다시 이용하시겠습니까?
□매우 그렇다 □그렇다 □보통 □그렇지 않다 □전혀 그렇지 않다

12. 주위분들이 진료가 필요한 경우 이 병원을 추천하시겠습니까?
□매우 그렇다 □그렇다 □보통 □그렇지 않다 □전혀 그렇지 않다

♣ 귀하의 일반사항에 관해 여쭈어 보겠습니다.
13. 연 령: (   )세

14. 성 별: □남 □여

15. 학 력: □무학 □국졸 □중졸 □고졸 □대졸 이상

16. 진 료 과: (   )과

201 .   .   .
조 사 자 :

인증기준 3.1.2 입원수속 절차

1) 병동 입원 생활 안내문

(   )병동 입원 생활 안내문

안녕하세요. (   )병동입니다. ○○병원은 보다 안락하고 편안하게 치료와 요양을 하실 수 있는 양·한방 협진 병원입니다. 입원생활 하시는 동안 집처럼, 가족처럼 저희들 모두가 최선을 다하겠습니다. 저희 병동에 처음 입원하여 계시는 동안 병원 생활과 주의 사항을 알려드려 불편함이 없도록 도와드리겠습니다.

전화번호	간호사실: − − / 병실에는 전화기가 없습니다.
간호사실 문의	입원 전에 복용하던 약이나 시행한 검사 자료는 간호사실에 제출하시기 바랍니다.
	주치의와 면담을 원할 때, 병실을 옮기고 싶을 때, 간병사와 문제가 있을 때는 간호사실에 상의해 주십시오.
	한방 협진 후 침 치료를 시작할 수 있습니다. 원하시면 간호사실에 말씀해 주십시오.
면회시간	환자의 안정가료를 위해 오전 9시 ~ 오후 9시까지입니다. (환자 응급상황 시는 제외)
	면역 기능이 저하된 어르신들을 위하여 1층에서 실내화로 갈아 신고 병동 간호사실 입구에 비치된 손소독제로 손소독 후 면회하시기 바랍니다.
회진시간	오전 약 9시 30분부터 가능합니다. (회진 시 상담 가능합니다)
식사시간	조식: 중식: 석식:
	식이변경 또는 취소는 적어도 식사 2시간 전에 요청하셔야 합니다.
음식물 반입 금지	환자의 질병 상태에 따라 식이 처방이 이루어지므로 음식물 반입 시 간호사실에 허가 후 반입 부탁드립니다. (떡, 어패류는 질식 및 식중독 등의 문제로 반입제한을 원칙으로 하고 있습니다.)
	삼키기 힘든 음식은 드리지 마시고 되도록 잘게 잘라서 드실 수 있게 도와드려야 하고 사레 걸려 기침 시 음식 섭취를 중단해야 합니다.
	★ 어르신들은 삼키는 능력과 관련된 병이 없어도 삼키는 능력이 떨어져 있어 쉽게 질식사고가 발생합니다.
원무과 이용	각종 발급서류 신청(하루 전 신청) 및 수납은 1층 원무과를 이용해 주시기 바랍니다.
편의시설	1층 원무과 앞, 각 병동 복도에 쉬실 수 있는 의자가 마련되어 있습니다. 공간이 다소 협소하므로 낙상에 주의하시기 바랍니다.

도난방지	귀중품 및 현금 등의 도난방지를 위하여 각별히 주의해 주시기 바랍니다. 입원시에는 귀중품 소지를 자제하시고, 고액의 현금 및 귀중품은 보호자께서 보관하시기 바랍니다.
화재방지 (금연)	화재 예방을 위하여 인화물질, 전열기 등의 사용을 금합니다. 전자렌지는 전자렌지용 그릇을 사용하되 반드시 데우는 용도로만 이용하시기 바랍니다. 화재 등 비상시에는 병원 직원의 안내에 따라 대피하시기 바랍니다. 본원은 전체구역이 금연시설로 지정되어 있사오니 금연에 동참하여 주시기 바랍니다. (흡연가능구역은 건물 입구에서 밖으로 10m 떨어진 곳입니다.)
외출/외박	입원 기간 중 외출/외박을 원하시는 경우는 사전에 간호사실에 미리 알려 주시고 주치의 동의하에 외출/외박 동의서를 작성한 후 가능합니다.
환자 이동 (낙상주의)	환자 이동 시는 가능한 보호자나 간병인이 동행해야 하며 병동 외의 장소로 이동시 간호사실에 행선지를 알려 주시기 바랍니다. 병실 내 화장실사용 시 낙상의 위험성이 높으니 간호사실에서 동의한 환자를 제외하고는 환자 혼자서는 이용을 제한하고 있습니다.
	공동 간병을 하는 경우 간병사가 다른 환자를 간병하고 있거나 간병하기 위하여 자리를 비울 시 낙상사고로 이어지는 경우가 많으며, 낙상의 위험이 많은 환자일 경우 개인 간병을 하여야 합니다.
억제대사용	환자에게 보다 나은 치료에 있어 안전성을 유지하기 위해 억제대를 사용할 수 있습니다.
콜 벨 사용	위험상황 발생 시 주변에 아무도 없을 때 침상이나 화장실 등에 비치된 콜 벨을 사용하거나 큰소리로 도움을 청하십시오.
퇴원	부득이하게 환자 또는 보호자 분이 퇴원을 원하는 경우 퇴원희망일로부터 최소한 1일 전에 병동에 미리 말씀하여 원활한 퇴원이 이루어질 수 있도록 협조 부탁드립니다.
입원기간 중 불편하셨던 점이나 불만사항은 병동에 말씀해 주시면 감사하겠습니다.	

2) 제증명서 발급 안내문

제증명서 발급 안내문

1. 진단서, 소견서, 입원확인서 등 제증명서 발급 받기를 원하시는 분은 입원기간 중 병동 간호사에게 제증명서 발급 요청을 하시고 신청일 다음 날 원무과에서 발급받아 가시기 바랍니다.

2. "진료비 상세 내역서" 발급을 원하시는 분은 퇴원 수납 후 원무과에서 요청하시면 즉시 발급하여 드립니다.

3. 퇴원하신 후 제증명서 발급을 원하시는 분은 원무과 창구에서 접수하신 다음 외래 진료실의 담당의사에게 필요하신 발급을 요청하시기 바랍니다.
   진료 등과 관련된 개인정보 비밀유지를 위하여 신분 확인 후 진단서, 확인서 등 각종 제증명서 발급이 가능하오니 발급요청을 위해 필요한 구비서류(필요에 따라 신분증, 가족관계증명서, 위임장 등)를 확인하시고 지참하여 주시기 바랍니다.

○○○ 병원장

인증기준 3.1.3 전과/전동및 근무교대 시 진료의 연속성

1) 전과기록지

전과기록지

등록번호		입원	년 월 일
환자명		성별/나이	/
진단명			
전출기록 (기본정보, 투약력 및 검사결과, 치료 요약, 전과 시 환자상태 및 문제목록 등)			

주치의:

날짜:

1) 자의퇴원 서약서

자의퇴원 서약서

환자명:
주민등록번호:

제목: 자의퇴원 서약서

1) 아래 서약인은 (   )님의 환자 본인 및 환자 보호자 중 가족을 대표하는 자로,
2) 담당 주치의로부터 환자 상태 및 예후에 대하여 정확하고 자세한 설명을 들었으며
3) 환자의 치료 및 생명유지를 위해, 본원 및 치료 가능한 병원에서 반드시 치료를 하여야 한다는 담당 의료인의 절대적 권유를 받았음에도 불구하고
4) 환자 및 서약인의 일방적인 요구로 자의 퇴원함에 있어, 퇴원 후 발생되는 여하한 병의 경과나 병발증 및 사망시 아래 서약인이 모든 책임을 질 것이며, 본원 및 담당의료인에 대해 어떠한 민·형사상의 이의 제기를 하지 않을 것을 서약하며
5) 아울러 본원에서는 환자 및 가족분들의 동의 및 의견일치로 알겠으며, 추후 환자 가족분들의 의견 불일치로 인해 발생되는 문제에 대해서는 아래 서약인이 모든 책임을 질 것을 서약합니다.

년   월   일

*첨부: 주민등록등본 사본

서약인: (인)
주민번호:
전화번호:
환자와의 관계:

---

2) 퇴원요약지

퇴 원 요 약

등 록 번 호		입 원	년 월 일
환 자 성 명		퇴 원	년 월 일
성 별	남( ) 여( )		

퇴원 시 진단명

시술/처치명

입원사유 및 경과 요약

퇴원 시 환자 상태

추후 관리계획(퇴원 후 관리)

작성일	년 월 일	주치의 서명	

인증기준 3.2 입원환자 초기 평가

1) 간호 정보 조사지

간호 정보 조사지

등록번호:		성명:		성별/나이:	
일반정보	입 원 일: 20 년 월 일 시		가계도 및 가족병력		
	작성간호사:				
	정보제공자:				
	전화번호: ① ②				
	③ ④				
	직업: 교육정도: 종교:				
	주 보호자 연고지:				
	흡연 양 갑/일 기간 년				
	음주	종류: 양 병/회	횟수 회/월 기간 년		
입원정보	V/S: BP PR RR BT / BST:				
	입원방법 □ 도보 □ 휠체어 □ 눕는차 □ 기타:				
	본원 입원 이유 :				
진료정보	진단명 :		발병일: 뇌혈관질환은 반드시		
	주증상:				
	입원 및 수술경험: 치료병원 및 치료기간 기재				
	최근 투약:				
	알러지:				
과거력	□ 당뇨(약 복용 여부)				
	□ 고혈압(약 복용 여부)				
	□ 낙상: 날짜기록 □ 욕창: 부위/발생일/회복일				
	□ 기타:				
입원전거주	입원 1개월 전에 주로 살던 곳:				
	□ 집(재가장기요양서비스/가정간호/방문간호 받으면서)				
	□ 집(재가장기요양서비스/가정간호/방문간호 받지 않으면서)				
	□ 요양시설/그룹홈 □ 급성기병원 □ 요양병원 □ 기타				
병에 대한 인식: □상 □중 □하					

기 형	□없음 □있음(부위:　　　　　　　　　　　)					
동 통	□없음	□있음 --〉 통증 평가도구를 작성하세요.				
식 욕	□좋음	□보통	□나쁨	키(　　) 체중(　　) □변화없음 □ 변화있음(　　kg)		
수면상태	수면시간	시간/일	수면장애:		수면을 돕는 법:	
대 변	□조절	□조절 못함	□인공루 □기저귀사용		□설사 □변비 □기타:	
소 변	□조절	□조절 못함	□Foley cath(요역동학검사결과지 확인)			
				□기스모 □인공루 □기저귀 사용		
	□빈뇨 □핍뇨 □혈뇨 □긴급뇨의 □실금 □작열감 □배뇨곤란 □기타:					
활동상태	□자유로움 □자유롭지 못함					

신 체 사 정	**피 부**	피부상태	□정상	
			□비정상	부위:
				□욕창 □발진 □물집 □상처 □반점 □발한
				□건조 □소양감 □불결함 □기타:
		피부색깔	□정상	
			□비정상	부위:
				□청색증 □창백 □홍조 □황달 □기타:
	소화기계	소화기 장애	□없음	
			□있음	□연하곤란 □오심 □구토 □토혈 □소화장애
				□복부팽만 □복부동통 □인공장루 □L-tube
	순환기계	순환기 장애	□없음	
			□있음	□심계항진 □흉통 □청색증 □호흡곤란 □식은땀
				□부정맥 □심잡음 □기타:
		부종	□없음	
			□있음	□전신 □사지 □상지 □하지 □얼굴 □안검 □기타:
	호흡기계	호흡기 장애	□없음	
			□있음	□호흡곤란 □가래 □기침 □폐잡음 □이상호흡음
				□기관절개관 □기타:

신경계	동공크기 □대칭 □비대칭		빛반사: 좌(□반응 □무반응)/우(□반응 □무반응)		
	시력장애	□없음			
		□있음	□좌 □우		
	청력장애	□없음			
		□있음	□좌 □우	□청력저하 □이명 □청각상실 □기타:	
	신경근육	□이상 없음 □무감각/저림 □동통부위:			
	마비	□없음 □있음(상지 □좌 □우 / 하지 □좌 □우)			
의식상태	지남력	사람 □있음 □없음	시간 □있음 □없음	장소 □있음 □없음	
	의식	□명료 □혼돈 □반의식 □무의식			
	의사소통	□원만함 □곤란함 □불가능함			
정서상태	□안정 □불안 □슬픔 □분노 □우울 □흥분 □안절부절 □기타:				
보조기구	□없음				
	□있음	□의치 □안경 □콘택트렌즈 □보청기 □의안 □가발 □목발 □지팡이 □Pace maker □기타:			

2) 영양 평가 도구

영양 평가 도구

등록번호:		성명:		성별/나이:	
키:			체중:		
	구 분		**척 도**	**점수**	
A	지난 3개월 동안 밥맛이 없거나, 소화가 잘 안 되거나, 씹고 삼키는 것이 어려워서 식사량이 줄었습니까?		많이 줄었다	0	
			조금 줄었다	1	
			변화 없다	2	
B	지난 3개월 동안 몸무게가 줄었습니까?		3kg 이상 감소	0	
			모르겠다	1	
			1kg~3kg 감소	2	
			변화 없다	3	
C	거동능력		외출 불가 (침대나 의자에서만 생활가능)	0	
			외출 불가 (집에서만 활동 가능)	1	
			외출 가능 (활동 제약 없음)	2	
D	지난 3개월 동안 정신적 스트레스를 경험했거나 급성 질환을 앓았던 적이 있습니까?		예	0	
			아니오	2	
E	신경 정신과적 문제		중증 치매나 우울증	0	
			경증 치매	1	
			없음	2	
F1	체질량지수(Body Mass Index, kg/㎡)		BMI < 19	0	
			19 ≤ BMI < 21	1	
			21 ≤ BMI < 23	2	
			BMI ≥ 23	3	
체질량지수를 모를 경우 F2로 가십시오. F1 응답을 하신 분은 F2를 하실 필요가 없습니다.					
F2	종아리 둘레(Calf circumference, cm)		CC < 31	0	
			CC ≥ 31	3	
12 ~ 14점: 정상 ( ) 8 ~ 11점: 영양불량 위험 있음 ( ) 0 ~ 7점: 영양불량 ( )				총점/ 평가자	
점수에 따른 중재					

3) 영양 평가지

영양상태 사정도구

등록번호		이름		성별/나이		날짜	

사정당시 체중/신장:			점수	결과
체중	정상(체중변화 없음)			
	최근 의도하지 않은 체중 변화(6kg 미만)			
	저체중/체중감소(6kg 초과)			
식욕	좋음(매일 세 끼 식사 가능)			
	감소(음식과 물을 1/4 남김)			
	불량(음식과 물을 1/2 남김)			
	식욕이 거의 없음(음식을 거부 또는 먹거나 마시기 어려움)			
음식섭취 능력	독자적으로 음식을 섭취하는 데 어려움이 없음			
	음식 섭취 시 도움이 필요			
	씹고 삼키는 데 어려움 있음			
음식 형태	일반식			
	죽식			
	미음 및 영양보충음료			
	섭취량 거의 없음			
위장 상태	정상			
	지속적인 구역			
	구역 그리고 또는 간헐적인 구토/설사 그리고 또는 변비			
	3일 이상 지속되는 설사/음식을 유지 또는 액체를 내려보내지 못함			
활동 및 기능상태	모든 정상 활동 가능			
	정상은 아니지만 일상적인 생활은 가능			
	일상생활이 힘들고 반나절은 누워지냄			
	하루 종일 누워 지내며 일상활동 거의 불가능			
총점				
상담내용				

저위험군 0~5점: 정상식이 격려, 상태변화 시 재사정
중위험군 6~9점: 섭취량 증가 시 정상식이 격려, 섭취량 감소 시 필요에 따라 재사정
고위험군 10점 이상: 주치의에게 의뢰

※ 결과에 따른 중재 내용은 병원에 따라 달라질 수 있음

1) 통증 평가 도구

통증 평가 도구

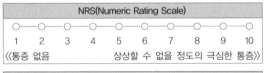

NRS(Numeric Rating Scale)
○—○—○—○—○—○—○—○—○—○
1 2 3 4 5 6 7 8 9 10
《통증 없음　　　상상할 수 없을 정도의 극심한 통증》

VAS(Visual Analog Scale)
○———○———○———○———○
통증 없음　약한 통증　불편함　괴로움　심함　상상할 수 없을 정도의 참을 수 없는 통증

통증 빈도 및 기간	
빈도	○—○—○—○—○—○—○ 1회　2회　3회　4~5회　6~7회　8~9회　10회 이상
기간	○—○—○—○—○—○ 30분 이내　30분~ 1시간　1~2 시간　3~4 시간　5~10 시간　지속적인 통증

피부 상처	
	Stage 1: 정상 피부의 non-blanching erythema로 가역적 또는 비가역적 홍반이 동반된다.
	Stage 2: 표피와 진피 일부를 침범하는 손상으로 궤양은 얕다.
	Stage 3: 피하 이하의 피부 손상이나 괴사로서 근막 이하로 침범하지는 않는다.
	Stage 4: 조직괴사와 근육, 뼈 혹은 지지구조(건, 관절낭)에 손상을 준다.
Wound Location:	Wound Size:

Select	Score	Level of sedation achieved
	6	Patient exhibits no response
	5	Patient exhibits sluggish response to light glabellar tap or loud auditory stimulus
	4	Patient brisk sluggish response to light glabellar tap or loud auditory stimulus
	3	Patient responds to commands only
	2	Patient is cooperative, oriented and tranquil
	1	Patient is anticus and agitated or restless, or both

현재 통증 부위	
○ 해당 없음	○ 상지
○ 두부	○ 하지
○ 흉부	○ 생식기
○ 복부	○ 전신
○ 배부	○ 기타

통증 양상	
○ 해당 없음	○ 묵직하다
○ 쑤시다	○ 뻗치다
○ 결리다	○ 욱씬거린다
○ 쓰리다	○ 기타
○ 찌르는 듯하다	
○ 쥐어짜는 듯 뒤틀린다	
○ 피부가 닿기만 해도 아프다	

간호 중재
− 약물 중재
○ 비마약성 진통제
○ 마약성 진통제
○ PCA Pump 조절
− 보조 진통제
○ 항우울제
○ 항경련제
○ 부신피질 호르몬
○ 신경차단
− 피부자극법
○ 표피마사지
○ 지압/진동
○ 표재성 냉온요법
○ 파스도포
○ 경피적 신경 자극
○ 이완 요법　　○ 전환 요법
○ 교육 및 정보 제공

환자 반응 평가
○ 조절
○ 완화
○ 지속
○ 악화

2) 통증평가지

통증 평가 (간호정보조사 시 통증을 호소하는 환자 작성)

등록번호:	성명:	성별/나이:

	년 월 일 시 분

통증 위치	

▶ NRS(Numerical Rating Scale), VAS (Visual Analogue Scale)

0	1	2	3	4	5	6	7	8	9	10

통증 없음   상상할 수 없을
정도의 심한 통증

▶ FPRS (Face pain rating scale)

통증이 없음	조금 아프다	아프다	많이 아프다	매우 아프다	상상할 수 있는 가장 심한 정도로 아프다

경미한 통증	FPRS 1~2단계	VAS 1~4
중등도 통증	FPRS 3단계	VAS 5~6
격렬한 통증	FPRS 4단계 이상	VAS 7~10

양상	□ 뻐근한 □ 타는 듯한 □ 날카로운 □ 저린감 □ 둔한 □ 칼로 베는 듯한 □ 욱신욱신 쑤시는 □ 표현 못함 □ 기타 :
빈도 및 지속기간	□ 간헐적 □ 발작적으로 갑자기 □ 지속적 □ 표현 못함 □ 기타 :

※ 통증평가 결과를 규정에 따라 주치의에게 보고하고 통증 중재 시행

인증기준 4.1.3 영양 관리

1) 검식일지 밀라운딩

<u>검 식 일 지</u>

201 년   월   일 (요일)

아침
점심
저녁

영양사	

구분 번호	점검사항	결과
1	음식의 맛은 어떤가?	좋다 보통이다 나쁘다
2	음식의 간은 어떤가?	좋다 보통이다 나쁘다
3	음식의 양은 어떤가?	좋다 보통이다 나쁘다
4	음식은 제대로 익었나?	좋다 보통이다 나쁘다
5	음식의 색상 및 조화 정도는?	좋다 보통이다 나쁘다
6	기타 개선점은?	좋다 보통이다 나쁘다
비고		

<u>병 동 순 회 일 지</u>

201 년   월   일 (요일)

아침
점심
저녁

영양사	

구분 번호	점검사항	결과
1	상차림은 올바로 하고 있는가?	좋다 보통이다 나쁘다
2	종업원의 건강상태는 어떤 편인가?	좋다 보통이다 나쁘다
3	복장은 단정한가?	좋다 보통이다 나쁘다
4	배식실, 배식카, 식기 등은 깨끗한가?	좋다 보통이다 나쁘다
5	전기, 수도, 가스에는 이상이 없는가?	좋다 보통이다 나쁘다
6	파손된 기구 및 기타 보수할 곳은 없는가?	좋다 보통이다 나쁘다
7	기타 개선점은?	좋다 보통이다 나쁘다
비고	좋다 보통이다 나쁘다	

인증기준 4.1.4   욕창 관리

1) 요양병원 욕창 발생고위험군 분류 도구

요양병원 욕창 발생고위험군 분류

호실		환자 이름		등록번호	
항목	**기능 자립 정도**				
	완전 자립	감독 필요	약간의 도움	상당한 도움	전적인 도움	행위 발생 안함
체위 변경하기						
일어나 앉기						
옮겨 앉기						
방 밖으로 나오기						

욕창 발생 고위험군 분류 기준	▶ **고위험군: 다음 중 하나 이상에 해당하는 경우**
	
	1. 체위 변경하기:
	  '상당한 도움' 이상이거나 '행위 발생 안함'인 경우
	2. 일어나 앉기:
	  '상당한 도움' 이상이거나 '행위 발생 안함'인 경우
	3. 옮겨 앉기:
	  '상당한 도움' 이상이거나 '행위 발생 안함'인 경우
	4. 방 밖으로 나오기:
	  '상당한 도움' 이상이거나 '행위 발생 안함'인 경우
	
	▶ **저위험군: 고위험군이 아닌 경우**					

출처: 건강보험 심사 평가원 요양병원 입원급여 적정성 평가 설명자료, 2010

◆ **욕창 발생 위험도 평가 결과: 고위험군(   ) 저위험군 (   )**

(평가일) 　.　.　.　　(평가자 이름)

2) 욕창 평가 도구(Braden scale)

욕창 평가 도구(Braden scale)

병록번호:		성명:		성별/나이:			
항목	**평가**	**내용**	**점수**	날짜 20		년도	
				/	/	/	
Mobility 움직임	전혀 못 움직임	타인의 도움없이 전혀 자세변경 못함	1				
	매우 제한됨	스스로 약간 가능하나 대부분 의지함	2				
	약간 제한됨	타인의 약간 도움으로 체위변경 가능	3				
	자유로움	스스로 체위변경 가능	4				
Nutrition 영양상태	매우 나쁨	식사량의 1/3 이하 섭취(수액치료 안 받음)	1				
	부족한 섭취	식사량의 1/2 이하 섭취	2				
	적당한 섭취	식사량의 1/2 이상 섭취	3				
	매우 좋음	대부분 섭취	4				
Friction & Shear 피부마찰 & 쏠림	문제 있음	구축, 강직 있거나 휠체어나 침대에서 자주 미끄러짐	1				
	잠정적 문제 있음	약간 미끄러짐이 우려됨	2				
	문제 없음		3				
Sensory 감각기능	완전 못 느낌	통증에 반응 없음	1				
	매우 제한됨	통증에만 반응, 다른 자극에는 반응 없음	2				
	약간 제한됨	반응 있으나 말로 표현 못함	3				
	제한 없음	불편감, 통증 호소 가능	4				
Moisture 피부습기	항상 젖어 있음	대변, 소변 조절 못함	1				
	자주 젖어 있음	간간이 실금 or 자주 린넨 교체 필요	2				
	약간 젖어 있음	하루 1회 이상 린넨 교체	3				
	거의 없음	대변, 소변 조절함	4				
Activity 활동상태	Bed ridden	침상생활만 가능	1				
	w/chair 사용	보조 받아 의자나 휠체어 사용	2				
	가끔 보행	가끔 걷기 가능	3				
	제한 없음	보행 가능	4				
총점			23				
▶ 욕창 발생 고위험군 (18점 이하)			평가자				

◇욕창 평가(병원규정에 따라 다음과 같이 정할 수 있음)
  – 입원초기평가: 입원 24시간 이내 / 입원 후 7일 이내 등
  – 재평가: 매월 10일 이내 / 상태변화 시(정신적·신체적)

3) 욕창 단계

욕창 단계에 따른 분류

손상 단계	손상 깊이	임상증상	예시
Stage 1	표피	홍반	
Stage 2	표피, 진피	Abrasion, blister	
Stage 3	표피, 진피, 피하조직	공동(Cavity) 형성, 분비물	
Stage 4	피하조직, 근육, 건, 뼈	공동형성, 분비물, 괴사	

4) 욕창 간호 기록지

욕창 간호 기록지

□ 욕창발생 고위험군
□ 욕창발생 저위험군
□ 욕창 발생 환자

*욕창발생 고위험군과 욕창치료환자는 매일 기록하고 욕창고위험환자는 매월 10일 이내 Braden scale을 사용하여 재평가 시행

* 현재 욕창 환자 필수 기록 사항: Site, Grade, Size 기록 치료방법, 상처의 상태 기록 예방활동 기록(예시: 체위변경, 지 지대 사용, 수분 및 영양공급 등)	등록번호		성별/나이	
	이름		진료과	
	병실			

날짜	시간	간호기록(처치 및 수행)	서명

※ 간호기록지에 기록하기가 어려울 경우 욕창기록지 사용

5) 욕창 보고서

욕창 발생 보고서

담당자	부서장	주치의

등록번호		진료과		병동/병실	
이름		입원일		보고일	
성별/나이		진단명		보고자	

욕창발생일	년 월 일	욕창발생 후 보고	
		□주치의 □부서장 □보호자 □기타( )	

현재 치료 중인 욕창 (현재 발생한 욕창 제외)	□유 □무 (부위: 단계: 크기: cm)
과거력	□당뇨 □고혈압 □기타( )
환자평가표 표시	□유 □무
욕창발생 위험군	초기사정 □고위험군 □저위험군
	욕창발생 전 사정 □고위험군 □저위험군
욕창 평가 (위치, 단계, 크기)	
욕창발생 원인	□부동 □의식불명 □실금 □피부습기 □기구 사용 □감각장애 □영양결핍 □체온상승 □압력 마찰/쓸림 □약물 사용 (스테로이드 등) □기타( )
욕창 예방 간호	□피부사정 □실금관리 □체위변경 □영양간호 □통증관리 □지지도구 사용 □압력/쓸림 최소화 간호 □환자 및 보호자(간병인) 교육
욕창치료 (드레싱 방법 및 종류)	
기타	

6) 욕창상태 사정도구

욕창 상태 사정

등록번호		환자이름		평가일	20 년 월 일

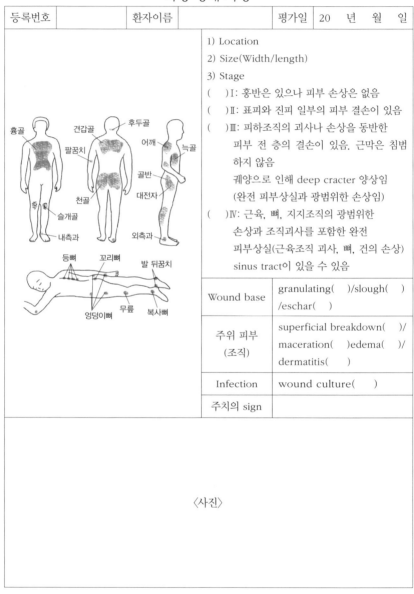

1) Location
2) Size(Width/length)
3) Stage
(   )I: 홍반은 있으나 피부 손상은 없음
(   )II: 표피와 진피 일부의 피부 결손이 있음
(   )III: 피하조직의 괴사나 손상을 동반한
　　　피부 전 층의 결손이 있음. 근막은 침범
　　　하지 않음
　　　궤양으로 인해 deep cracter 양상임
　　　(완전 피부상실과 광범위한 손상임)
(   )IV: 근육, 뼈, 지지조직의 광범위한
　　　손상과 조직괴사를 포함한 완전
　　　피부상실(근육조직 괴사, 뼈, 건의 손상)
　　　sinus tract이 있을 수 있음

Wound base	granulating( )/slough( )/eschar( )
주위 피부 (조직)	superficial breakdown( )/maceration( )edema( )/dermatitis( )
Infection	wound culture( )
주치의 sign	

〈사진〉

그림 라벨: 흉골, 견갑골, 후두골, 팔꿈치, 어깨, 늑골, 골반, 대전자, 천골, 슬개골, 내측과, 외측과, 등뼈, 꼬리뼈, 발 뒤꿈치, 엉덩이뼈, 무릎, 복사뼈

7) 욕창 예방지침

욕창 예방을 위한 지침

1. 욕창이란?

   욕창은 질병으로 인하여 장기간 누워있거나 마음대로 움직이지 못하는 환자의 경우 신체의 한 부분이 장기간의 압박으로 혈액순환과 영양공급의 장애를 일으키게 되어 조직이 손상되는 것을 의미합니다.

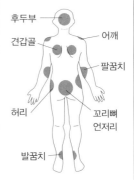

2. 욕창이 잘 생기는 부위는?

   팔꿈치, 엉덩이, 골반 등과 같이 뼈가 튀어나온 부위에 더욱 생기기 쉽습니다. (그림 참조)

3. 욕창을 예방하려면?
   - 욕창은 예방이 가장 중요합니다.
   - 스스로 움직일 수 없는 환자일 경우는 자세를 적어도 2시간마다 바꾸어 주어 한 부위가 계속 압박되지 않도록 합니다.
   - 침구를 항상 팽팽하게 잡아 당겨 주름이 지지 않도록 해주고, 머리 쪽을 수평 또는 30도 이하로 유지하며 미끄러지지 않도록 합니다.
   - 체위의 방향은 오른쪽→ 똑바로 → 왼쪽으로 바꾸며 이때 환자를 끌어당기지 말고 굴리거나 들어줍니다.
   - 공기침대를 깔아주면 욕창 예방에 도움이 됩니다.
   - 피부에 소변이나 대변이 묻으면 청결을 유지하고, 건조하게 유지시킵니다.
   - 피부는 건조하고 부드럽게 유지하며, 이를 위해 자주 로션을 발라주고 강한 비누는 피합니다.
   - 마사지나 운동을 규칙적으로 해주어 순환을 자극시켜 혈액순환이 원활하게 되도록 합니다.
   - 주기적인 관절 운동을 시행하여 관절의 기동성과 혈액순환을 촉진하여 줍니다.
   - 환자의 피부를 자주 관찰하여 피부의 색깔, 온도의 변화를 확인하고 피부가 벗겨진 부분이 있나 확인합니다. (변화 시 간호사에게 알려 주십시오.)

인증기준 4.2.1 심폐소생술 관리

1) DNR 동의서

DNR(Do Not Resuscitate) 동의서

주소			
성명		(인)	생년월일	

위 환자를 입원 치료함에 있어 갑작스러운 심폐정지 등의 응급상황이 발생하더라도 환자의 인격과 존엄성에 위배되지 않고 치료 과정에서 수반되는 불필요한 고통을 겪지 않도록 하는 차원에 심폐소생술과 기도삽관 등의 시술을 하지 않는 데에 동의합니다.

20   년   월   일   시   분 (오전/오후)

주소:

환자와의 관계:

보증인: (인)

주민등록번호:

1) 수혈동의서

<table>
<tr><td rowspan="2"><h1>수 혈 동 의 서</h1></td><td>성 명 :</td><td>성별/나이:</td></tr>
<tr><td colspan="2">등록번호 :
주민등록번호 :</td></tr>
</table>

아래 설명을 듣고 이해하신 후 수혈동의서에 서명하여 주시기 바랍니다. 설명이 불충분하거나 이해가 되지 않는 점이 있으시면 설명의사에게 질문하여 주시기 바랍니다.

■ 환자분은 다음과 같은 이유로 수혈이 필요합니다.

□혈액량 부족(출혈 또는 출혈이 예상되는 수술) □빈혈 교정 □혈소판 보충 □응고 인자 보충 □기타: (   )등의 사유로 수혈이 필요합니다.

■ 환자분에게 수혈되는 혈액제제 종류 및 치료효과입니다.

환자분은 제제를 수혈 받습니다. 혈액제제별 치료효과는 아래와 같습니다.

　가. 적혈구제제: 혈액량 보충, 빈혈 교정, 산소운반능력 향상

　나. 혈소판제제: 혈소판 감소 혹은 기능 이상에 의한 출혈 증상의 치료 및 예방

　다. 혈장제제: 혈액응고인자 보충 또는 이상 기능을 교정

　라. 기타 :

■ 수혈전 안전성을 확인한 혈액이지만 다음과 같은 부작용이 나타날 수 있습니다.

　가. 발열, 오한, 오심, 구토, 알레르기, 흉통 등 부작용을 초래할 수 있습니다.

　나. 다음과 같은 부작용이 드물게 발생할 수 있습니다.

　　1) 적혈구의 비정상적인 파괴 등이 발생할 수 있습니다.

　　2) 빠른 시간 내에 많은 양의 혈액과 수액을 투여 받았을 경우 호흡곤란 등이 발생할 수 있습니다.

　　3) 면역반응에 의한 급성 폐손상이 발생할 수 있습니다.

　　4) 간염(B형 및 C형), 후천성면역결핍증(HIV), 인체 T-림프영양성 바이러스(HTLV) 등 수혈전파성 감염 및 기타 병원체로 인한 감염을 완전히

배제할 수 없습니다

다. 오랜 기간 다수의 수혈을 받을 경우 심장, 간 및 내분비장애 등의 합병증
   이 발생할 수 있습니다.

※ 수혈과 관련된 부작용이 의심되는 경우 의료진에게 알려주시기 바랍니다. 정
부에서는 감염성 질환 등 특정한 수혈부작용이 발생하였을 경우 혈액관리법에 따
라 원인조사를 실시하고 있습니다.

■ 수혈을 실시하지 않을 경우 발생 할 수 있는 위험입니다.

수혈이 반드시 필요한 상황임에도 수혈을 하지 않을 경우, 산소부족 등으로
인한 뇌손상, 심근손상, 장기부전 등이 발생할 수 있으며 심한 경우 사망에
이를 수도 있습니다.

■ 환자분이 수혈 이외에 선택할 수 있는 치료대안입니다.

혈액량을 보충하기 위한 수액치료나 혈액제제 생성 촉진 약제투여 등 제한적
인 치료법이 있습니다.

본 수혈동의서는 수혈에 대한 설명과 수혈부작용 등에 대한 안내를 위한 것
입니다.

본인(보호자)은 수혈에 대하여 충분히 설명 듣고 이해하였으며, 수혈하는 것
에 동의합니다.

년   월   일

환자(보호자) _____ (서명 또는 인)

관계 _____

설명의사 _____ (서명 또는 인)

인증기준 4.2.3 적절하고 안전한 신체억제대 사용

1) 신체억제대 동의서

신체억제대 동의서

성명:	등록번호:		세(남/여)
진단명:		병실:	

아래와 같은 위험요인 발생을 예방하고 환자의 안전을 위하여 부분적 신체억제대(장갑 억제대, 손목·발목 억제대, 휠체어 억제대) 사항에 대하여 설명을 듣고 필요성을 이해하였기에 사용에 동의합니다.

관찰내용	대체방법
1. 흥분함/불안정한 걸음걸이 2. 기동성 장애 3. 지시에 순응할 수 없음 4. 의식 혼돈 / 지남력 있음 5. 움직임 장애(휠체어에 앉혔을 때 미끄러질 경우) 6. 기억력 결핍 7. 전투적임(침대 밑으로 내려와 골절이 야기될 경우) 8. 튜브를 잡아 뺌 9. 의식 명료 10. 지남력 있음 11. 자고 있음 12 기타 (피부 가려움증으로 계속 긁을 경우, 기저귀를 계속 뜯어 낼 경우)	1. 가족의 협조 2. 의료팀 협조 3. 약물에 대한 검토 4. 환자에게 치료과정에 설명제공 5. 자주관찰 6. 통증조절 7. 가족의 지속적 정서적 지원 제공 8. 의료진에 의한 지속적 간호제공 9. 위치변화 10. 기동성 제공 11. 자세변경 12 영양제공 13. 기타

```
날      짜:            년     월     일
담 당 의 사:            (서명 또는 날인)
환  자  명:            (서명 또는 날인)
주민등록번호:                    전화:
주       소:


대리인(환자의        ):            (서명 또는 날인)
주민등록번호:                    전화:
주       소:
```

대리인이 서명하게 된 이유
- ☐ 환자의 신체적, 정신적 장애로 의사 결정 불가   ☐ 미성년자
- ☐ 내용 설명 시 환자의 심신에 중대한 영향 우려   ☐ 응급 상황
- ☐ 환자 위임(위임계약서를 동의서에 첨부)

2) 억제대 예방활동

억제대 적용 환자의 부작용 예방 활동

1) 주기적으로 부작용을 관찰하여 억제대 사용이 적합한지를 평가한다.
2) 허용된 범위에서 움직임이 최대한 가능하도록 한다. 한쪽 팔만 억제할 필요가 있을 때 전신을 억제하지 않도록 한다.
3) 억제대를 침대에 고정할 경우 침상 난간이 아닌 침대 틀에 고정한다.
4) 억제대 적용 시 손가락 두 개가 들어갈 정도의 공간을 확보하여 순환장애를 예방 할 수 있도록 한다.
5) 정맥 주입관이나 다른 장치를 건드리지 않도록 주의한다.
6) 간병인(또는 보호자)은 20~30분마다 억제대는 위치를 잘 잡고 있는지, 사지말단부위의 맥박 체온 피부색을 사정한다.
7) 매 2시간 정도마다 30분간 억제대를 풀어놓으며 능동적·수동적 관절 운동을 시킨다.
8) 억제대는 빠르게 풀 수 있는 매듭으로 한다(응급 시에는 빠르게 풀려야 한다).
9) 간병인(또는 보호자)은 환자를 떠나기 전에 호출기가 환자 손이 닿는 곳에 있는지 확인한다.
10) 간병인(또는 보호자)은 언제 다시 올 것인지 환자에게 말하고 억제대를 한 환자는 기본적인 요구를 모두 수행해준다는 것을 상기시켜 모든 요구 시 호출하도록 한다.

3) 억제대 적용 환자 기록지

억제대 적용 환자 기록지

환자이름:　　　　등록번호:　　　　　병실:　　　(종료 시점에도 기록 남겨야 함)

날짜	억제대 종류	적용부위	부작용 유무	간호중재	서명
				적용 첫날 기록: 적용 이유, 적용 전 대안적 방법, 환자 및 보호자 설명과 동의 여부, 담당의사 지시 여부 반드시 기록	

인증기준 5.1 약물 보관

1) 약품식별 의뢰서

약품식별 의뢰서/회신서

환 자 명			등록번호			
진 료 과		의 뢰 일			의 뢰 자	
처방병원 /조제약국			● 동종약: 성분명이 같은 약 ● 동효약: 성분명은 다르나 같은 효능을 나타내는 약			
약품명(상품명)	성분 및 함량	효능	본원 사용	동종약		동효약

약사: (서명)

● 약품 식별을 의뢰할 때에는 지참약 봉투 및 관련 자료는 모두 제공하도록 한다.

2) 약품식별지

약품식별지(지침약): 병동에서 직접 하는 경우

환 자 명			등록번호			
진 료 과		식 별 일			식 별 자	
처방병원 /조제약국			* 동종약: 성분명이 같은 약 * 동효약: 성분명은 다르나 같은 효능을 나타내는 약			
약품명(상품명)	성분 및 함량	효능	본원 사용	동종약		동효약

3) 입원 시 지참약 안내문

〈입원 시 지참약 복용 안내문〉

약 이름을 알고 계시거나 약품을 소지하고 계시다면 의료진에게 말씀해 주시기 바랍니다.

현재 복용 중인 약물을 의료진에게 알려주시는 것은 치료에 영향을 미칠 수 있는 중요한 일입니다. 만약, 복용하고 있는 약을 의료진에게 알리지 않았을 경우 여러 가지 약품을 동시에 복용하게 되면서 예상치 못한 부작용이 생기거나 원하는 만큼의 약효가 발현되지 않을 수도 있습니다.

따라서 소지하신 약품을 임의로 복용하는 일은 삼가 주시기 바랍니다.

환자 분에게 좀 더 안전하고 효과적인 치료를 수행하기 위한 것이오니 다소 불편하시더라도 협조를 부탁드립니다.

4) 지참약 관리 지침

지참약 관리 지침

1. 지참약이란 환자가 타 요양기관에서 처방을 받은 약물로 본원 입원 시 지참한 약물을 말한다.

2. 본원은 환자 입원 시 지참약 소지 환자에 대해서는 본원 의뢰 시 지참약에 대한 처방전 첨부를 원칙으로 한다.

3. 환자 입원 시 지참약 소지 여부를 확인한 후 담당의사에게 보고한다.

4. 담당의사와 환자 또는 보호자는 지속적인 지참약 투여 여부에 대해 상의 후 결정한다.

5. 지참약 복용 여부가 결정되면 간호사는 지참약 처방전을 참고하여 약품식별을 한다.

6. 약품식별 후 지참약에 대한 정보공유를 위하여 식별 결과(약품명, 용량, 투여경로, 투여시간 등)를 기록한다. (또는 의무기록지에 첨부)

7. 지참약 투여과정
   1) 담당의사는 처방기록지에 지참약 투여 처방을 기록한다.
   2) 간호인력은 의사의 지참약 투여 처방하에 약물 투여 후 확인 서명한다.
   3) 상황에 따라 환자가 관리하는 지참약에 대해서는 지참약 투여 여부를 확인하고 확인 서명한다.

8. 환자 및 보호자 교육
   입원 중 의료진의 처방에 따르도록 설명하고, 지참약 복용을 중단하거나, 허용하지 않게 된 경우에는 환자가 자의로 지참약을 복용하지 않도록 한다.
   (예: 집으로 돌려보냄)

9. 지참약 보관(병동)
   1) 지참약은 본원 약과 분리 보관한다.
   2) 지참약 중 마약류는 본원 마약류 관리지침에 따른다.

인증기준 5 약물 관리

1) 마약류 관리지침 예시

마약류 관리지침

제1조(목적) 이 지침은 ○○병원에서 구입·사용하는 의료용 마약류의 체계적인 관리 및 사고마약류 발생 감소를 위하여 《마약류관리에 관한 법률》(이하 '마약법'이라 함) 범위 내에서 필요한 사항을 효율적으로 규정하고 이 지침에 준하여 마약류 관리규정을 마련하고 시행함을 목적으로 한다.

제2조(용어정의) 이 지침에서 사용하는 용어의 정의는 다음 각 호와 같다.
1. "마약류"라 함은 마약과 향정신성의약품(이하 '향정'이라 함)을 말한다.
2. "마약류취급자"라 함은 마약류취급의료업자, 마약류관리보조자 등 병원 내에서 마약류를 취급하는 모든 자를 말한다.
3. "마약류취급의료업자"라 함은 병원에 근무하는 의사로서 환자에게 진료의 목적으로 마약류를 투약 또는 투약하기 위하여 마약류를 기재한 처방전을 발부하는 자를 말한다.
4. "마약류관리자"라 함은 의료기관에 종사하는 약사로서 시 도지사로부터 마약류관리자로 지정받은 자로서 병원 내 마약류 관리를 담당하는 책임자를 말한다. ○○병원에서는 지정하지 않음(마약류취급의료업자 4인 이상일 때 해당)
5. "마약류관리보조자"라 함은 마약류취급의료업자를 위해서 마약류를 운반 보관 관리하는 자를 말한다.
   "비상마약류관리책임자": 비상 마약류를 보관하는 병동의 마약류관리보조자 중 최고 책임자를 말한다.
6. "비상마약류"라 함은 마약류관리자로부터 일정량의 마약류를 수수하여 환자에게 신속한 투여가 가능하도록 마약류관리자가 지정하는 장소에 보관된 마약류를 말한다.
   ※ 마약류는 장소, 종류(잔여, 반품, 유효기간 경과, 사고마약류)에 상관없이 보관 규정(마약: 2중 잠금장치가 된 철제금고, 향정: 잠금장치 등)을 준수하여야 한다.
7. "잔여마약류"라 함은 의사가 일부만 처방하여 사용 후 남는 마약류를 말한다.
   ※ 예: 1/2 앰플 처방 시 사용 후 남은 마약류
8. "반품마약류"라 함은 의사의 처방에 의해 불출된 마약류가 환자의 사고 등의 이유로 일부 또는 전부가 반환된 마약류를 말한다.
9. "유효기간 경과 마약류"라 함은 유효기간 경과로 인하여 사용이 불가능한 마약류를 말한다.
10. "사고마약류"라 함은 마약법에 의한 사고마약류를 말한다.
    ※ 재해에 의한 상·분실 또는 도난, 변질·부패 또는 파손마약류

제3조(마약류취급의료업자의 업무)

1. 마약류취급의료업자인 의사만이 마약류를 처방할 수 있으며 처방전에 의해서만 투약할 수 있다.

   ※ 간호사가 마약류취급의료업자를 대신하여 마약류를 처방할 수 없다.

   ※ 마약의 처방전에 기재하여야 할 사항
      - 발부자의 업무소재지, 상호, 면허번호, 서명·날인 교부일자
      - 환자의 주소, 성명, 성별, 연령, 병명

3. 마약류 교육: 지역의사회 또는 보건소에서 실시하는 마약류 관리 지침 교육에 참여한다.

제6조(마약류취급자가 준수하여야 할 사항)

1. 마약류취급자가 아니면 마약류를 취급할 수 없으며 마약류취급자인 의사, 간호사, 약사, 간호조무사는 업무범위 내에서 마약류를 취급하여야 한다.

   ※ 의사가 아닌 자가 마약류를 처방하는 행위 등 금지

2. 마약류취급자는 마약법에 의하지 아니하고는 마약류를 취급할 수 없다.

   ※ 의사의 처방전에 의하지 아니한 마약류취급 행위 금지

3. 병원에서 투약하기 위해 구입한 마약류가 아니면 투약 교부할 수 없다.

4. 마약류취급자가 아닌 자로부터 마약류를 양수할 수 없다.

   ※ 무자격자로부터 마약류를 구입하는 행위 금지

5. 마약류취급자는 이 법에서 정한 경우 외에는 마약류를 양도할 수 없다.

6. 사고마약류가 발생할 경우 사고발생을 안 날로부터 5일 이내에 별지 제22호 서식에 의한 보고서에 사고발생 경위에 대하여 육하원칙에 맞게 상세히 기재하고 그 사실을 증명하는 서류를 첨부하여 관할 보건소에 제출하여야 한다.

※ 사고마약류 발생 보고
   - 사고마약류 발생 보고서는 FAX나 전자문서로도 신고 가능
   - 그 사실을 증명하는 서류
      • 재해: 관할 시·도지사(시·군·구청장)의 확인서류 첨부
      • 분실·도난: 수사기관의 확인서류 첨부
      • 변질·부패·파손: 붙임서류 필요 없음
※ 사고마약류 폐기
   - 허가관청에 보고 후 담당공무원의 입회 하에 폐기
   - 폐기 시 허가관청과 협의 하에 폐기장소 폐기방법 폐기 일시 등 결정

---

7. 마약류관리대장, 마약구입서·판매서 등에 대한 기록·보관 등 관리업무(2년간 보관)를 수행하여야 한다.

   ※ 마약류관리대장은 약사가 관리한다.

8. 마약류를 마약법에서 정하는 바에 따라 보관하고 관리를 철저히 하여야 한다.
9. 마약류 취급 의료기관 내부직원에 대한 지도·감독 철저히 하여야 한다. (직원교육: 연 1회)

※ 마약법에서 정하는 사항 및 사고마약류 발생방지를 위한 준수사항
- 마약류는 다른 의약품과 구별하여 별도 보관
- 마약은 이중 잠금장치(2개의 잠금장치를 의미)가 된 철제금고에 보관
- 향정신성의약품은 잠금장치가 설치된 장소에 보관
- 잔여 반품 파손 유효기간경과 마약 등 폐기마약도 위와 동일한 장소에 보관
- 마약류 저장시설을 외부에 쉽게 노출되지 아니하고 이동이나 잠금 장치의 파손이 어렵도록 조치
- 냉장·냉동보관이 필요한 마약류도 잠금장치가 설치된 장소에 보관
- 조제목적으로 업무시간 중 조제대에 비치하는 향정신성의약품의 경우 반드시 업무 이외의 시간에 지정된 보관소에 보관

제7조 마약류 관리 규정
1. 마약류의 불출 :
   ① 마약은 마약 처방전에 의해 불출하며, 취소된 반품 마약류의 반납도 동일하게 한다.
   ② 마약처방전은 약품별로 발행한다(마약 처방전 1매에 2가지 이상의 마약을 처방할 수 없다).
   ③ 마약류 투약의 제한
      입원환자: 1일 용량으로 처방한다(단 처방의 편의를 위해 2~3일 처방할 수 있다).
      향정은 각각의 약품규정에 따른다.
2. 비상마약류 관리
   ① 책임자의 지정: 비상마약류관리책임자는 비상 마약류를 보관하는 병동의 마약류 관리보조자 중 최고책임자를 말하고 ○○병원은 각 병동 ○○○가 하며 병원장의 명의로 임명한다.
   ② 비상마약류 관리 책임자인 병동 ○○○는 아래 내용을 서약하고 그 내용을 충실히 수행한다.
      - 비상 마약류 병동별 관리 대장을 작성하여 입출 관리를 철저히 한다.
      - 병동별 관리대장은 2년간 보관한다.
      - 지정된 비상 마약 재고 일치를 항시 확인한다.
      - 매일 저장 시설 점검을 통해 안전 관리에 최선을 다한다.
      - 직원들에게 비상용 마약류 관리의 중요성을 교육한다.
   ③ 약사는 적어도 분기별 1회(연 4회) 비상 마약류 관리 상태를 병동별 관리대장 등을 근거로 점검한다.
4. 잔여·반품·유효기간 경과·사고마약류 처리에 관한 사항

※ 잔여·반품 마약류: 당일 반납을 원칙으로 하며 약제과 운영시간이 지난 경우에는 약제과 근무 시에 반납한다. 반납 시에는 일반약과 구분하여 약제과에 직접 인계한다.

※ 유효기간 경과·사고 마약류 처리: 분실, 도난, 파손, 유효기간 경과 시 사고 마약 발생 보고서를 작성하여 본원 마약관리책임자에게 즉시 보고한다.

5. 마약 투약의 기록

① 약사는 마약을 투약하거나 투약하기 위하여 제공한 환자의 주소, 성명, 나이, 성별, 병명 및 투약한 마약의 품명·수량 또는 투약하기 위하여 제공한 마약의 품명·수량 및 연월일에 관한 기록을 다른 의약품과 구별하여 작성·비치 및 보존하여야 한다.

② 제1항의 기록은 2년간 보존하여야 한다.

6. 처방전의 기재

① 마약류취급의료업자는 처방전에 따르지 아니하고는 마약 또는 향정신성의약품을 투약하거나 투약하기 위하여 제공하여서는 아니 된다. 다만, 《약사법》에 따라 자신이 직접 조제할 수 있는 마약류취급의료업자가 진료기록부에 그가 사용하려는 마약 또는 향정신성의약품의 품명과 수량을 적고 이를 직접 투약하거나 투약하기 위하여 제공하는 경우에는 그러하지 아니하다.

② 마약류취급의료업자가 마약을 기재한 처방전을 발급할 때에는 그 처방전에 발급자의 업소 소재지, 상호 또는 명칭 및 면허번호를 기입하여 서명 또는 날인하고 처방전을 받은 환자의 주소·성명·성별·나이·병명 및 발급 연월일을 기입한 후, 그 기록을 다른 의약품과 구별하여 작성·비치 및 보존하여야 한다.

③ 제1항과 제2항에 따른 기록은 2년간 보존하여야 한다.

7. 마약류취급자의 준수사항

법 제38조 제3항에 따라 마약류취급자는 다음 각 호의 사항을 준수하여야 한다.

1) 마약류취급자가 보관·소지 또는 관리하는 의료용 마약류의 입고·출고 및 사용에 대한 기록을 작성할 것(약사)

2) 의료용 마약류의 저장시설에는 마약류취급자 또는 마약류취급자가 지정한 직원 외의 사람을 출입시켜서는 아니 되며, 저장시설을 점검하여 점검부를 작성·비치하고 이를 2년간 보존할 것

3) 직원에 대한 지도·감독을 철저히 하여 의료용 마약류의 도난사고가 발생하지 아니하도록 할 것

4) ○○○에게는 마약류관리지침에 대하여 정규(연 1회)교육을 실시한다.

인증기준 5.3 약물투여

1) 투약사고보고서

투 약 사 고 보 고 서

□ 적신호   □ 위해사건   □ 근접오류
 (24시간)   (48시간)   (72시간)

보 고	부서장	행정부장	병원장

환자명:	성별/나이:	등록번호:	발생병동:
주진단명:		진료과:	
발생일시: 년 월 일 시 분		확인일시: 년 월 일 시 분	

A. 오류유형		B. 투약 후 발견된 오류의 확인
※ 투약 전 발견		처방을 확인하지 않음
□ 조제오류	□ 처방오류	□ 투약 직전 환자를 확인하지 않음
※ 투약 후 발견		□ 투약 직전 투약카드를 확인하지 않음
□ 다른 환자		□ 처방을 잘못 해석함
□ 다른 약품		□ 약품라벨을 확인하지 않음
□ 다른 시간		□ 용량 계산의 오류
□ 다른 경로		□ 약국의 조제 오류
□ 다른 용량		□ 약품의 전달 지연
□ 투약 부작용		□ 의사의 처방 오류
□ 일혈/ 침윤		□ 잘못된 주사 용해액 사용
□ 투약하지 않아야 할 상황에서의 투약		□ infusion pump 작동오류
□ 기타		□ 수액세트 주입속도 잘못 맞춤
		□ 기타

C. 투약오류 예방활동 및 간호중재	D. 문제 내용과 문제 발생에 따른 조치사항을 기록하여 주십시오.	

E. 본인이 생각하는 문제원인과 개선방안을 기록하여 주십시오.	F. 문제의 결과	G. 환자의 신체적 손상
	□ 손실 없음	□ 특별한 이상 없음
	□ 업무지연/ 추가	□ 치료 후 후유증 없이 회복됨
	□ 환자의 신체적 손실	
보고일:	보고자:	

1) 환자의 권리와 책임(《의료법 시행규칙》 제1조의2 별표1)

환자의 권리와 의무(제1조의2 제1항 관련)

1. 환자의 권리

가. 진료받을 권리
  - 환자는 자신의 건강 보호를 위해 적절한 보건의료서비스를 받고, 성별·나이·종교·신분·경제적 사정 등을 이유로 이를 침해받지 아니하며 의료인은 정당한 사유 없이 진료를 거부하지 못한다.

나. 알권리 및 자기결정권
  - 환자는 담당 의사·간호사 등으로부터 질병 상태, 치료 방법, 예상 결과(부작용 등), 진료 비용에 대해 충분한 설명을 듣고 또 자세히 물어볼 수 있으며 치료 방법에 대해 동의 여부를 결정할 권리를 가진다.

다. 비밀을 보호받을 권리
  - 환자는 진료와 관련된 신체상·건강상 비밀을 보호받으며 의료인과 의료기관은 환자의 동의를 받지 않거나 범죄수사 등 법률이 정한 경우 외에는 비밀을 누설·발표하지 못한다.

라. 피해를 구제받을 권리
  - 환자는 권리를 침해받아 생명·신체적·금전적 피해가 발생한 경우 한국의료분쟁조정중재원(02-6210-0114, www.k-medi.or.kr)에 상담 및 구제신청을 할 수 있다.

2. 환자의 의무

가. 의료인에 대한 신뢰·존중 의무
  - 환자는 자신의 건강 관련 정보를 의료인에게 알리고 의료인의 치료계획에 대해 신뢰하고 존중하여야 한다.

나. 부정한 방법으로 진료를 받지 않을 의무
  - 환자는 진료 전에 본인의 신분을 밝혀야 하고, 타인의 명의로 진료를 받는 등 거짓이나 부정한 방법으로 진료를 받지 아니한다.

인증기준 6.2 불만고충처리

1) 불만 고충 처리 결과 보고서

고충 처리 결과 보고서

담당	간사	병원장

1	민원 접수 날짜	
2	민원 접수 부서	
3	민원 발생 사유	
4	민원 처리 경과	
5	민원 처리 결과	

인증기준 8.1 인사정보 관리

1) 요양병원 인력확보수준에 따른 입원료 차등제

등급 구분기준		가감기준		
		기본(환자수 대 간호사수)		추가가산
등급	환자수 대 간호인력수	18:1 미만	18:1 초과	
1등급	4.5:1 미만	60% 가산	15% 감산	간호사수 대비 간호인력수가 2/3이상 인 경우 2,000원 가산
2등급	4.5:1 이상 5:1 미만	50% 가산		
3등급	5:1 이상 5.5:1 미만	35% 가산		
4등급	5.5:1 이상 6:1 미만	20% 가산		
5등급	6:1 이상 6.5:1 미만	0		
6등급	6.5:1 이상 7.5:1 미만	20% 감산	30% 감산	
7등급	7.5:1 이상 9:1 미만	35% 감산	45% 감산	
8등급	9:1 이상	50% 감산	50% 감산	

등급 구분기준		가감기준	
		의사 수 중 8개 과목 전문의 비율	
등급	환자수 대 의사 수	50% 미만	50% 이상
1등급	35:1 이하	10% 가산	20% 가산
2등급	35:1 초과 40:1 이하	0	
3등급	40:1 초과 50:1 이하	15% 감산	
4등급	50:1 초과 60:1 이하	30% 감산	
5등급	60:1 초과	50% 감산	

2) 의료기관의 의료인의 정원

의료기관에 두는 의료인의 정원(《의료법》제38조 관련)

구분	종합병원	병원	치과병원	한방병원	요양병원	의원	치과의원	한의원
의사	연평균 1일 입원환자를 20명으로 나눈 수(이 경우 소수점은 올림). 외래환자 3명은 입원환자 1명으로 환산함	종합병원과 같음	추가하는 진료과목당 1명(법 제43조제2항에 따라 의과 진료과목을 설치하는 경우)	추가하는 진료과목당 1명(법 제43조제2항에 따라 의과 진료과목을 설치하는 경우)	연평균 1일 입원환자 40명마다 1명을 기준으로 함(한의사를 포함하여 환산함). 외래환자 3명은 입원환자 1명으로 환산함	종합병원과 같음		
치과의사	의사의 경우와 같음	추가하는 진료과목당 1명(법 제43조제3항에 따라 치과진료과목을 설치하는 경우)	종합병원과 같음	추가하는 진료과목당 1명(법 제43조제3항에 따라 치과 진료과목을 설치하는 경우)	추가하는 진료과목당 1명(법 제43조제3항에 따라 치과진료과목을 설치하는 경우)		종합병원과 같음	
한의사	추가하는 진료과목당 1명(법 제43조제1항에 따라 한의과 진료과목을 설치하는 경우)	추가하는 진료과목당 1명(법 제43조제1항에 따라 한의과 진료과목을 설치하는 경우)	추가하는 진료과목당 1명(법 제43조제1항에 따라 한의과 진료과목을 설치하는 경우)	연평균 1일 입원환자를 20명으로 나눈 수(이 경우 소수점은 올림). 외래환자 3명은 입원환자 1명으로 환산함	연평균 1일 입원환자 40명마다 1명을 기준으로 함(의사를 포함하여 환산함). 외래환자 3명은 입원환자 1명으로 환산함			한방병원과 같음
조산사	산부인과에 배정된 간호사 정원의 3분의 1 이상	종합병원과 같음(산부인과가 있는 경우에만 둠)		종합병원과 같음(법 제43조제2항에 따라 산부인과를 설치하는 경우)		병원과 같음		
간호사(치과의료기관의 경우에는 치과위생사 또는 간호사)	연평균 1일 입원환자를 2.5명으로 나눈 수(이 경우 소수점은 올림). 외래환자 12명은 입원환자 1명으로 환산함	종합병원과 같음	종합병원과 같음	연평균 1일 입원환자를 5명으로 나눈 수(이 경우 소수점은 올림). 외래환자 12명은 입원환자 1명으로 환산함	연평균 1일 입원환자 6명마다 1명을 기준으로 함(다만, 간호조무사는 간호사 정원의 3분의 2 범위 내에서 둘 수 있음). 외래환자 12명은 입원환자 1명으로 환산함	종합병원과 같음	종합병원과 같음	한방병원과 같음

3) 직원 정보 변경 사항 제출서

직원 정보 변경 사항 제출서

1. 소속: 부(과)   팀(실)

2. 직책:

3. 성명:

4. 변경사항

	변경 전	변경 후	비고
휴대전화번호 (집전화 번호)			
집주소			
이메일			주 사용 이메일
기타			

인증기준 11.1 　의료정보/의무기록 관리

1) 열람 신청서

열람 신청서

결재	담당	날짜

신청인	소속		대상자	소속	
	직책			직책	
	성명			성명	
서류명					
사유					
열람일시					

201 　년 　월 　일

제출자:

인증기준 8.2 직원 교육

1) 교육이수 결과 보고서

교육이수 결과 보고서

이수자	성명	소속	직위
교 육 명			
교육기관			
기 간			
장 소			
교육내용			
소 감			
첨부(필요시)	* 관련 내용 사본 등(요약 정리도 가능)		

위와 같이 교육을 이수하였기에 보고합니다.

20 년 월 일

보고자: (서명)

인증기준 9.1.2 가구세척, 소독 및 멸균 관리

1) 병동소독제지침

병동에서의 소독제 지침(예시)

1. 소독제 사용 방법

	sodium hypochlorite(차염소산소다, 락스) 4%			비고
희석농도	1,000ppm	500ppm	100ppm	*GHS 표시 *스프레이 사용 시 반드시 마스크 착용 *사용 시 주의점: 부식성. 금속이 포함된 기구는 30분 이상 담그지 않는다. 사용 후 반드시 물로 헹구거나 닦아낸다. *발암성: 더운물에 희석(x), 세제나 다른 소독제와 혼용금지 ※1:40(1,000ppm) 락스 침적 가능 감염성 질환: 옴, MRSA, VRE, Tbc. 등
소독수준	중간 수준	낮은 수준	낮은 수준	
소독대상	기구 및 물품	환경	필요시 feeding bag 세척	
	▶ Suction bottle & line ▶ 드레싱 물품, 기타 ▶ 감염성 질환 사용기구 (환경) 가능	▶ 휠체어, 침대, 카트, 바닥, 화장실, 대소변기,청소용 걸레 등 ▶ 스필키트		
침적시간	5분	*사용 시 마다 희석하여 사용 *사용 시 마스크 착용		
유효기간	24시간	24시간(스필키트는 30일)		
기타	결핵균 사멸, 아포(X)	대부분의 세균, 일부 진균, 바이러스 사멸, 결핵균 사멸(X)		

※ 희석 예시

염소농도	100ppm	500ppm	1,000ppm	5,000ppm
4% 원액(40,000ppm)	1:400	1:80	1:40	1:8
5% 원액(50,000ppm)	1:500	1:100	1:50	1:10
소독수준	낮은 수준 소독능	환경소독	중간 수준 소독능	
해당기구	비위험기구	스필키트	VRE, MRSA, Pseudo-, Scabies 결핵균 사멸	

	메디록스	비고
소독수준	높은 수준(원액)	
희석농도	희석하여 사용하지 않음(반드시 원액 사용)	
소독대상	▶ suction tip(필요시) ▶ Laryngoscope blade, Ambu bag ▶ 세척 작업대, 병실(감염 환자 환경) ▶ O2 line & bottle	* 인체에 무해 * 침적 시 반드시 사전세척 (유기물이 있으면 소독력 감소)
침적시간	3~5분	
유효기간	24시간	
기타	모든 미생물과 일부 아포 사멸	

2. 소독액의 비율과 소독 방법
   1) 메디록스는 원액을 사용한다.
   2) 4% 락스는 기구소독 시는 1:40, 환경소독은 1:80 비율로 희석하여 사용한다.
   3) 소독액 통에 소독액 종류, 희석방법, 침적시간 등을 명시하여 관리한다. 만들어진 침적용 소독액은 밤번 간호인력이 깨끗이 비워둔다.

3. 의료기구별 소독방법
   1) 드레싱 세트 등의 기구는 고위험 기구(Critical items)에 준하여 반드시 소독(멸균)한다.
   2) Laryngoscope blade, suction tip(1회 사용 원칙/필요시 재사용의 경우)은 준위험기구로 반드시 높은 수준의 소독(메디록스 등)을 요한다.
   3) 손상 없는 피부접촉 기구(대소변기, 혈압측정기, 청진기, 심전도 기계 등)는 비위험기구로 낮은 수준의 소독제 사용이 가능하다.

4. 세척 시 준수사항
   1) 감염환자에게 사용한 기구의 경우 사용 후 즉시 세척할 수 없는 경우 수돗물에 침적시켜놓아 마르지 않도록 한다.
   2) 세척 시 기구를 들어 올리지 말고 물속에서 닦도록 한다.
   3) 보호구를 착용한다.

5. 멸균
   1) 드레싱 세트는 천 재질로 포장하여 소독하고 유효기간은 2주로 한다.
   2) package 소독물품이 아닌 캔류는 1주일을 유효기간으로 한다(보관상태에 따라 앞당길 수 있다).
   3) forcep jar는 매일 소독된 것으로 교환하여 사용한다.

4) 멸균물품 보관은 지정된 장소에 보관한다.

5) 천은 세탁하여 사용한다.

6) EO 가스 물품은 6개월을 유효기간으로 하고 유효기간 기재는 라벨을 사용한다.

6. suction tip 관리

1) suction tip은 1회 사용을 원칙으로 한다.

2) suction tip 공급이 원활하지 않아 부득이하게 재사용(reuse)하는 경우에는 감염 환자에게 사용한 suction tip의 재사용은 할 수 없으며, 일반 환자에게 사용한 것 중 분비물이 많지 않은 경우의 것만 사용한다.

3) 사용한 suction tip은 물로 충분히 통과시켜주어 suction tip 안의 이물질을 제거 하고 suction 기계의 부식을 예방한다.

4) suction tip을 세척대로 이동하여 다시 한 번 깨끗이 세척하고 메디록스에 침적 후 건조 시켜 재사용한다.

5) suction tip 재사용은 최소한으로 한다.

7. suction 기계 관리

Suction bottle & line은 하루 한 번 이상 4% 락스 1:40으로 희석한 용액에 소독하 여 사용한다.

8. 산소기계 관리(사용하는 기계의 경우)

1) 하루 한 번 이상 O2 line & bottle을 분리하여 메디록스로 소독 후 사용한다.

2) 오랫동안 사용하지 않았던 O2 line & bottle은 사용하기 전 위와 같은 방법으로 소독하여 사용한다.

9. 유해물질 관리

1) 병동에서 사용하고 있는 소독액(4% 락스, 알코올 등)이나 아세톤 등은 GHS (Globally harmonized system on classification & labelling for chemicals) 표시한다.

2) 메디록스 사용 시는 인체에 무해함으로 마스크를 사용할 필요는 없다.

3) 락스를 스프레이 용기에 담아 사용 시에는 마스크 및 장갑 등을 착용하여 보호하 도록 한다.

4) 위의 소독제 등을 보관하는 장소는 약품의 보관방법을 준수한다.

5) 지정된 장소에 보관한다.

6) 소독액 사용 시 눈에 튀거나 피부에 묻을 경우에는 반드시 흐르는 물로 씻어낸다.

10. 보호복 착용(앞치마, 마스크, 장갑 등): 상황에 맞게 선택

1) 욕창드레싱

2) 기구 세척

3) 소독기에서 멸균물품 꺼낼 때

4) 감염환자 세탁물 운반

5) 스필키트 사용(소독액 다량 쏟았을 경우 사용)

6) 폐기물 박스 봉할 때

7) 락스, 아세톤 사용

8) 감염성 질환 환자 관리

9) 기타

인증기준 9.2.3 조리장 관리

1) 조리장 관리

식중독 예방 일일 점검표

영양사	

점검일자: _____

구분	점검사항	점검결과		비고
		적	부	
1. 개인위생	○ 설사, 발열, 구토 및 화농성질환 여부 ○ 가족 및 동거인의 상기질환 여부 ○ 위생모, 위생복, 작업화 등의 청결 여부 ○ 손 세척 및 소독의 필요 숙지 여부 ○ 손톱의 청결 및 장신구(반지 등) 착용 여부 ○ 종업원의 심리적 안정 상태 여부			
2. 원료 및 조리 가공식품 취급	○ 부패, 변질 및 무신고(허가), 무표시 제품 등 사용 여부 ○ 저장조건, 포장, 용기 등의 적정상태 ○ 교차오염 방지를 위한 구분보관 여부 ○ 적정보관 온도 준수 여부 ○ 가열조리식품과 비가열조리식품의 구분 여부			
3. 조리 가공 설비 및 시설	○ 가열조리식품의 신속냉각 및 적정 보관 여부 ○ 과채류 등 원료의 절단 시 세척 선행 여부 ○ 식품 제조, 가공, 조리 시 마스크 착용 여부 ○ 오염구역, 청결구역, 준청결구역 구분 여부 ○ 방충, 방서 및 이물 혼입 방지 여부 ○ 육류, 채소류 등 원료별 조리기구의 구분 및 사용 여부 ○ 칼, 도마, 행주 등 조리기구 및 설비 등의 적정 세척, 소독 여부 ○ 작업장 내 수세시설 및 소독시설의 구비 및 작동 여부 ○ 작업장 바닥의 물고임 방지 및 배수구 개폐용이 여부			

4. 기타 준수사항 이행	○ 수돗물이 아닌 물을 사용 시 먹는 물 수질검 사 여부 ○ 유통기한이 경과된 제품 진열, 보관 또는 조 리, 가공 등 재사용 여부 ○ 쓰레기 및 쓰레기장의 청결관리 여부			
5. 점검자 의견				

점검자: _____

2) 조리장 온도기록지

온도 기록지(냉장/냉동/창고)

점검시기:　　　　년　　　월

날짜/시간	구역	전처리 구역		조리실구역		창고		확인 서명	조치 사항
		냉장고	냉동고	김치류 냉장실	보관고	온도	습도		
1	05:30								
	12:00								
	17:00								
2									
3									
4									
5									
6									
7									
8									
9									
10									

구분	관리기준
냉장/ 냉동 온도	▪ 냉장: 5℃ 이하, 냉동: −18℃ 이하
모니터링 시간	▪ 05:30, 12:00, 19:00
창고 관리	▪ 온도: 20℃ 이하, 습도: 60% 이하

인증기준 10.1 시설 안전 관리

1) 시설 및 안전 관리 정책 분야별 구성

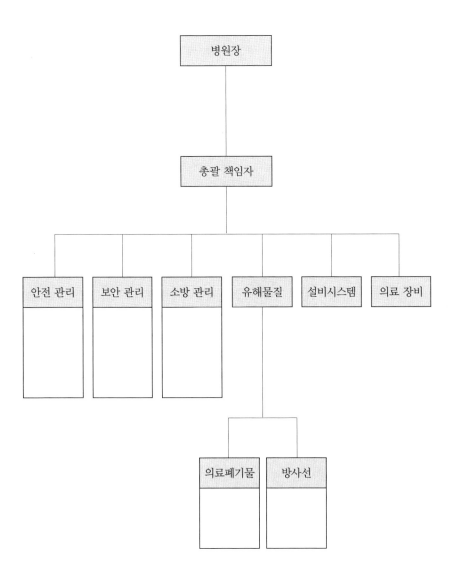

2) 시설 관리 법정 정기검사(분야별 일정 및 목록)

시설 관리 법정 정기검사 유지 관련 현황

구 분	법적인 허가	검사내용	검사주기	법적근거	검사자	전검사일	검사결과	검사 예정일	관련문서
건축토목	안전점검	정기점검	매 1년 2회	시설물의 안전 관리에 관한 특별법	전문용역 기관	2011.06	B등급	2012.06.	보고서
						2011.01			
		정밀진단	매 3년 1회			2011.11	B등급	2013.11	보고서
전기	수전설비	정기점검	매 2년	전기사업법 제63~65조	한국전기안전공사	2010.11	합격	2012.11	필증
	승강기 (6대)	정기점검	매 1년 1회	승강기시설안전관리법 제13조	한국승강기안전관리원	2011.12	합격	2012.12	필증
기계	도시가스	정기검사	매 1년 1회	도시가스사업법 제17조	가스안전공사	2011.11	합격	2012.11	검사필증
	검사대상기기	정기검사	매 1년 1회	에너지이용합리화법 제39조	한국에너지관리공단	2011.12	합격	2012.12	검사증
	저수조	정기청소	매 1년 2회	수도법 제 21조	상하수도사업소	2011.06	실시	2012.06	필증
						2011.12		2012.12	
	수질검사	정기검사	매 1년 1회	수도법 제33조		2011.01	적합	2012.1	성적서
	실내공기질검사	정기검사	매 1년 1회	실내공기질관리법 제16조	위탁측정업체	2011.11	합격	2012.11	성적서

구 분	법적인 허가	검사내용	검사주기	법적근거	검사자	전검사일	검사결과	검사 예정일	관련문서
소방	소방종합 정밀 점검	정기점검	매 1년 1회	소방시설 설치유치 및 안전 관리 관한 법률 제25조	소방서	2011.02	지적사항 조치완료	2012.02	종합정밀 점검결과
	소방작동 기능 점검					2011.07	지적사항 조치완료	2012.07	작동점검 결과
의료 폐기물 및 오폐수	폐수배출 시설	정기검사	매 1년 1회	수질및수 생태계 보전에 관한법률 제46조	위탁측정 업체	2011.9.	합격	2012.9	수질측 정기록부
	의료폐기 물	지도점검	수시	폐기물법 제17조	관할 환경청	2010.12.	합격	–	확인 계획서
	폐수처리 슬러지	지도점검	수시	폐기물 관리법 제17조	관할 지자체	–	–	–	신고 증명서
유해물질 관리	MSDS	MSDS 비치 및 교육	수시	산업안전 보건법 제41조	고용 노동부 안전보건 공단(구 한국산업 안전보건 공단)	해당 없음	해당 없음	해당 없음	해당 없음

3) 의료폐기물 종류

의료폐기물의 종류(《폐기물관리법》 제4조 별표2)

《폐기물관리법》 제2조 5호 "의료폐기물"이란 보건·의료기관, 동물병원, 시험·검사기관 등에서 배출되는 폐기물 중 인체에 감염 등 위해를 줄 우려가 있는 폐기물과 인체 조직 등 적출물(摘出物), 실험동물의 사체 등 보건·환경보호 상 특별한 관리가 필요하다고 인정되는 폐기물로서 대통령령으로 정하는 폐기물을 말한다.

폐기물의 종류		전용용기(도형색상)	보관시설	보관기간
격리의료 폐기물	《감염병의 예방 및 관리에 관한 법률》 제2조 제1호의 감염병으로부터 타인을 보호하기 위하여 격리된 사람에 대한 의료행위에서 발생한 일체의 폐기물	상자형 합성수지류 (붉은색)	성상이 조직물류일 경우: 전용 보관시설(4℃ 이하) 조직물류 외: 전용 보관시설(4℃ 이하) 또는 전용의 보관 창고	7일
위해의료 폐기물	조직물류폐기물: 인체 또는 동물의 조직·장기·기관·신체의 일부, 동물의 사체, 혈액·고름 및 혈액생성물(혈청, 혈장, 혈액제제)	상자형 합성수지류 (노란색)	전용 보관시설 (4℃ 이하)	15일 (치아는 60일)
	병리계폐기물: 시험·검사 등에 사용된 배양액, 배양용기, 보관균주, 폐시험관, 슬라이드, 커버글라스, 폐배지, 폐장갑	합성수지류, 골판지류 또는 봉투형 (노란색)	전용 보관시설 (4℃ 이하) 또는 전용의 보관창고	15일
	손상성폐기물: 주사바늘, 봉합바늘, 수술용 칼날, 한방침, 치과용침, 파손된 유리재질의 시험기구	상자형 합성수지류 (노란색)	전용 보관시설 (4℃ 이하) 또는 전용의 보관창고	30일
	생물·화학폐기물: 폐백신, 폐항암제, 폐화학치료제	합성수지류, 골판지류 또는 봉투형 (노란색)		15일
	혈액오염폐기물: 폐혈액백, 혈액투석 시 사용된 폐기물, 그 밖에 혈액이 유출될 정도로 포함되어 있어 특별한 관리가 필요한 폐기물	합성수지류, 골판지류 또는 봉투형 (노란색)		15일
일반의료 폐기물	혈액·체액·분비물·배설물이 함유되어 있는 탈지면, 붕대, 거즈, 일회용 기저귀, 생리대, 일회용 주사기, 수액세트	합성수지류, 골판지류 또는 봉투형 (검은색)		15일

* 의료행위에 따라 발생된 액상의 피·고름, 분비물은 의료폐기물 처리시설에서 처리하여야 하나 《수질 및 수생태계 보전에 관한 법률》 제2조 제12호에 의한 수질오염방지시설에 유입처리하는 경우로서 배출시설의 설치허가권자 등이 인정하는 경우는 예외로 처리방법으로 인정
* 이 경우에도 의료폐기물에 해당되므로 기본적처리증명 등에 포함되어야 하며, 배출시설 설치허가증이나 신고필증상에 의료폐기물 유입처리(종류, 양)가 명시되어야 함
* 비고: 의료폐기물이 아닌 폐기물로서 의료폐기물과 혼합되거나 접촉된 폐기물은 혼합되거나 접촉된 의료폐기물과 같은 폐기물로 본다.

색인

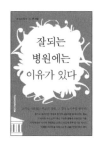

잘 되는 병원에는 이유가 있다

조현 저 | 12,000원

100미터만 걸어도 한두 개는 보일 정도로 많은 병원, 높아진 환자들의 의식수준. 이제 병원이 가만있어도 돈을 벌던 시대는 갔다. 왜 어떤 병원은 환자들로 넘쳐나고, 어떤 병원은 그렇지 못한 걸까? 5년에 걸쳐 250여 개의 병원을 컨설팅한 저자는 병원의 경쟁력을 시설이나 의료기술 같은 하드웨어가 아니라, 경영기법과 서비스 경영이라는 소프트웨어를 기준으로 제시한다. 이 책에는 가장 첨예하게 충돌하는 병원 서비스의 불만을 짚어내고, 시간과 에너지를 절약하면서도 고객이 가장 만족스러워할 수 있는 상황을 연출해줄 서비스 노하우가 고스란히 담겨 있다.

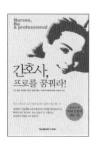

간호사, 프로를 꿈꿔라! (최고 간호사가 되기 위해 당신이 알아야 할 모든 것)

도나 윌크 카르딜로 저 · 김성미 역 | 12,000원

대한민국에서 간호사로 살아남기란 쉽지 않다. 환자나 보호자와의 잦은 마찰, 야간 근무와 강도 높은 업무 등 간호사들을 힘들게 하는 요소가 너무 많기 때문이다. 그렇다고 포기하기에는 너무나 매력적인 직업이다. 이 책에서는 20년 경력의 베테랑 간호사이자 명강사로 활동하는 저자가 최고의 간호사가 되기 위한 비법을 공개한다. 역할 모델, 장기적 비전, 경력 관리, 간호사만의 스트레스 해소법 등 프로 간호사라면 반드시 갖추어야 할 것들을 모두 제시하고 있다. 특히 자신의 경험을 바탕으로 한 쉽고 실용적인 조언이 담겨 있어 프로를 꿈꾸는 간호사라면 반드시 읽어야 할 책이다.

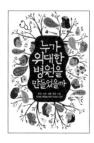

누가 위대한 병원을 만들었을까

조현 저 / 13,000원

위대한 병원이 갖춰야 할 조건에는 어떤 것들이 있을까? 최신식 시설과 고가의 장비, 뛰어난 의술과 실력 있는 의료진. 이런 모든 것도 중요하지만 이것만으로는 위대한 병원이 될 수 없다. 바로 '의술 본연의 마음가짐'이야말로 위대한 병원으로 가는 시작이자 끝이다.

이 덕목들이 모두 갖춰졌을 때 바로 '위대한'이란 수식어를 붙일 수 있다. 이 덕목들은 의술의 근간이 되는 정신이지만, 많은 병원이 간과하고 있는 부분이기도 하다. 이 책은 의술의 위대한 정신을 되찾아 영원히 사라지지 않는 위대한 병원, 모두가 꿈꾸는 병원을 현실 속에서 만들어나가는 첫 걸음이 될 것이다.

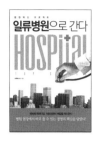

일류병원으로 간다
피플퀘스트 저 / 14,900원

단순히 환자를 치료하던 개념의 병원에서 의료 서비스 산업으로 병원 경영의 패러다임은 빠른 속도로 변해가고 있다. 대기업의 의료 서비스 산업 진출, 해외 병원의 국내 유치 경쟁, 바뀐 법규 등 갈수록 경쟁이 치열해지고 있다. 이러한 현실에서 이 책은 의료경영 전략, 병원의 재무회계, 병원의 원가관리, 의료 서비스 마케팅, 고객만족경영, 성과관리, 조직/인사 관리, 병원 혁신과 인프라 구축과 같이 병원이 현장에서 바로 쓸 수 있는 실용적인 내용을 담았다.
병원이 앉아서 돈 벌던 시대는 이미 지나갔다. 이 책은 치열해진 경쟁 패러다임에서 병원이 살아남는 방법을 알려주는 올바른 가이드라인을 제시한다. 즉 '그냥 병원'이 아니라 '일류 병원'이 되어야 한다는 메시지와 함께 이 책은 그 원동력을 제공하고 있는 것이다.

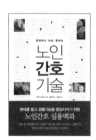

(현장에서 바로 통하는) 노인 간호 기술
야마다 리츠코 외 저 · 김정희 역 · 김규순 감수 / 30,000원

일반적으로 간호학 실습은 '간호 문제'를 선정한 후, 그에 대한 문제 해결을 목표로 진행된다. 그러나 노인 간호의 대상자 대부분은 만성질환이나 장애를 안고 생활하는 고령자이기 때문에 '문제 해결형 사고'보다는 대상자가 어떤 생활을 바라고 있는가, 즉 '목표 지향형 사고'로 간호를 실천해 나가는 것이 바람직하다. 이 책은 그처럼 '목표 지향형 사고'를 토대로 실습하는 데 도움이 되도록 작성되었다.
이 책의 또 한 가지 특징은 '생활행동 모델'을 이용했다는 점이다. 생활행동 모델이란 필자들의 노인 간호에 대한 경험을 토대로 개발한 것으로서, 문자 그대로 '고령자의 생활'에 초점을 맞추어 노인 간호 현장에서 사용할 수 있는 실질적 지식을 담았다.

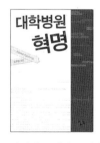

대학병원 혁명
구로카와 키요시 저 · 김주영 역 | 12,000원

일본 대학병원의 조직, 경영, 교육 문제를 낱낱이 파악하고 한국 대학병원의 미래를 제시한 책! 이 책은 과잉설비투자, 편중된 인재 배치, 성적만으로 판단하는 교육제도, 직위와 상하수직관계를 중시하는 폐쇄적 의국 구조 등 일본 대학병원의 문제점을 속속들이 파헤쳤다. 이런 모든 문제를 해결할 수 있는 대안, 의사와 환자가 해야 할 책임과 의무를 하나하나 짚어가면서 소개하고 있다. 이러한 일본 대학병원의 문제를 세세히 들여다보면서 한국 대학병원의 문제를 알아차리고 해결 방법을 찾아볼 수 있는 책으로 손색이 없다. 일본 대학병원의 의료체계 문제를 되짚어보면서 한국 대학병원이 변화될 길을 배워보자. 그러면 환자가 감동하고 의사와 간호사가 평생 일하고 싶어 하는 최고의 병원이 될 수 있다.

요양병원 인증준비에서 획득까지

일류 요양병원 인증 교과서

펴 냄   2014년 1월 15일 1판 1쇄 박음 / 2014년 1월 25일 1판 1쇄 펴냄
지은이   조용구, 한명선, 김광하
펴낸이   김철종
펴낸곳   (주)한언
         등록번호 제1-128호/등록일자 1983. 9. 30
주 소   서울시 종로구 삼일대로 453(경운동) KAFFE빌딩 2층
         02)723-3114   팩스번호 02)701-4449
편집이사 이선애
책임편집 권기우
디자인   디자인팀
마케팅   오영일, 유은정, 정윤정
이메일   haneon@haneon.com   홈페이지 www.haneon.com

ISBN 978-89-5596-677-0 93510

한언의 사명선언문

Since 3rd day of January, 1998

Our Mission – 우리는 새로운 지식을 창출, 전파하여 전 인류가 이를 공유케 함으로써 인류 문화의 발전과 행복에 이바지한다.

– 우리는 끊임없이 학습하는 조직으로서 자신과 조직의 발전을 위해 쉼 없이 노력하며, 궁극적으로는 세계적 콘텐츠 그룹을 지향한다.

– 우리는 정신적, 물질적으로 최고 수준의 복지를 실현하기 위해 노력 하며, 명실공히 초일류 사원들의 집합체로서 부끄럼 없이 행동한다.

Our Vision   한언은 콘텐츠 기업의 선도적 성공 모델이 된다.

저희 한언인들은 위와 같은 사명을 항상 가슴속에 간직하고
좋은 책을 만들기 위해 최선을 다하고 있습니다.
독자 여러분의 아낌없는 충고와 격려를 부탁 드립니다.

· 한언 가족 ·

HanEon's Mission statement

Our Mission – We create and broadcast new knowledge for the advancement and happiness of the whole human race.

– We do our best to improve ourselves and the organization, with the ultimate goal of striving to be the best content group in the world.

– We try to realize the highest quality of welfare system in both mental and physical ways and we behave in a manner that reflects our mission as proud members of HanEon Community.

Our Vision   HanEon will be the leading Success Model of the content group.